第 5 版

スタンダード
免疫学

小 林 芳 郎
笠 原　忠
編

大 谷 真 志
小 林 芳 郎
笠 原　忠
築 地　信
永 田 喜 三 郎
渡 辺 直 子
著

丸善出版

第 5 版への序文

　編著者の一人，小林が理学部で免疫学を教えはじめたころ，手に入る教科書の多くは分厚くて，免疫学を専門にしようとする人向けという印象だった．今も事情は変わらないと思う．恩師の大澤利昭先生が小山次郎先生と書かれた『免疫学の基礎』は，わかりやすく分量も適切，何よりイラストが巧みで，私は当時それを教科書に使っていた．けれどもこれは例外で，学ぶ側はもとより，教える側にとっても，適切な大きさと内容の教科書が求められていたと思う．そのような折に，小林が丸善（株）の方から教科書執筆の打診を受け，『免疫学の基礎』をもとに，やさしく，しかし，おもしろさを伝えられるように，という目標のもと，『スタンダード免疫学』初版が刊行された．今から約20年前のことである．幸いにも，それ以来ほぼ5年に1回のペースで版を重ねることができ，これも多くの方に読まれているおかげだと思うと，感謝に堪えない．

　免疫学の進歩は著しい．改訂の度に内容の更新が求められる．今回は著者に若いメンバーが3名加わり，総勢6名の共著となった．どの程度詳しく書き込むかを判断するうえで，実際に免疫学を教えている人がメンバーに加わるのがよいと考えたからである．そこで今回，特に"免疫と疾患"を中心に，かなり大幅な加筆，修正を加えた．また共著にありがちな内容の重複をなるべく避けるよう努めた．それでもわかりにくい表現や思わぬ誤解があるかもしれない．そんなときにはどうか忌憚ないご意見を賜れば，幸いである．

　この教科書がますます多くの方に利用されることを願ってやまない．

　2018年9月

執筆者を代表して

小　林　芳　郎

はじめに

　私たちが免疫学に初めて接したときには，もちろん日本語の入門的な教科書は
まったくなく，しかたがないので英語で書かれたものを輪読したりしたものであ
る．そうして，今度は大学の理学部や薬学部で学生に免疫学を講義するような立
場になって教科書が必要になったとき，いろいろと巷に教科書が出版されている
ものの医学部以外の学生向けの教科書は数が少ないこと，理解の助けになる練習
問題はほとんど見当たらないことなどに不満があった．そのようなおり，丸善
（株）から本書の執筆のお誘いがあり，非才を顧みず快諾してしまった．もちろ
んひとりではとうてい無理なので先輩，同期，同僚の3人の方に協力をお願い
したところこれも快諾して頂き，出版事業部の田島牧子さんにとてもお世話に
なった挙句，ようやく本書ができあがったという次第である．

　最初の目標は，やさしく，しかし，おもしろさを伝えられるように，というは
なはだ欲張ったものであったが，さてできばえはいかがであろうか．本書が多く
の学生諸君の理解の助けになり，その中から一人でも多くの免疫学に興味を持つ
学生が現われれば，これにまさる喜びはない．最後にどうか多くの方から遠慮の
ないご意見を頂ければ幸いである．

　1998年2月

執筆者を代表して

小　林　芳　郎

執筆者一覧

編　者

小　林　芳　郎　　東邦大学名誉教授

笠　原　　　忠　　慶應義塾大学名誉教授

執筆者

大　谷　真　志　　東邦大学理学部　　　　　　　　　　　　　　　[8章]

小　林　芳　郎　　東邦大学名誉教授　　　　　　　　　　　[1〜3, 7, 10章]

笠　原　　　忠　　慶應義塾大学名誉教授　　　　　　　　　　[11〜14章]

築　地　　　信　　星薬科大学薬学部　　　　　　　　　　　　[4, 5, 15章]

永　田　喜三郎　　東邦大学理学部　　　　　　　　　　　　　[7, 9, 11章]

渡　辺　直　子　　東邦大学理学部　　　　　　　　　　　　　　[6, 7章]

〔所属は 2021 年 2 月末現在，五十音順・敬称略，[　] 内は執筆章〕

目　次

1 序　論 _____ *1*

1.1 免疫学と予防接種 _____ *1*

1.2 バーネットのクローン選択説 _____ *3*

1.3 T 細胞の抗原認識機構 _____ *3*

1.4 細胞間相互作用 _____ *5*

1.5 免疫系はなんのために存在するのか：
　　　自然免疫と獲得免疫（適応免疫）_____ *5*

1.6 アレルギー _____ *6*

1.7 免疫学ならびに関連領域のノーベル賞 _____ *7*
- 章末問題　*9*

2 抗　体 _____ *11*

2.1 どのような物質が抗原として作用するか _____ *11*

2.2 抗体の機能と種類 _____ *13*

2.3 抗体の取得法 _____ *18*

2.3.1　一次免疫応答と二次免疫応答　*19*

2.3.2　アジュバント　*19*

2.3.3　IgA や IgE を産生させる方法　*21*

2.3.4　抗体の精製　*21*

2.3.5　モノクローナル抗体の取得　*22*
- COLUMN：2-1　CpG 配列と DNA ワクチン　*20*
- 章末問題　*25*

vi　　目　次

3　抗原抗体反応　　27

3.1　凝 集 反 応　　27
3.2　沈 降 反 応　　28
3.3　ウエスタンブロット分析　　30
3.4　ELISA（酵素免疫測定法）　　32
3.5　フローサイトメトリー　　33
- COLUMN：3-1　ノザン，サザン，ウエスタンブロット　　30
- COLUMN：3-2　抗体の特異性　　32
- 章末問題　36

4　補　体　　37

4.1　補体の活性化経路　　37
4.2　貪食細胞による抗原の分解の促進機構　　39
4.3　補体の活性化と炎症　　40
4.4　補体系の制御　　41
- 章末問題　42

5　免疫を担う細胞と分化　　43

5.1　リンパ球系細胞　　43
5.1.1　T 細 胞　46
5.1.2　B 細 胞　51
5.1.3　ナチュラルキラー細胞　54
5.1.4　自然リンパ球　55
5.2　骨髄球系細胞　　56
5.2.1　単球・マクロファージ　56
5.2.2　多形核白血球　57
5.2.3　樹 状 細 胞　59
- COLUMN：5-1　T細胞の抗原認識における MHC 拘束性　49
- 章末問題　61

●目 次　vii

6　リンパ球の抗原認識分子　63

6.1　B 細胞抗原レセプター　63
6.2　T 細胞抗原レセプター　65
6.3　抗原レセプター遺伝子の構造　66
6.3.1　Ig 遺伝子の構造　66
6.3.2　TCR 遺伝子の構造　67
6.4　抗原認識の違い　67
6.5　遺伝子の組換え　68
6.5.1　Ig 遺伝子の再構成　69
6.5.2　TCR 遺伝子の再構成　71
6.5.3　遺伝子の組換え機構　72
6.6　膜結合型から分泌型への変換　73
6.7　クラススイッチ　74
　　章末問題　76

7　主要組織適合遺伝子複合体　77

7.1　主要組織適合遺伝子複合体の遺伝子　77
7.2　構　造　79
7.3　抗 原 提 示　80
7.3.1　MHC クラス I 分子による抗原提示　80
7.3.2　MHC クラス II 分子による抗原提示　82
7.3.3　MHC 分子の発現調節　83
7.4　クラス I 分子やクラス II 分子の多様性　83
7.5　移植と拒絶　84
7.6　移植の法則　85
7.7　移植片拒絶機構　86
7.8　HLA タイピングの移植における意義　87
7.9　移植の臨床　87
7.9.1　腎 臓 移 植　87
7.9.2　臓器移植患者におけるがん　88
7.9.3　骨 髄 移 植　88
　　章末問題　89

viii　●　目　次

8　T，B 細胞の活性化機構　　　　　　　　　　　　　　　　　91

8.1　T，B 細胞の抗原レセプターを介した細胞内シグナル伝達　　91
8.1.1　T 細胞抗原レセプターを介したシグナル伝達　　92
8.1.2　B 細胞抗原レセプターを介したシグナル伝達　　96
8.2　リンパ球の活性化・分化にかかわるサイトカインのシグナル伝達
　　　　　　　　　　　　　　　　　　　　　　　　　　　　　　99
8.2.1　サイトカインの作用　　99
8.2.2　サイトカインレセプターを介したシグナル伝達　　102
● COLUMN：8-1　免疫不全症とチロシンキナーゼ　　98
● 章末問題　　106

9　免疫応答の制御　　　　　　　　　　　　　　　　　　　　107

9.1　免 疫 寛 容　　　　　　　　　　　　　　　　　　　　107
9.1.1　制御性 T 細胞による免疫抑制　　108
9.1.2　アナジー　　109
9.1.3　Fas を介したプログラム細胞死（アポトーシス）による
　　　　クローンの除去　　109
9.2　CD4$^+$ヘルパー T 細胞による免疫応答の制御　　　　　　　110
9.3　共刺激分子と刺激阻止レセプター　　　　　　　　　　　112
9.4　Toll 様レセプターを介した自然免疫系と獲得免疫系との
　　　機能連関　　　　　　　　　　　　　　　　　　　　114
● COLUMN：9-1　アポトーシスのしくみ　　110
● 章末問題　　118

10　細胞性免疫　　　　　　　　　　　　　　　　　　　　119

10.1　体液性免疫と細胞性免疫　　　　　　　　　　　　　119
10.2　細胞傷害性 T 細胞　　　　　　　　　　　　　　　　121
10.3　細胞内寄生性細菌に対する免疫反応　　　　　　　　　123
10.4　IV 型アレルギー（遅延型アレルギー）　　　　　　　124
● COLUMN：10-1　Fas と FasL　　122
● 章末問題　　127

●目 次   ix

11 炎症と接着分子・サイトカイン   129

11.1 炎症とはなにか   129

11.2 炎症にかかわる細胞群   131

11.3 炎症における PAMP と DAMP の役割   132

11.4 接着分子   133

11.4.1 セレクチン分子   *134*
11.4.2 インテグリンファミリー   *136*
11.4.3 免疫グロブリン（Ig）スーパーファミリー   *137*

11.5 自然免疫，炎症と接着分子のかかわり   137

11.6 炎症性サイトカイン   139

11.6.1 炎症性サイトカインの産生とその役割   *139*
11.6.2 ケモカインとケモカインレセプター   *141*

11.7 リンパ球のホーミングと接着分子，ケモカイン   144

11.8 炎症性サイトカインと炎症性疾患   146

11.8.1 感染と炎症性サイトカイン   *147*
11.8.2 炎症とインフラマソーム   *149*
11.8.3 炎症性サイトカインと炎症疾患：新たな概念   *151*
○ COLUMN：11-1 セレクチンのリガンド糖鎖の構造   *136*
○ COLUMN：11-2 急性期タンパク質   *141*
○ COLUMN：11-3 痛風とインフラマソーム   *152*
■ 章末問題   *154*

12 免疫薬理学   155

12.1 免疫抑制薬   155

12.1.1 細胞毒性薬の例   *155*
12.1.2 シクロスポリン，タクロリムス，シロリムス（ラパマイシン）
    156
12.1.3 副腎皮質ホルモン（グルココルチコイド）-ステロイド系抗炎症薬
    158

12.2 免疫賦活薬   159

12.2.1 細菌および菌類由来の免疫賦活薬   *160*
12.2.2 サイトカインとコロニー刺激因子   *160*

12.3 アレルギー治療薬   161

x ● 目 次

12.4　抗体医薬の開発と臨床応用 _____ 163
● COLUMN：12-1　ヒト化抗体および完全ヒト抗体の作製技術　166
● 章末問題　167

13　免疫と疾病I　アレルギー疾患と感染免疫 _____ 169

13.1　アレルギー反応（過敏症）の分類 _____ 169
13.1.1　I 型アレルギー　169
13.1.2　II 型アレルギー　169
13.1.3　III 型アレルギー　171
13.1.4　IV 型アレルギー　172

13.2　アレルギー反応とアレルギー性疾患 _____ 174
13.2.1　I 型アレルギーとはなにか　174
13.2.2　どのような物質がアレルゲンとなるのか　178
13.2.3　食物アレルギー　180

13.3　アレルギー反応における免疫制御：とくに好酸球の役割 ___ 182

13.4　経口免疫と免疫寛容 _____ 185

13.5　感染免疫とワクチン _____ 186
13.5.1　感染免疫の一般的特徴　186
13.5.2　ワクチンとトキソイド　187

13.6　粘膜免疫と感染防御 _____ 188
13.6.1　粘膜免疫が関与する場所　188
13.6.2　消化管における粘膜免疫の重要性　189
● COLUMN：13-1　FcεRI の構造について　177
● COLUMN：13-2　アレルギー物質の表示制度　181
● COLUMN：13-3　好塩基球の役割　184
● COLUMN：13-4　新型コロナウイルス感染症（COVID-19）　192
● 章末問題　191

14　免疫と疾病II　がん（腫瘍）の免疫学 _____ 193

14.1　免疫監視機構とがん免疫のしくみ _____ 193

14.2　がん抗原とがん免疫療法 _____ 195
14.2.1　がん抗原とは　195
14.2.2　非特異的免疫療法と細胞免疫療法　196
14.2.3　特異的がん免疫療法　197

目 次　xi

14.3　がん免疫療法の新たな展開　　　　　　　　　　　　　*198*
　　　章末問題　*201*

15　免疫と疾病 III　自己免疫と免疫不全　　　　　　　*203*

15.1　自己免疫疾患とはなにか　　　　　　　　　　　　　*203*
　15.1.1　自己に対する免疫反応はなぜおきるのか　　*204*
　15.1.2　臓器特異的自己免疫疾患と全身性自己免疫疾患　　*204*
　15.1.3　自己免疫疾患と遺伝　　*206*
　15.1.4　自己免疫疾患各論　　*206*
　15.1.5　自己免疫疾患の疾患モデル　　*213*

15.2　免疫不全症　　　　　　　　　　　　　　　　　　　*213*
　15.2.1　免疫不全症とはなにか　　*213*
　15.2.2　原発性免疫不全症　　*214*

15.3　後天性免疫不全症候群　　　　　　　　　　　　　　*220*
　15.3.1　ヒト免疫不全ウイルス　　*221*
　15.3.2　HIV 感染の過程と AIDS にみられる免疫低下　　*222*
　15.3.3　HIV 感染症の薬物治療　　*225*
　　COLUMN：15-1　実験的アレルギー性脳脊髄炎（EAE）　　*212*
　　COLUMN：15-2　アデノシンデアミナーゼ（ADA）欠損症の遺伝子治療
　　　218
　　COLUMN：15-3　HIV 感染とケモカインレセプター　　*223*
　　章末問題　*228*

章末問題の解答　　　　　　　　　　　　　　　　　　　*229*
索　引　　　　　　　　　　　　　　　　　　　　　　　*235*

用 語 解 説

解説する用語は，本文中では★で示した.

アトピー性疾患 [atopic disease]
家族性に発症するアレルギー性疾患をい
う．アレルギー性鼻炎，アレルギー性喘
息，アトピー性皮膚炎などがあり，IgE 抗
体を介するアレルギー反応がその病態に関
与すると考えられている.

アドレッシン [addressin]　　ムチン
様血管アドレッシン細胞接着分子（muco-
sal vascular addressin cell adhesion
molecule-1, MAdCAM-1）ともよばれ
る毛細血管内皮に発現する細胞外タンパク
質の一種で，*MADCAM-1* 遺伝子でコー
ドされる．ICAM-1 や VCAM-1 と同じ
免疫グロブリン（Ig）スーパーファミリー
に属する．アドレッシンは，リンパ球の
ホーミングレセプターの毛細血管側のリガ
ンドである.

アナフィラキシー [anaphylaxis]
ある種のアレルゲンに対して，特異的な
IgE 抗体が産生され，アレルゲンと IgE 抗
体がマスト細胞や好塩基球を刺激すると，
ヒスタミンなどの化学伝達物質が放出され
て，低血圧，呼吸困難，じん麻疹などの症
状を呈する状態をいう.

アポトーシス [apoptosis]　　ネク
ローシス（壊死）と区別される細胞死．プ
ログラム細胞死とほぼ同義語．生理的な条
件で細胞の寿命がきて死んでいく場合のほ
か，増殖因子の欠乏や熱ショックやある種
の抗がん薬で処理した場合におこり，細胞
サイズの縮小，クロマチンの凝縮，ホス

ファチジルセリンの細胞表面への移行，
DNA の断片化などの特徴をもっている.
一方，ネクローシスは激しい熱処理や補体
などでおこり，細胞の膨潤，細胞内容物の
漏出などの特徴をもっている.

アラーミン [alarmin]　　ネクローシ
ス細胞などさまざまなタイプの死細胞から
放出され，炎症反応につながる各種の内因
性物質の総称．DAMP（danger-associ-
ated molecular pattern）ともよばれて
いた．なお，外因性物質である PAMP と
内因性物質であるアラーミンを総称して
DAMP（damage-associated molecular
pattern, 傷害関連分子パターン）とよ
び，混同しやすいので注意が必要．各種
HSP タンパク質，フィブリノーゲン，好
中球エラスターゼ，ディフェンシン，カテ
リシジン，HMGB-1，S100s，IL-1α，尿
酸などがある.

アレルギーマーチ [allergy march]
アレルギー体質（アトピー素因）をもつ人
にさまざまなアレルギー性疾患が出現する
現象をいう．アトピー体質の人は乳児期に
アトピー性皮膚炎，その後気管支喘息，ア
レルギー性鼻炎を発症してくることが多
い.

インテグリン [integrin]　　フィブロ
ネクチン，コラーゲンなどの細胞外マト
リックスに細胞が接着するさいの細胞表面
のレセプター分子．α/β 鎖のヘテロニ量
体（ヘテロダイマー）からなり，β 鎖の種

類によって少なくとも8種類のサブファミリーがある.

イントロン [intron]　真核細胞のDNA上で最終的にmRNAに残らない部分. エキソンとエキソンの間の部分.

エキソン [exon]　真核細胞のDNA上で最終的にmRNAの中に残る部分.

HLAタイピング [HLA typing]　ヒト白血球抗原（human leukocyte antigen：HLA）分子の型の決定法. HLAクラスIのタイピングには従来からHLAに対するアロ抗血清やモノクローナル抗体を用いた血清学的な方法で, またHLAクラスIIにはリンパ球混合培養による反応性により行われてきたが, 現在ではPCR（ポリメラーゼ連鎖反応）法で増幅した*HLA*遺伝子を種々のプローブを用いて検出したり, 制限酵素断片長多型で検出する方法が一般的になってきている.

NF-κB [nuclear factor κB]　もともと免疫グロブリンκ鎖遺伝子が成熟B細胞に特異的に発現するうえで必要なエンハンサー領域のB断片に結合する転写因子として同定された. NF-κBは50 kDaと65 kDaのタンパク質からなるヘテロ二量体（ヘテロダイマー）で, 広く免疫, 炎症系タンパク質の誘導にかかわっている.

エフェクター細胞 [effector cell]　効果細胞ともいう. 異物細胞や異物的自己細胞の破壊に直接かかわるナチュラルキラー細胞や細胞傷害性T細胞をさす場合と, ナイーブT細胞やナイーブB細胞が活性化された状態をさす場合とがある.

Fcε レセプター [Fc epsilon receptor：FcεR]　IgEのFc部分に結合するレセプター（受容体）. 高親和性レセプター（FcεRI）と低親和性レセプター（FcεRII, CD23）がある.

エンドサイトーシス [endocytosis]　細胞表面で細胞膜の一部が陥入し, 膜小胞を形成して, 細胞膜を離れ, 細胞内へ取り込まれること.

オートファジー [autophagy]　細胞が自分の細胞内のタンパク質を分解するための仕組みで, 自食ともよぶ. 酵母からヒトにいたる真核生物にみられ, 細胞内での異常なタンパク質の蓄積を防いだり, 栄養飢餓のときにタンパク質を分解して栄養源にする. この仕組みは個体発生や細菌感染防御, 細胞のがん化抑制などにも関与する.

カポジ肉腫 [Kaposi's sarcoma]　皮膚, 粘膜, リンパ節, 内臓に多発する血管腫様の悪性腫瘍. 男性AIDS患者に出現しやすい.

関節リウマチ [rheumatoid arthritis：RA]　リウマチ様関節炎ともいう. 多発性移動性の慢性の関節炎を主とする疾患である. 原因は不明であるが, 自己免疫的要素が強く, その誘因としてウイルス, 代謝異常, 遺伝性素因などがある. 自己抗体としてはIgGに対する抗体であるリウマチ因子（RF）が代表的であるが, ほかに種々の抗核抗体も出現する.

クローン選択説 [clonal selection theory]　1959年バーネット（Burnet）によって提唱された免疫の理論. この理論によれば, 抗原刺激の前に, 個体発生の過程で, 免疫に関係する幹細胞が抗原特異性の異なる無数のクローンへと分化していて, 抗原は特定のクローンと結合して選択し, 増殖分化させる. 一方, 自己反応性のクローンは免疫系が未熟な時期に大量の自己抗原と出会い, 除去される.

血小板活性化因子 [platelet activating factor：PAF]　リン脂質の一種で, 1-*o*アルキル-2-アセチル-*sn*-グリセロ-3-ホスホコリンの構造をもつ. 好中球, 好塩基球, 単球, 血管内皮細胞などから産生され, 血小板凝集活性を示す.

ケミカルメディエーター [chemical mediator]　化学伝達物質. I型アレル

ギーのさいにはマスト細胞や好塩基球から放出される、ヒスタミン、セロトニン、遅発反応物質（SRS-A, ロイコトリエン（LT）C₄, D₄, E₄の複合体）などがあり、平滑筋の収縮や毛細血管の透過性の亢進、腺分泌、白血球の走化性を示す.

ケモカイン［chemokine］　ケモタキシス（走化）活性を有するサイトカインのこと（11章参照）.

ケモタキシス［chemotaxis］　化学走性、化学走化性ともよぶ. 走化性因子の濃度勾配に反応して細胞が方向性のある運動をすること. 炎症部位への白血球の集積はこれによる. 走化性因子としては微生物由来のものと、補体成分やケモカインなどの生体由来のものがある.

ケラチノサイト［keratinocyte］　角化細胞ともいう. 表皮の主要な細胞（90%を占める）で、種々の炎症性サイトカインを産生する.

抗原決定基［antigenic determinant］抗原分子の中で、抗体やT細胞レセプター（受容体）と特異的に結合する部分.

抗原性［antigenicity］　抗原が抗体と反応したり、T細胞と反応したりする性質.

後天性免疫不全症候群［acquired immunodeficiency syndrome：AIDS］ヒト免疫不全ウイルス（HIV）の感染でおきるCD4⁺ T細胞の減少を主徴とする細胞性免疫不全症で、種々の日和見感染を併発する.

細菌叢［bacterial flora］　腸内フローラともいう. 消化管管腔内には500菌種、10¹⁴個に及ぶ好気性・嫌気性細菌が存在し、それぞれがテリトリーを保ちつつ腸内細菌叢を形成していて、あたかも腸内の花畑（フローラ）と例えられている. このフローラによって、有害な病原菌が体内に取り込まれないように守られている.

サイトカイン［cytokine］　その多くは免疫調節物質である. IL1〜31, TNF, コロニー刺激因子、IFN, ケモカインなどを含む. IL-1やTNFなどは炎症に深くかかわることから炎症性サイトカインとよぶこともある.

細胞傷害性T細胞［cytotoxic T lymphacyte：CTL］　標的細胞を破壊することのできる免疫細胞で、ウイルス感染細胞や腫瘍細胞の排除を行う. 細胞傷害細胞にはMHCに拘束された特異的細胞傷害活性を示す細胞傷害性T細胞のほかに、MHCに拘束されないナチュラルキラー細胞やLAK（ラック）細胞などがある.

細胞融合(法)［cell fusion (method)］細胞をポリエチレングリコールやセンダイウイルスによって処理して、細胞膜の性質を変化させ、細胞同士を融合する方法. 細胞質、染色体がまざりあって、両方の細胞機能が発現する.

サルベージ経路［salvage pathway］再利用経路ともいう. 主たる経路では核酸（ヌクレオチド）を新規に合成するのに対し、この経路では核酸の分解中間体が新しい核酸の合成に再利用される.

CD分類　リンパ球などの細胞表面抗原をあらわす名称. 以前は、検出した研究者がそれぞれ名称をつけていたが、同じ分子は同じCD(cluster of differentiation)番号をつけて整理した. 整理された順に番号がつけられている.

C反応性タンパク質［C-reactive protein：CRP］　肺炎球菌の細胞壁のC多糖と反応する血清中のβグロブリン. 正常血清中では、5μg/mLである. 肺炎球菌の感染のみならず、組織破壊を伴うような炎症性疾患のときに増加する代表的な急性期タンパク質の一つである.

腫瘍特異移植抗原［tumor-specific transplantation antigen：TSTA］　腫瘍特異抗原（TSA）のうち移植免疫で規

定される抗原で，マウスやラットにおいて
がん細胞の移植のさい，生着拒絶にかかわ
る．これに対し，腫瘍関連移植抗原（tu-
mor-associated transplantation anti-
gen：TATA）はがん特異的ではないが，
同系または自己で移植抗原性を示す抗原を
さす．

重症複合免疫不全症［severe com-
bined immunodeficiency：SCID］　　リ
ンパ球系幹細胞の発生障害により，T 細
胞，B 細胞の両系統の先天的な欠陥により
細胞性免疫，体液性免疫のいずれも欠損し
ている疾患で，成因および病型は多様であ
る．アデノシンデアミナーゼ（ADA）欠
損症や X 連鎖重症複合免疫不全症（XS-
CID）などがある．

食細胞機能異常症［phagocyte dys-
function disease］　　顆粒球や単球，細
胞マクロファージは貪食能をもち，細菌を
殺菌し，排除する．食細胞の先天的機能異
常症として，活性酸素産生不全による慢性
肉芽腫症，白血球粘着不全症がある．ま
た，食細胞の走化因子やオプソニンの異常
による食細胞機能不全もある．

正の選択［positive selection］　　胸腺
内の分化の過程で，自己の MHC 分子に
よって提示された抗原ペプチドを認識でき
る T 細胞レセプター（受容体）を発現し
ている T 細胞のみが成熟すること．

接着分子［adhesion molecule］　　細
胞同士または細胞と細胞外マトリックスと
の接着にかかわる細胞膜表面の分子．ほか
の細胞との同種の分子による接着をホモ
フィリックな接着，異なる分子による接着
をヘテロフィリックな接着とよぶ．接着分
子には，（1）免疫グロブリンスーパー
ファミリー，（2）インテグリンファミ
リー，（3）セレクチンファミリー，（4）
カドヘリンファミリーなどがある．

セレクチン［selectin］　　I 型膜貫通タ
ンパク質で，Ca^{2+} 依存的に糖鎖を認識す

る接着分子である．N 末端から C 型レク
チンドメイン（L），EGF 様ドメイン
（E），補体結合タンパク質様ドメイン（C）
が並ぶことから LEC-AM とよばれたが，
最近ではセレクチンとよばれる．セレクチ
ンには E（血管内皮)-セレクチン，P（血
小板)-セレクチン，L（白血球)-セレクチ
ンの 3 種類がある．

全身性エリテマトーデス［systemic lu-
pus erythematosus：SLE］　　播種性紅
斑性狼瘡ともいう．皮膚，腎臓，心臓，肺
など全身結合組織にフィブリノイド変性を
おこす非化膿性の炎症性疾患で，膠原病あ
るいは自己免疫疾患の代表的疾患である．

脱顆粒［degranulation］　　細胞外放
出ともいう．分泌顆粒内にたくわえられて
いた物質を細胞外へ放出すること．一般に
神経終末や外分泌および内分泌細胞で認め
られるが，食細胞や顆粒球にもみられる．
刺激因子がレセプターに結合すると，その
情報が細胞内に伝わり，分泌顆粒と表面細
胞膜が融合し，顆粒内容が細胞外へ放出さ
れる．

TAP［transporter associated with
antigen processing］　　タンパク質輸送
体．抗原ペプチドを小胞体にはこぶはたら
きをする分子．

トランスジェニックマウス［transgenic
mouse］　　特定の遺伝子をマウス受精卵
またはマウス胚性未分化細胞に導入し，マ
ウスに戻して発生させたもの．導入した遺
伝子を構成的に発現するマウスが得られ
る．

ナチュラルキラー T 細胞［natural kill-
er T（NKT）cell］　　胸腺や脾臓の 1%，
肝臓，骨髄のリンパ球の約 25% を占め，
NK レセプター（受容体）と T 細胞抗原
レセプター（TCR）の両方を発現する．
TCR は，マウスでは Vα14 Jα18，ヒト
では Vα24 Jα18 で，これらの α 鎖は T
細胞では使われていない．この TCR はク

ラス Ib 分子（CD1d）に提示されたガラクトシルセラミドを認識する．パーフォリンとグランザイムによって細胞を傷害し，がんの免疫学的監視や自己免疫疾患の発症制御などにかかわる．

肉芽腫 [granuloma]　　結核菌などの細胞内寄生性細菌がマクロファージ内での殺菌作用を免れ，炎症が慢性化したときに形成される病理像．中心部は，感染マクロファージが融合した多核の巨細胞とその周囲の類上皮細胞とよばれる大形のマクロファージから形成され，それがさらに主として CD4⁺ T 細胞に囲まれている．

ヌードマウス [nude mouse]　　先天性胸腺欠損マウスのこと．もともと体毛が欠損しているマウスであったが，1968 年にこのマウスが先天的に胸腺を欠損していることがわかり，免疫学的に注目されるようになった．この突然変異をおこす nu 遺伝子はマウスの第 11 染色体上にある劣性遺伝子である．胸腺を欠損しているため，T 細胞の機能が不全であり，移植片に対しての拒絶反応が生じないことから，異系や異種の臓器や組織移植，ヒトがんの移植などのレシピエントとして頻繁に使われている．とくにヒトのがんの *in vivo* 継代培養によく使用されている．

ノックアウトマウス [knockout mouse]　DNA の相同組換えを利用して標的遺伝子座に変異を導入したマウス胚性未分化細胞をマウスに戻して発生させたもの．特定の遺伝子が破壊され，その遺伝子発現のないマウスが得られる．

ハイブリドーマ [hybridoma]　　増殖可能な腫瘍細胞と増殖できないが特定の抗体などを産生する細胞とを人工的に融合させた雑種細胞．モノクローナル抗体などを産生するためによく用いられる．

発熱物質 [pyrogen]　　発熱因子ともいう．生体に作用して発熱を誘起する物質．これには内因性発熱物質と外因性発熱物質がある．内因性発熱物質には，IL-1，TNF などのサイトカインがある．外因性発熱物質としてはグラム陰性桿菌の細胞壁のリポ多糖（LPS）がある．

白血球粘着不全症 [leukocyte adhesion deficiency]　　白血球接着不全症候群ともいう．常染色体劣性遺伝の免疫不全症，白血球表面の β_2-インテグリンが欠損している．このため，白血球の付着能が著しく低下し，好中球が感染部位に遊走できず，化膿性感染を反復する．

パンヌス [pannus]　　リウマチなどの関節炎では，関節滑膜への細胞浸潤により軟骨滑膜の破壊があり，この破壊像をパンヌスとよんでいる．

日和見感染 [opportunistic infection]　白血病やがん，薬剤（免疫抑制薬，抗がん薬など）の投与や外科的処置などによって，免疫不全状態にある宿主に成立する感染症．ウイルス（サイトメガロウイルス），細菌（緑膿菌など），真菌，カリニ原虫などの感染がみられる．

負の選択 [negative selection]　　胸腺での T 細胞の分化過程で自己の抗原と反応するものがアポトーシスによって除去されること．

プロテイン A [protein A]　　黄色ブドウ球菌の細胞壁タンパク質で，ヒトや種々の動物の IgG の Fc 部分と結合する．分子量は 42 000 で 1 分子当たり 2 個の結合部位をもつ．ただし，その結合活性は動物種，IgG サブクラス，pH，イオン強度に影響される．

プラウスニッツ-キュストナー反応 [Prausnitz-Küstner reaction：P-K 反応）　　プラウスニッツ（Prausnitz）とキュストナー（Küstner）によって見いだされた反応で，受身転嫁試験ともよぶ．ヒトの抗原特異的 IgE 抗体を検出するための皮膚反応．

ホーミング [homing]　　リンパ球が

xviii ● 用 語 解 説

血液中から各種リンパ組織などへ移行する
現象.

マスト細胞 [mast cell]　　肥満細胞と
もよぶ. 好塩基性色素で染まる顆粒を細胞
質内に多数もっている. マスト細胞は血液
中にはみられず, 結合組織や粘膜組織内に
存在する.

LAK (ラック) **細胞** [lymphokine ac-
tivated killer cell]　　リンフォカイン活
性化キラー細胞のこと (リンフォカインは
サイトカインとほぼ同じ). リンパ球をIL-
2存在下で数日間培養すると多くのがん細
胞に傷害性を示す細胞が誘導される. LAK
細胞は均一の細胞ではなく, ナチュラルキ
ラー細胞や細胞傷害性T細胞系の細胞群
を含む. がん免疫療法に試みられている.

リガンド [ligand]　　一般に機能タン
パク質 (たとえば, 酵素) に特異的に結合
する物質 (酵素の場合は基質) のこと.

レクチン [lectin]　　特定の糖構造に
親和性をもち, 細胞表面の糖鎖や複合糖質
に結合する糖結合タンパク質の総称. 広く
動物, 植物, 微生物界から見いだされてい
る. 代表的な植物由来のレクチンに, コン
カナバリンA (ConA) やインゲンマメレ
クチン (PHA) などがある.

序論 1

1.1 免疫学と予防接種

　免疫学（immunology）は，どのようにすれば疫病を免れることができるかという目的から出発した学問である．その成り立ちから考えると医学の一分野とみなされよう．現在もその基本的な性質は変わらない．たとえば，人々を悩ますアレルギー（allergy）や議論のさかんな移植などは免疫学の重要なテーマである．しかし一方で，自己と非自己の認識機構やリンパ球のシグナル伝達機構など，すこぶる基礎的で重要な免疫学のテーマもある．さらに，今日では，筆者らがそうであるように，生命科学の重要な一分野として学び研究する人々がたいへん増えているし，また検査の分野で方法として接する人々も増えている．このようなことを背景に，本書は，薬学部や理学部など医学部以外で免疫学を学ぶ人々にも役立つことを意識して執筆した．

　免疫（immunity）という言葉は，読んで字のごとく，疫を免れるという意味

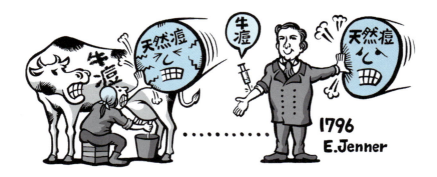

2   1章●序　論

であるが，ラテン語の *immunitas* にはもともと兵役を免れるという意味があった．兵役が疫病に転じて現在の意味に使われるようになったのであろう．

　さて，病気に一度かかるとそれによって免疫ができて二度とかからないか，かかったとしてもとても軽くてすむという考え方（観察）は，じつはとても古くからあり，紀元前430年にギリシャの哲学者ツキジジス（Thucydides）によってすでに記載されている．さらに，この考え方は古くから，アジア，アフリカ，ヨーロッパなどさまざまな地で実際に試されてもきた．たとえばアジアでは，天然痘のかさぶたを水に溶かしたものを皮膚に刺してつけ，軽い病気をおこして重い病気を除去しようとした．これらが有効であったのは，おそらくそこに含まれていた天然痘ウイルスが弱毒化されていたためであろう．

　人為的な免疫を最初に実施したのはジェンナー（E. Jenner）で，それは1796年のことである．彼は牛痘にかかった乳絞り女が天然痘にかからないことを知って，健康な人にまず牛痘の膿疱を接種し，その後，天然痘に感染させても発症しないことを示した．当時は天然痘が非常に流行しており死に至る病であったので，このことのもつ意味はきわめて大きかったにちがいない．しかしそれ以来，1979年にWHO（World Health Organization，世界保健機関）が天然痘撲滅宣言を出すまで，約200年を要した．

　ジェンナーの報告から約100年後，パスツール（L. Pasteur）は，長期培養したニワトリコレラ菌が病気を発症させないだけでなく，そのあと普通のニワトリコレラ菌を接種しても病気を発症させないことを見いだした．このニワトリコレラ菌は弱毒化されていたのである．彼はジェンナーの牛痘（vaccinia）にちなんでこれを予防接種（vaccination）と命名した．その後パスツール，コッホ（R. Koch）らがさまざまな病原菌を見いだし，病気の病原菌説，つまり病気には特定の病原菌が原因となっているという説を唱え始めた．また同時に，多くの病気に予防接種が有効であることを示した．このようにして免疫学は予防接種の原理を明らかにするべくさかんに研究されはじめた．

　予防接種によって病気を防ぐことができる機構はベーリング（E. von Behring）と北里柴三郎によって明らかにされた．彼らはジフテリアや破傷風の病原菌が毒素をつくることを発見し，予防接種された動物の血清にはその活性を中和できる物質（抗体）が存在することを発見した．

　くわしくは後述するが，ここではジフテリアの予防接種を例にとって予防接種

の原理について簡単に説明しておこう．まずジフテリア毒素をホルマリン処理して毒素のはたらきをなくしたもの（トキソイド）を用意し，これを抗原として接種すると，しばらくして免疫が成立する．その後，体内にはジフテリアトキソイドと一度反応したことの記憶が残る（免疫学的記憶）．そのため不幸にして実際にジフテリアに感染しても，ジフテリア毒素に対してすみやかに大量の抗体がつくられ，毒素が中和されたり毒素と抗体の複合体が食細胞に取り込まれて分解されたりして，病気にならずにすむ．重要なことは，この免疫応答が抗原に特異的であるということである．この場合では，この免疫学的記憶は予防接種されたジフテリアに特異的で，そのほかの病気，たとえば破傷風には無効である．そのためそれぞれに対応する予防接種を受ける必要がある．

1.2　バーネットのクローン選択説

　生体はほとんど無限の異なる抗原に対して抗体をつくることができる．抗体はリンパ球の一種 B 細胞によってつくられる．ではいったいどのようにして B 細胞が多数の抗原に対する抗体を産生できるのであろうか．

　これに対しバーネット（M. Burnet）はクローン選択説*を唱えた．それによれば，B 細胞は抗原と出会う前にすでにそれぞれの抗原に特異的に結合できる抗原レセプター（受容体）をもった膨大な数のクローン（clone，ここでは単一の細胞に由来する細胞集団の意味）に分化していて，抗原はそれぞれ対応する細胞に結合する．この結合が引金となってそれらの B 細胞が増殖，分化をし，抗原レセプターと同じ抗原特異性をもった抗体が分泌される．図 1.1 に抗原分子に対応するクローンが増殖，分化する様子を示す．図にもあるように抗原レセプター（膜結合型抗体）とは別に分泌型抗体が合成されて分泌される（6 章参照）．以上から，抗原とは適切な B 細胞クローンを選び，増殖，分化させる作用をもった物質であるということができる．なお，現在ではバーネットの説の正しさが証明されている．

1.3　T 細胞の抗原認識機構

　リンパ球には B 細胞のほかに T 細胞とよばれる細胞があり，B 細胞が抗体を

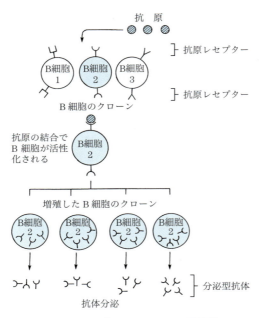

図 1.1　バーネットのクローン選択説
[石橋貞彦ら 編，"第 3 版 生化学"，p.311，丸善 (1996) より改変]

つくるのを助けたり（ヘルパー T 細胞），ウイルス感染細胞を殺したり（細胞傷害性 T 細胞*）する．T 細胞にも抗原レセプターがあり，B 細胞の場合と同様，抗原と出合う前にすでにそれぞれの抗原に特異的に結合できる抗原レセプターをもった膨大な数のクローンに分化している．

　T 細胞の抗原レセプター（TCR）は，B 細胞の抗原レセプター（BCR）と構造は似ているが，抗原との結合のしかたが異なる．TCR が認識するのは，クラス I やクラス II とよばれる細胞表面抗原に結合した形の抗原断片で，それをそれら細胞表面抗原とともに認識する．クラス I やクラス II は自己の抗原の一つであるから，TCR は抗原とともに自己を認識していることになる．しかし，TCR は最初から自己のクラス I やクラス II を認識するように決定されているのではない．T 細胞の膨大な数のクローンの中には，最初，非自己のクラス I やクラス II を認識するものも含まれている．しかし，胸腺で T 細胞が分化するときに自己のクラス I やクラス II を認識するようなクローンだけが選択される．これは，

負の選択（ネガティブセレクション）★，正の選択（ポジティブセレクション）★とよばれる二つの過程からできていて，前者によって自己反応性のクローンが除去され，後者によって自己のクラス I やクラス II と反応できるクローンだけが選択される（5 章参照）．

　いずれにしても，抗原がそれぞれ対応する細胞に結合すると，それぞれの T 細胞が増殖，分化をするという点では B 細胞と類似している．つまり抗原とは，適切な T 細胞クローンを選び，増殖，分化させる作用をもった物質でもある．その後これらの T 細胞は細胞傷害性やヘルパーなどそれぞれの役割を演じるようになる．

1.4　細胞間相互作用

　ヘルパー T 細胞はどのようにして B 細胞が抗体をつくるのを助けるのであろうか．これには 2 通りの道筋があることが知られている．一つは細胞の接着を必要とするもの，もう一つは必要としないものである．前者ではさまざまな接着分子★がそれぞれに結合する分子との相互作用を介してシグナルが伝達される．またいずれの場合も適切な組合わせのサイトカイン★（免疫調節物質）が分泌されてシグナルを与える．

　ヘルパー T 細胞は細胞傷害性 T 細胞が分化成熟するときにも関係している．

　細胞間相互作用は，T-B や T-T だけでなく，マクロファージと T 細胞，マクロファージと B 細胞など，ほとんどあらゆる組合わせでみられ，さまざまな接着分子やサイトカインが関係している．

1.5　免疫系はなんのために存在するのか：
　　　自然免疫と獲得免疫（適応免疫）

　免疫には，自然免疫（natural immunity または innate immunity）と獲得免疫（acquired immunity または適応免疫 adaptive immunity）の 2 種類がある．前者はほとんどすべての多細胞生物に存在するのに対し，後者は約 4 億年前にできたと考えられ，魚類，両生類，爬虫類，鳥類，哺乳類にのみ存在する．両者の顕著な相違は，標的の認識のしかたにある．自然免疫ではマクロファージやナチュラルキラー細胞（NK 細胞）が，標的の糖鎖構造など微生物が

もつ特徴的な分子構造 PAMP（pathogen-associated molecular pattern, 9.4 節参照）を Toll 様レセプター（TLR）や C 型レクチン（マンノースレセプターなど）を介して自己と区別して認識しているのに対し，獲得免疫では B 細胞や T 細胞が 10^{11} 個にも達する膨大な数のクローンから構成されていて，それぞれ特異的なレセプター，B 細胞は膜結合型抗体，T 細胞は T 細胞レセプターを介して標的（タンパク質，糖鎖，脂質など）を認識する．

　哺乳類の自然免疫は，太古から存在してきた微生物に対する防御系のたんなる痕跡にすぎないと従来より考えられていた．しかし現在では，自然免疫が標的に特有の構造を認識し，さまざまなサイトカインを放出して，適切な獲得免疫を誘導すると考えられている．この意味で，自然免疫と獲得免疫は互いに関連しあっていて，両者が協力して微生物やウイルスなど異物の排除にあたると考えるべきであろう．

　バーネットは，脊椎動物で T 細胞を介した免疫が発達してきたのはがんに対する特異的防御のためではないかと考え，免疫監視機構という概念を提出した．しかしその後の研究で，先天的に胸腺を欠いたマウス（ヌードマウス★）では，ウイルス感染に感受性が高くリンパ系のがんの発生率が高いが化学発がんの頻度や発症までの時間に変化がないこと，また先天性免疫不全症患者でもウイルス感染に感受性が高くリンパ系のがんの発生率が高いが，その他のがんの発生率については多くも少なくもないことが明らかにされた．このようなわけで今日では，T 細胞を介した免疫は，がんではなくウイルスなどの感染に対する防御のために発達してきたのではないかと考えられている．

1.6　アレルギー

　環境や生活様式の変化などさまざまな要因から，最近では，花粉症などアレルギーに悩まされている人が増えている．脱感作療法などがあるが，残念ながらまだよい治療法がない状況である．アレルギーは過敏反応に属する免疫応答の一種であるということは，現在では多くの人が知るところとなっているが，免疫が人に害を与えるというこの考えは，なかなか受け入れられなかった．

　アレルギーには四つの型があり，その中に IgE（免疫グロブリン E，2 章参照）が関係する I 型アレルギー（即時型アレルギー）と T 細胞が主役を演じる IV 型

アレルギー（遅延型アレルギー）とがある（13 章参照）．これらはその名のとおり，発症に要する時間がきわめて短い（分単位：即時型）か，長い（2〜3 日の単位：遅延型）かという違いがある．

なんらかの理由である抗原に対して IgE をもっている人は，その IgE がマスト（肥満）細胞や好塩基球に強く結合している．そこへ抗原がくると，脱顆粒*がおこってヒスタミンなどが放出され，血管透過性の増大，平滑筋の収縮など一連の炎症反応がおこる．これは，アナフィラキシー（anaphylaxis）*ともいう．これらの反応が全身でおこると，気道が収縮し，血圧が急に低下し，ショック状態に陥り，死亡することもある．ペニシリンショックはその例である．

一方，なんらかの理由で別の抗原に対して活性化された T 細胞をもつ人にその抗原が侵入すると，T 細胞がさまざまなサイトカインを放出し，リンパ球とマクロファージの浸潤を特徴とする炎症反応がおこる．

1.7　免疫学ならびに関連領域のノーベル賞

表 1.1 にこれまでに免疫学ならびに関連領域の研究に与えられたノーベル賞をまとめて示す．

表 1.1　免疫学・関連領域におけるおもなノーベル賞（生理学・医学賞，*化学賞）の受賞者

受賞年	受賞者	受賞理由
1901	ベーリング（E. A. von Behring）	ジフテリアの抗血清療法，血清療法の概念の確立
1905	コッホ（R. Koch）	結核菌の発見とツベルクリン反応（コッホ現象）
1908	エールリッヒ（P. Ehrlich）	免疫の研究—抗体産生機構（側鎖説）の提唱
	メチニコフ（E. Metchnikoff）	貪食（食菌）作用機構
1913	リシェ（C. R. Richet）	イヌでアナフィラキシーの発見
1919	ボルデ（J. Bordet）	溶血反応や補体の発見
1930	ラントシュタイナー（K. Landsteiner）	ヒトの ABO 式血液型の発見
1936	デール（H. H. Dale），レーウィ（O. Loewi）	ヒスタミンの分離と体内でのヒスタミンの役割
1951	タイラー（M. Theiler）	黄熱病ワクチンの発明
1954	エンダーズ（J. F. Enders），ウェラー（T. H. Weller），ロビンス（F. C. Robbins）	ポリオワクチン開発
	*ポーリング（L. C. Pauling）	化学結合の性質と複雑な物質の構造解明への応用

つづく

受賞年	受賞者	受賞理由
1960	バーネット（F. M. Burnet），メダワー（P. B. Medawar）	クローン選択説*，および後天的免疫寛容概念の提唱
1972	ポーター（R. R. Porter），エーデルマン（G. M. Edelman）	抗体の化学的構造の解明（抗体の Fab と Fc 断片の発見，抗体のアミノ酸配列の決定）
	*アンフィンゼン（C. B. Anfinsen）	リボヌクレアーゼの研究（アミノ酸配列と生物活性の関連）
1976	ブランバーグ（B. S. Blumberg），ガジュセック（Gojdusek）	オーストラリア抗原の発見と原発性肝がんの発生機序
1977	ヤロー（R. S. Yalow）	ペプチドホルモンのラジオイムノアッセイの開発
1980	スネル（G. Snell），ベナセラフ（B. Benaceraff），ドーセ（J. Dausset）	近交系マウスの樹立と遺伝解析，主要組織適合抗原の発見
1984	イエルネ（N. K. Jerne），ケーラー（G. F. Koöhler），ミルシュタイン（C. Milstein）	自然選択説とイディオタイプネットワーク説の提唱とモノクローナル抗体作成原理の発見
1987	利根川　進	抗体の多様性に関する遺伝子再構成の発見
1988	ヒッチングス（G. H. Hitchings），エリオン（G. B. Elion），ブラック（J. W. Black）	免疫抑制薬開発の基礎の確立
1990	マレー（J. E. Murray），トーマス（E. D. Thomas）	臓器および細胞移植（骨髄移植）の成功
1996	ドハティ（P. C. Doherty），ツィンカーナーゲル（R. M. Zinkernagel）	細胞性免疫防御の特異性に関する研究―細胞傷害性 T 細胞の MHC 拘束性の発見
2007	カペッキ（M. Capecchi），エバンス（M. Evans），スミシーズ（O. Smithies）	胚性幹細胞を用いての，マウスへの特異的な遺伝子改変の導入のための諸発見
2008	バレーシヌシ（F. Barreé-Sinoussi），モンタニエ（L. Montagnier）	HIV（ヒト免疫不全ウイルス）の発見
	ハウゼン（H. zur Hausen）	子宮頸がんをひきおこすヒトパピローマウイルスの発見
2011	ボイトラー（B. Beutler），ホフマン（J. A. Hoffmann）	自然免疫が活性化するしくみ
	スタインマン（R. M. Steinman）	樹状細胞と獲得免疫におけるその役割の発見
2015	キャンベル（W. C. Campbell），大村　智	線虫の寄生によってひきおこされる感染症に対する新たな治療法に関する発見
2016	大隅良典	オートファジーのしくみの解明
2018	アリソン（J. P. Allison），本庶　佑	免疫チェックポイント阻害因子の発見とがん治療への応用
	*スミス（G. P. Smith），ウィンター（G. P. Winter）	ペプチドと抗体のファージディスプレイ法

章末問題　**9**

章 末 問 題

1. 次の文章の（　）に適当な言葉を入れ，完成させなさい.

　免疫応答の特徴は，用いた（１）に特異的なこと，免疫された動物が免疫されたことを（２）していることである．インフルエンザの予防接種を受けた個体がインフルエンザにかかったとすると，その個体では，予防接種を受けていない個体に比べて，（３）に，かつ（４）の抗体が産生され，病状が軽くてすむ．インフルエンザが感染するとその個体では抗体だけでなく，インフルエンザに感染した細胞を傷害する細胞傷害性（５）細胞も誘導される．

抗　体

2.1　どのような物質が抗原として作用するか

　1章でも述べたように，たとえばジフテリアに対する予防接種では，ジフテリア毒素に対する抗体が体内につくり出される．このときジフテリア毒素は抗原として作用している．強弱の違いはあるものの，タンパク質，多糖，脂質などあらゆる物質に，体内に抗体をつくらせる作用がある．しかし，分子量が5000以下の物質は一般にその作用が乏しいか，まったくない．このように抗原のもっている，抗体を体内でつくらせる性質をとくに免疫原性とよぶ（厳密には，抗体をつくらせる性質だけでなく，T細胞を主体とする細胞性免疫を誘導させる性質も含む）．

　一方，分子量が小さくても，分子量の大きなタンパク質など（キャリヤー carrier とよぶ）に結合させた後，投与すると，体内に抗体をつくらせることができる（このとき分子量の小さい化合物のほうはハプテン hapten とよぶ）．こうしてできた抗体は，キャリヤーに反応する抗体とハプテンに反応する抗体の混合物なので，キャリヤーにもハプテンにも反応する．このときの抗体と反応する性質を抗原性*とよぶ（厳密には，T細胞との反応性も含む）．

　ペニシリンはハプテンの例である．ペニシリンは反応性に富んだβ-ラクタム環をもっており，体内でアルブミンなどのタンパク質と結合する．ある種の患者ではこれによりペニシリンに対するIgE抗体ができ，誤ってペニシリンが投与されるとアナフィラキシーショックがおこる．

　以上より，ハプテンは，免疫原性はもたないが抗原性はもっているのに対し，ハプテン以外の抗原は免疫原性も抗原性ももっているといえる．

12   2章 ● 抗　体

　ラントシュタイナー（K. Landsteiner）はドイツの免疫化学者で，ハプテン
をキャリヤーに結合させて免疫し抗体を得て，ハプテンを別のキャリヤーに結合
させたものと抗体との反応を沈降反応によって調べた．得られた抗体は抗キャリ
ヤー抗体も含んでいるが，キャリヤーを変えることでハプテン部分だけの反応を
取り出して調べようというわけである．そしてもとのハプテンと構造が少し異な
るさまざまな低分子化合物（ハプテン）を共存させて沈降反応が阻害されるか調
べ，抗体がいかに微細な構造の差異を認識できるかを示した．たとえば，*o*-ア
ミノ安息香酸をキャリヤーに結合させてつくった抗体は *m*-アミノ安息香酸や *p*-
アミノ安息香酸とは反応しないし，*p*-アミノフェニル β-ガラクトシドをキャリ
ヤーに結合させてつくった抗体は *p*-アミノフェニル β-グルコシドとは反応し
ない．

　タンパク質抗原では，その分子の表面上の，6〜10 残基のアミノ酸からなる，
ある限られた部分が抗原決定基* になっていることが知られている．たとえば，
よく研究されたマッコウクジラのミオグロビンの場合は，これをウサギに免疫す
ると，五つの部分がおもな抗原決定基としてはたらき，それぞれと結合する抗体
がつくられる．これらの抗原決定基のうち一つは C 末端で，残り四つは折れ曲
がり部分である．これらは化学的にあるいは酵素的に部分分解されたミオグロビ
ンと抗体との反応を調べることで決定された（図 2.1）．

　抗体との反応は以上のようであるとして，では，T 細胞との反応性にかかわる
抗原決定基* はどうであろうか．くわしいことは 7 章で述べるが，抗原決定基の
長さは，クラス I とよばれる細胞表面抗原（細胞表面上の抗原）に結合して提示
される場合は 9〜11 残基，クラス II とよばれる細胞表面抗原に結合して提示さ
れる場合は 10〜30 残基であるが，抗体の場合とはまったく異なり，タンパク質
内部にも抗原決定基が存在する．これは抗原提示細胞（5 章，7 章参照）の内部
で抗原が分解されてその断片がクラス I や II に結合するためである．

　自己成分は免疫原性があるのであろうか．一般にはないとされている．これ
は，体内には自己成分と反応する B 細胞も T 細胞もない（禁止クローン説）か，
そのような反応が抑制されているかであると考えられている．このような機構が
うまくはたらかないとき，自己成分に対して免疫応答がおこり，自己免疫疾患と
よばれる症状を呈する．

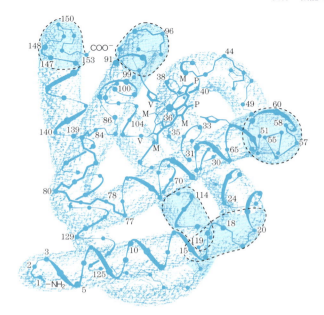

図 2.1 ミオグロビンの抗原決定基
ポリペプチド鎖のN末端のアミノ酸残基からかぞえて，15〜21番までのアミノ酸残基を含むペプチド部分，56〜62番，94〜99番，113〜119番，146〜151番までのそれぞれのペプチド部分，あわせて5カ所の構造が抗原決定基としてはたらき，それぞれと反応する5種類の抗体が生じる．

[E. A. Kabat, "Structural Concepts in Immunology and Immunochemistry, 2nd Ed.", Holt, Rinehart and Winston (1976) より改変]

2.2 抗体の機能と種類

抗体には二つの機能がある．一つは抗原と特異的に結合する機能，もう一つは抗原の分解除去系を活性化する機能である．これらの機能は抗体分子の異なる領域によって担われている．

抗体は免疫グロブリン（immunoglobulin）と総称され，Ig という記号で表す．図 2.2 には抗体の一種，IgG の基本的な構造を示す．この分子は H 鎖（重

14　2章　抗　体

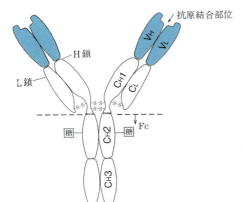

図 2.2　ヒトの IgG1 抗体の基本構造
　V と C は可変領域と不変領域を示す．
［藤原道夫，"コア免疫学"，p. 43，丸善 (1997) より改変］

鎖) 2 本と L 鎖 (軽鎖) 2 本からなり，分子量はそれぞれ約 55 kDa と 24 kDa で，ジスルフィド結合によって互いに結合している．図 2.2 の青い部分とそれ以外の部分は，それぞれ V (可変) 領域，C (定常) 領域に相当し，それぞれ V 領域は抗体によって変化する領域，C 領域は抗体によってほとんど変化しない領域をさす (図の抗体は IgG)．

　抗体の種類はクラス (class)，サブクラス (subclass) とよばれ，ヒトでは IgG，IgM，IgA，IgD，IgE の五つのクラスがあり，IgG はさらに IgG1，IgG2，IgG3，IgG4 のサブクラスに分類され，IgA は IgA1，IgA2 のサブクラスに分類されている (表 2.1)．ヒト以外でよく研究されている動物種にはマウス，ウサギ，ラットなどがあり，これらにはヒトと同じく五つのクラスがある

表 2.1　種々の動物の抗体のクラス (サブクラス)

動　物	クラス (サブクラス)			
ヒ　ト	IgG (IgG1, IgG2, IgG3, IgG4)	IgM	IgA (IgA1, IgA2)	IgD	IgE
マウス	IgG (IgG1, IgG2a/c, IgG2b, IgG3)	IgM	IgA	IgD	IgE
ラット	IgG (IgG1, IgG2a, IgG2b, IgG2c)	IgM	IgA	IgD	IgE
ウサギ	IgG	IgM	IgA	IgD	IgE
鳥　類	IgG	IgM	IgA		
爬虫類	IgG	IgM			
両生類	IgG	IgM			
魚　類		IgM			

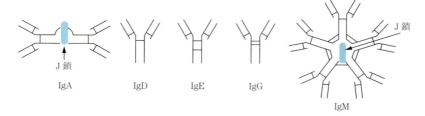

図 2.3　ヒトの種々の抗体の構造
[遠山 益 編, "図説 細胞生物学", 丸善 (1989) より改変]

が，サブクラスについては異なっている．たとえば，マウスの IgG には IgG1, IgG2a/c, IgG2b, IgG3 の四つのサブクラスがあるのに対し，ウサギの IgG にはサブクラスがない．一般に，クラスの異なる抗体の間での一次構造の違いは，サブクラスの異なる抗体間での一次構造の違いよりも大きい．

抗体の基本構造は IgM を除くすべてのクラスの抗体，つまり IgG, IgA, IgE, IgD に共通で，H 鎖 2 本と L 鎖 2 本からなる（図 2.3）．これらはしばしば単量体とよばれ，1 分子あたり 2 個の抗原結合部位をもつ．ただし IgA は分泌液中では，J 鎖が結合して二量体や三量体でも存在する．一方 IgM は五量体とよばれ，これも J 鎖をもっていて，1 分子あたり 10 個の抗原結合部位をもつ．これらの異なるクラスの Ig の間では，H 鎖の C 領域が互いに異なるのに対し，L 鎖の C 領域はすべてのクラスの抗体間で共通で，κ 型か λ 型のいずれかである（6.3.1 項参照）．

抗体の抗原との結合は，鍵と鍵穴に例えられるように，とても強くかつ特異的である．この機能には図 2.2 の抗原結合部位が関係していて，X 線結晶構造解析の結果によれば，実際に抗原と結合する部分は，たとえばビタミン K が抗原の場合は $16 \text{Å} \times 7 \text{Å} \times 6 \text{Å}$ の大きさである（$1 \text{Å} = 10^{-10}$ m）．抗原結合部位は，H 鎖の V 領域（V_H）と L 鎖の V 領域（V_L）とから形成されていて，抗体ごとに特有の構造をしている．この V_H と V_L はそれぞれ約 110 残基のアミノ酸からなり，他と独立した球状のドメイン（分子中の構造上の一つのまとまり）をなしていて，抗体の高次構造の単位をなしている．図には示していないが，ほかの部分も同様に約 110 残基のアミノ酸からなる球状のドメインを形成している．

一方，抗原の分解除去系は，貪食細胞（多形核白血球，マクロファージ），マ

スト（肥満）細胞★，補体系からなり，抗体の抗原特異性と無関係に，抗原と抗体が結合すると活性化される．抗体の側では，図 2.2 の抗体間で共通の領域のうち，H 鎖の C 領域がこれに関係する．抗原の分解除去系については 4 章，13 章でくわしく述べるが，その要点は次のとおりである．

（1）貪食細胞：活性化されると，貪食作用が高まり，抗原の分解が促進される．

（2）マスト細胞：活性化されると，ヒスタミンが遊離され，血管透過性が高まるなどして，抗原除去が容易になる．

（3）補体系：活性化されると，抗原が細胞のときには最終的に細胞が破壊される．

H 鎖の C 領域がクラスによって異なるように，抗原の分解除去系を活性化する能力もクラスによって異なる．またそのほかにクラスごとに共通の性質もある（表 2.2）．

IgG 抗体はもっとも多量に血清中に含まれ（全 Ig 中の 80 %），その濃度は 10 mg/mL ほどである．たいていの抗原において，二次免疫応答で産生される．補体系の活性化，貪食作用の促進をする．この抗体は胎盤を通過できる唯一の抗体である．胎児期，新生児では一般に免疫系の機能が低いので，母親由来の IgG 抗体が胎盤を通って胎児や新生児に移行することは，生体防御の点からとても重要である．

IgM 抗体は，先に述べたようにほかのクラスの抗体に比べ分子量が大きく，哺乳類では一次免疫応答で少量産生される．この抗体は成熟した B 細胞の表面に膜結合型として存在し，抗原レセプター（受容体）として機能している．また表 2.1 にあるように，下等脊椎動物は IgM だけを産生するので，進化的にみて初期の抗体である．IgM 抗体は補体系を活性化する能力が大きい．

IgA 抗体は，外分泌性抗体ともよばれ，腸管，気道，授乳期の乳腺，唾液腺，涙腺などの組織の上皮粘膜下で，二量体に 1 分子の J 鎖が会合した形で産生され

表 2.2　ヒトの抗体のクラスと生物活性

クラス	生物活性
IgG	補体活性化，貪食作用亢進，胎盤通過
IgM	補体活性化
IgA	貪食作用亢進，外分泌性
IgE	マスト細胞の脱顆粒の誘発

たあと，レセプターを介して上皮細胞を通過して，内腔へと分泌される（トランスサイトーシス）．このときレセプターの一部が切断され，IgA 2 量体に分泌片（secretory component）として結合したまま分泌される（13.3 節および図 13.10 参照）．このため IgA 抗体は，母乳，唾液，気管支粘液，小腸粘液に多く含まれる．とくに母乳中の IgA 抗体は，胎盤を通って胎児へと移行した IgG とともに，新生児の生体防御に役立つ．

IgE 抗体はもっとも少量血清中に含まれ（全 Ig 中の 0.02 ％），その濃度は 100 ng/mL 以下しかない．これはアレルギーの原因となる抗体で，寄生虫に対する免疫応答にもかかわる．この抗体はマスト細胞や好塩基球の細胞膜上にある IgE の Fc 部分と結合するレセプター（Fcε レセプター★）に結合する．Fcε レセプターに結合した IgE 抗体に抗原が結合してそれらを橋渡し（架橋）すると，顆粒の内部にたくわえられたヒスタミンなどが放出される（脱顆粒★）．これは一見，害にしかならない反応と思われるが，そうではなく，平滑筋の収縮や血管透過性の増大を通して抗原抗体複合体の除去をもたらそうとする生体の応答である．しかしこの反応が過剰におこるとアレルギー症状をひきおこし，病的症状をもたらす．

IgD 抗体はその機能がよくわかっていない．ただし，成熟した B 細胞では IgM と同様抗原のレセプターとして機能していると考えられている．

IgG 抗体をプロテアーゼ（タンパク分解酵素）で限定的に分解すると，さまざまな目的に役立つフラグメント（断片）が得られる（図 2.4）．たとえば，IgG

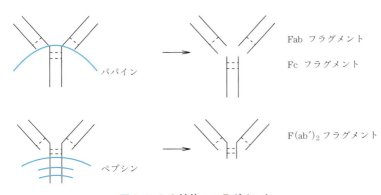

図 2.4　**IgG 抗体のフラグメント**

18　2章●抗　体

抗体をパパインで分解すると，抗原結合部位一つを含む Fab フラグメントと，
H 鎖の C 末端領域の二量体，Fc フラグメントとが得られる．また，抗体をペプ
シンで分解すると，抗原結合部位二つを含む F(ab′)₂ フラグメントが得られる．
これらのフラグメントのうち，Fab と F(ab′)₂ は，抗体の結合から Fc レセプ
ターに対する結合を除外したいときや，ある現象に抗原の架橋が必要かどうか調
べたいときに好んで用いられる．また，これらのフラグメントは抗原の分解除去
系を活性化する領域を欠いているから，その影響を除去して調べたいときにも有
用である．

2.3　抗体の取得法

　本節では実験的に抗体を得ようとする場合を考える．

　抗体を得るには，一般に，ウサギ，マウス，ラット，特殊な場合はヤギ，モル
モット，ヒツジ，ニワトリなどの実験動物に，抗原を非経口的に投与して免疫す
る．このとき問題となるのは，どの動物を選ぶか，どれだけの抗原を用いるか，
何回免疫するかといった点である．

　一般に，系統的に離れていればいるほど，免疫原性が高く抗体が得られやす
い．たとえば，植物由来の抗原は免疫原性が高いことが多い．これは抗原として
用いようとしている物質がタンパク質であるなら，その相同性が低いほど免疫原
性が高いということであろう．しかしどうしても相同性の高い物質の抗体を得な
ければならないときもある．このような場合は，たとえば自己免疫疾患を発症す
るマウスの血清や自己免疫疾患の患者血清がしばしば目的の抗体を含んでいるこ
とがある．後述するように，自己免疫疾患では，ふつうは抗体を産生しないよう
な自己成分に対しても抗体を産生するからであろう．また，抗原が十分に入手で
きるときには，多数のウサギを免疫してみるということや，ウサギで試してみて
うまくいかなければ，ほかの動物を試すということも，しばしば行われる．

　一般に，抗原の量はウサギでは 1 回に数 µg から数 mg，モルモットでは数 µg
から数百 µg が適当とされ，多いほど抗体も多く産生されるが，多すぎるとかえ
って産生されにくくなることが知られており（免疫寛容の誘導，9.1 節参照），
実際に試してみないとわからないことが多い．

　回数については，1 週間以上の間隔をおいて最低 2 回免疫する必要があるとい

われている．くりかえし免疫するとしだいに得られる抗体量は頭打ちとなるのが一般的である．

さて，このようにして免疫が成立した後では，血液を採取し，そこから抗体を得るのが通常の場合であるが，2.3.5 項で述べるように脾臓あるいはリンパ節を採取して，細胞融合によってハイブリドーマ（hybridoma）＊を作成し，その培養上清からモノクローナル抗体を得る場合もある．前者で得られた抗体は後者と対比させて，ポリクローナル（polyclonal）抗体（ポリは多いという意味，ここではクローンの数が多いという意味）とよぶことがある．

2.3.1　一次免疫応答と二次免疫応答

抗原を動物に免疫するとおよそ 4〜5 日ほどで抗体が血清中に出現しはじめ，やがて停止する．このときの抗体は IgM が主体である．しばらくしてから同じ動物を同じ抗原で免疫すると，1〜2 日で大量の抗体が血清中に出現し，抗体は 1 回目に比べて長く産生され続ける．このときは IgG が主体である．最初にみられる免疫反応を一次免疫応答，2 回目にみられる反応を二次免疫応答という．この動物を 2 回目に免疫するさい，別の抗原を用いるとその抗原に対する一次免疫応答がみられる．つまり動物は，免疫された抗原が 1 回目か 2 回目かを区別できる．このような記憶を免疫学的記憶という（2.3.3 項で述べるように，二次免疫応答で IgG 以外のクラスの抗体ができるためには特別な免疫方法が必要である）．

このように一次免疫応答と二次免疫応答とではその反応が非常に異なる．そしてこれが予防接種や免疫の原理となっている．つまり，病原微生物に感染して免疫になったり，予防接種を受けたりすると，からだが抗原と反応したことを記憶する．そのため，後で同じ抗原に出合うと，すみやかに反応して排除できるというわけである．

2.3.2　アジュバント

ほとんどのタンパク質はそれだけを投与したのでは免疫応答をひきおこす力がないか，あってもきわめて少ない．そこで免疫原性をたかめるためにアジュバント（adjuvant）とよばれる混合物とともに投与する．多くのアジュバントは可溶性タンパク質抗原を粒子状にし，マクロファージなどの抗原提示細胞に取り込

20 2章 ● 抗 体

まれやすくする作用がある．また多くのアジュバントは細菌や細菌成分を含み，
これらがマクロファージなどの抗原提示細胞を刺激して抗原提示を効率化する．

　動物に実際に免疫するときには，しばしばフロイント（Freund）の完全ア
ジュバントや，フロイントの不完全アジュバントとよばれるものを用いる．ア
ジュバントは一般に免疫応答を促進する物質をいうが，フロイントのアジュバン
トはその中できわめて有名なものである．前者は結核菌の死菌と鉱物油と界面活
性剤からなるもので，後者は前者の成分のうち結核菌の死菌を含まない．結核菌
の死菌は動物に強い炎症をおこすので，動物愛護の観点から使用を最小限にする
ことが望ましく，実際，使用が制限されたり禁止されたりしている研究施設が多
い．もちろんヒトには使用できない．これらは抗原と混合して懸濁液の状態で使
用する．懸濁液が適切にできているかどうかは水にたらしてみればよい．適切に
できていれば薄く広がっていかないはずである．抗原は懸濁液中にたくわえられ
ていて，ゆっくりと長期にわたって放出される．このため免疫系が連続的に刺激
される．さらに結核菌の死菌は有効成分として，ムラミルジペプチドやその誘導
体と細胞壁成分とを含み，これらの作用でマクロファージが刺激され，免疫応答
を促進する．

　ヒトにも用いられてきたアジュバントにアラムとよばれるものがある．水酸化
アルミニウムゲルに抗原を吸着させて使用する．この方法では IgE ができや

COLUMN：2-1　　CpG 配列と DNA ワクチン

　原核細胞由来の DNA には CpG 配列が多く含まれ，しかもシトシンはほとんど
メチル化されていないのに対し，真核細胞由来の DNA には CpG 配列がほとんど
なく，あってもシトシンはメチル化されている．このような CpG 配列をもつ DNA
の中にはアジュバント活性の強力なものがあり，免疫刺激性 DNA 配列（Immuno-
stimulatory DNA sequence：ISS）とよばれている．ISS は樹状細胞の Toll 様レ
セプター 9 に結合して樹状細胞を活性化することによってアジュバント活性をも
たらすらしい（9.4 節参照）．

　遺伝子を裸のまま筋肉注射すると他の組織に比べ長期にわたってコードされたタ
ンパク質が発現する．ISS をあわせもつ遺伝子，たとえば，目的の抗原タンパク質
の遺伝子をもつプラスミドを筋肉内注射するとすぐれたワクチン作用が認められる
ため，DNA ワクチンとして注目されている．

すい．

2.3.3 IgA や IgE を産生させる方法

ふつうの免疫方法では IgA や IgE はあまり産生されない．これらは特別な方法が必要である．

IgA 抗体を産生する細胞は腸管や気道の粘膜上皮付近に多く存在する．このためこれらの組織に直接抗原が投与されると IgA 抗体が産生される（粘膜免疫）．たとえば，小児麻痺の生ワクチンを飲んだり（経口ワクチン），コレラ菌やインフルエンザウイルスに感染すると，IgA 抗体が産生され，外分泌液中に現れる．

IgE 抗体はヒトや動物が寄生虫に感染すると産生されやすい．また，フロイントのアジュバントを用いるとかえって産生されにくくなる．そこで，抗原で免疫するときに線虫を感染させたり，回虫の成分にハプテンを結合させたりする．IgE 抗体が産生されるにはほかのクラスの抗体ができる場合と異なる特別な機構が存在しているようである（13 章参照）．

2.3.4 抗体の精製

以上のようにして抗体が産生されたとして，今度は血液から抗体を精製することを考えてみよう．

血液が凝固すると血餅と血清とに分離する．血清を硫酸アンモニウムで沈澱させると容易に IgG に富む画分を得ることができる．これをさらに精製するには DEAE(ジエチルアミノエチル)-セルロースカラムクロマトグラフィーなどを用いる．もちろんこれらの方法で精製された抗体には抗原特異的な抗体ばかりでなく，いわゆる自然抗体（日常生活での微生物感染などで産生された抗体）も含まれている．

抗原特異的な抗体を精製するには，抗原をアガロースゲルに結合させたものを用いる．これをカラムにつめ，そこに血清を流し，抗原特異的な抗体だけを結合させる．その後，このカラムをよく洗浄して，余分なタンパク質を除去し，pH が約 3 の緩衝液を流す．そうすると抗体と抗原との結合が弱まって，抗体がカラムからはずれて溶出される．溶出された抗体はただちに中和する．

このようにして精製された抗原特異的な抗体も，クラス，サブクラスの異なる抗体を含んでいるだけでなく，たとえそれらが同じであっても，認識する抗原決

定基の異なる，複数のクローン由来の抗体を含んでいる．したがって，タンパク質として考えると，これらは不均一なのである．このように血清を材料とする限り，均一な抗体を得ることは実際上不可能である．

2.3.5　モノクローナル抗体の取得

では，一つのクローン由来の抗体を取得するにはどうすればよいのだろうか．原理的には，目的の抗原に対する抗体を分泌している B 細胞を 1 個から出発して無限に増殖させる（クローニングという）ことができればよいのだが，残念ながら技術的にとても困難である（ただし，T 細胞の場合はクローニングが可能である）．

一方，抗体産生細胞ががん化した骨髄腫（ミエローマ myeloma）は，じつは 1 個の抗体産生細胞が異常増殖したものである．したがって，このがん細胞は均一な 1 種類の抗体（骨髄腫タンパク質）を産生していることになる．さらに骨髄腫患者の Ig は血清中の Ig の 90％ も占めるようになる．ただし，残念なことに抗原特異性は多くの場合不明である．骨髄腫患者はまたベンスジョーンズ（Bence Jones）タンパク質とよばれるタンパク質を多量に尿中に排出する．このタンパク質は，骨髄腫タンパク質の L 鎖であり，これが過剰に産生され尿中に排出されたものである．ベンスジョーンズタンパク質も均一であるので，抗体の L 鎖の一次構造の研究のすぐれた材料となった．

骨髄腫のように無限に増殖し，しかも希望の抗原特異性をもった抗体を分泌し続ける B 細胞は得られないものだろうか．これは，目的とする特異的な抗体を産生する B 細胞を含む集団（実際には免疫した動物の脾臓あるいはリンパ節の細胞）と増殖のさかんな骨髄腫細胞とを，ポリエチレングリコールによって細胞融合*することによって初めて得られた（ケーラー G. J. F. Köhler とミルシュタイン C. Milstein，1975 年）．ここで，細胞融合とはセンダイウイルス（HVJ ともいう）やポリエチレングリコールによって性質の異なる 2 種類の細胞を融合させることをいう．

ところで，細胞融合はすべての細胞でおこるわけではないので，融合しなかった細胞と融合した細胞が混在することになる．言い換えれば，融合した細胞だけを選択する必要がある．これにはさまざまな方法が考案されているが，モノクローナル抗体を作成するさいに最もよく用いられるのは HAT 選択とよばれる方

法である．HATとは，ヒポキサンチン，アミノプテリン，チミジンの頭文字をとったもので，これらを含む培地をHAT培地という．アミノプテリンは核酸合成系の主たる経路を阻害するので，これがあると細胞は生存するためにサルベージ経路*を使わざるを得ない．そこで培地中のヒポキサンチンやチミジンがそれぞれヒポキサンチン-グアニン-ホスホリボシルトランスフェラーゼ（HGPRT）やチミジンキナーゼ（TK）を介して利用される．ところが，HGPRTまたはTKを欠損していると，その細胞は，細胞融合によって別の細胞からこれらの酵素を補ってもらわない限り，HAT培地で死滅する．このようにして，融合しなかった骨髄腫細胞を死滅させることができる．では，融合しなかったB細胞を含む集団のほうはどうであろうか．こちらは正常細胞なので特別な工夫をしない限りやがて死滅することが知られている．結果として，融合した細胞だけを選択することができるわけである（図2.5）．

さて，このようにして選択された融合細胞は最初から工夫して1個の融合細胞から由来するようにしない限り，ふつう2個以上の融合細胞から由来しているから，目的とする融合細胞を含む細胞集団を選んだ後に，クローン化しなけれ

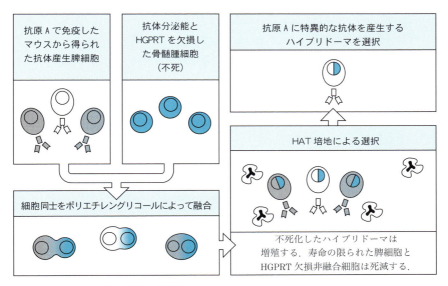

図2.5 モノクローナル抗体の取得法
[C. Janeway, P. Travers 著，笹月健彦 監訳，"免疫生物学 原書第3版"，南江堂（1998）より改変]

ばならない．このために限界希釈法を用いる．つまり，クローン化したい細胞を希釈して一定容量（たとえば，0.1 mL）に1個含まれるようにし，これを別々に培養する．この操作を最低2回くりかえすとクローン化は十分なされたといわれる．なお，必ずしも理由は定かでないが，増殖の早いクローンは無能な（目的の抗体を分泌していない）細胞であることが多い．このため，最初から1個の融合細胞から由来するように調節することもしばしば行われる．

細胞融合法によるモノクローナル抗体の取得は，従来の方法による抗体の取得と比べて，いくつかの利点をもっている．

（1）　従来の方法だと，いったん採血すると十分な力価（一定量の抗体の活性の強さを適当な単位で表したもの）の抗体を再び得ることは困難であるのに対し，モノクローナル抗体の場合は，融合細胞は事実上永久に冷凍保存が可能であるし，融合細胞を増やせばいつでも得られる．

（2）　融合細胞をマウスに植え，腹水がたまるようにすると，培養上清に比べてはるかにたやすく高濃度で高純度の抗体を得ることができる．ただし，現在では動物愛護の観点から使用が減ってきている．

（3）　精製することの困難な抗原，たとえば細胞膜抗原に対する抗体も，モノクローナル抗体として得ることは可能であるのに対し，従来の方法では，抗原を精製しない限り抗体を得ることは無理である．

最後に，がん細胞にだけ発現している抗原に対するモノクローナル抗体を得るにはどうすればいいだろうか．それには，免疫して脾臓細胞を得，融合細胞のクローンを多数得る．そのあと，それぞれのクローンがつくる抗体についてがん細胞と正常細胞に対する結合能を調べて，目的の融合細胞を探し出すとよいだろう．

章末問題

1. 次の特徴をもつ抗体はどのクラスか答えなさい. （解答例：6) → IgG)
   1) 血液中に含まれる量がもっとも少ない.
   2) もっとも分子量が大きい.
   3) 胎盤を通過できる.
   4) 初乳に含まれる.
   5) マスト細胞に結合する.

2. モノクローナル抗体はさまざまな利点をもっているが，その一つに，抗原が精製されていなくても抗体を得ることができるという利点がある. 今，十分に精製されていない酵素があり，その酵素に対するモノクローナル抗体を得たい. すでに，この未精製の酵素を使って多数のモノクローナル抗体産生細胞（クローン化済み）を得た. この中から目的のモノクローナル抗体産生細胞を選び出す方法を考えなさい.

3. 次の文章中の（ ）の中に適当な言葉を入れ，完成させた後，下の問に答えなさい.
   2,4-ジニトロフェノールに対する抗体は，2,4-ジニトロフェノールを単独で免疫してもできないが，卵アルブミンのようなタンパク質に 2,4-ジニトロフェニル基を結合させ免疫するとできる. このとき，2,4-ジニトロフェノールのような化合物を（1）と総称し，卵アルブミンのようなタンパク質を（2）と総称する. できた抗血清は，卵アルブミンに対する抗体と 2,4-ジニトロフェニル基に対する抗体とを含むから，卵アルブミン，2,4-ジニトロフェニル化された卵アルブミン，2,4-ジニトロフェノールそのもののいずれにも反応する. このことから，（1）には（3）性はあるが，（4）性はないことがわかる.
   問1 このようにしてできた抗体は 2,4-ジニトロフェニル化されたウシ血清アルブミンと反応するか.
   問2 免疫するときに抗原と混合して注射するものをなんとよぶか. そのおもな作用を二つあげよ.

4. 正誤を答えなさい.
   1) IgG をペプシンで消化すると，$F(ab')_2$ フラグメントが得られる.
   2) IgM は抗原結合部位が 5 個ある.
   3) 胎盤通過性のある抗体は IgA である.
   4) 分泌液中に多く含まれる抗体は IgE である.
   5) 抗原になるのはタンパク質だけである.
   6) ハプテンは単独で動物に投与しても抗体をつくることができる.
   7) 抗体をつくるのに抗原の分子量の大きさはまったく無関係である.
   8) 花粉症の患者の血清中には花粉に対する IgE 抗体が多量に含まれている.
   9) 出産後初めての母乳には IgG がとても多量に含まれているから，新生児に飲ませるとよい.
   10) ふつう，抗体を得るためには抗原は精製されていなくてはいけないが，モノクローナル抗体を得る場合にはその必要はない.
   11) 免疫する抗原量を増やせば増やすほど抗体が多量につくられる.

抗原抗体反応

3

本章では，抗体を分析の道具として使う代表的な方法，凝集反応，沈降反応，ウエスタンブロット，ELISA，フローサイトメトリーを紹介しよう．

3.1 凝集反応

血液型を判定するための赤血球凝集反応はこの反応の代表例である．よく知られているように，ABO式血液型は糖鎖が決定している（図3.1）．これらの糖鎖に対する抗体には2種類あって，抗A抗体（α）と抗B抗体（β）である．これらはいずれもIgMクラスの抗体である．A型の人には抗B抗体，B型の人には抗A抗体，O型の人には抗A抗体と抗B抗体が存在している．なおAB型の人にはこれらの抗体は存在しない．たとえば，A型赤血球を抗A抗体と混合してしばらくすると，肉眼ではっきりわかる凝集塊が形成され，撹拌してももとの状態にはもどらない．これに対し，たとえばA型赤血球を抗B抗体と混合しても，凝集塊は形成されず，撹拌すればもとと同じ状態であることがわかる．なお，このような血液型に対する抗体は，腸内細菌の細胞壁に存在する糖鎖が抗原となっ

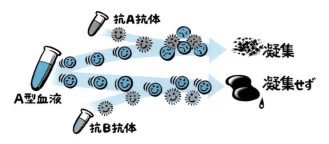

28 3章 ● 抗原抗体反応

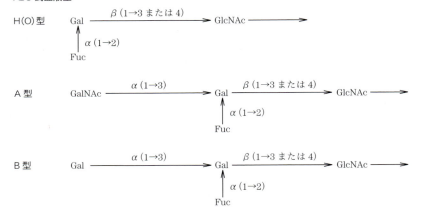

図 3.1　ヒトの ABO 式血液型物質の糖鎖の非還元末端
[藤原道夫, "コア免疫学", p.24, 丸善（1997）をもとに作成]

て生じるのではないかと考えられている.

　凝集反応は抗体や抗原の簡便な検出法として用いられることがある．この場合は赤血球やラテックス粒子に，抗体あるいは抗原を結合させたものを用いる．

3.2　沈降反応

　抗原と抗体が結合して大きな網目構造を形成すると遠心で沈殿する．図 3.2 に示すように，一定の抗原に対しさまざまな割合の抗体を加えていくとある適当な比率のとき網目構造をとり，それ以上だとかえって網目となりにくい．このような網目構造は，抗原に抗原決定基が複数あることと，それぞれの抗原決定基に対する抗体がまじっていることの両方が満たされるとできやすい．モノクローナル抗体の場合は，同じ抗原決定基が分子上に複数存在する場合は別として，一般に網目構造をつくりにくい．またハプテンは抗原決定基が一つかきわめて限られた数しかないので，一般には網目構造を形成できない．

　アイソトープ標識された抗原を抗原抗体複合体として回収し，その後 SDS（ドデシル硫酸ナトリウム）-ポリアクリルアミドゲル電気泳動（SDS-PAGE）で分析する場合には，上に述べたような沈殿として回収する方法だけでなく，固定

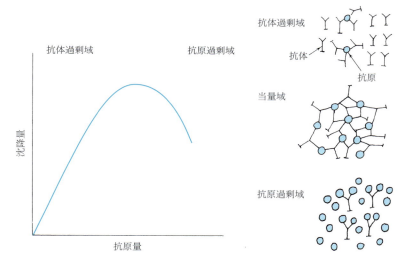

図 3.2　抗原抗体複合体の生成と沈降反応
[加藤文男, 西川朱實 編, "第 5 版　薬科微生物学", p.173, 丸善（2007）より改変]

化黄色ブドウ球菌やプロテイン A セファロースを用いて抗原抗体複合体を回収する方法もよく用いられる．黄色ブドウ球菌には**プロテイン A★**とよばれるタンパク質が表面に存在していて，ヒトやウサギなど多くの動物の IgG の Fc 部分（2.2 節参照）と強く結合する．プロテイン A セファロースはこのプロテイン A をセファロースとよばれるキャリヤーに共有結合させたものである．この方法だと沈殿として回収するときに抗原と抗体の比率を気にする必要がなく，あらかじめ抗体をプロテイン A に結合させておけばその許容量まで抗原を回収できる．

　ゲル内沈降反応は，図 3.3 に示すように，寒天ゲルに小さな穴をあけ，そこに抗原または抗体をいれ，拡散させ，沈降物を生成させる反応で，沈降物は白い沈降線として肉眼で見ることができる（ゲル中のタンパク質を染色して見やすくすることもある）．この方法は一次元，二次元の 2 通りあり，また電気泳動と組合わせて用いられることもある．二次元の場合は，抗原の種類とそれに対する抗体の種類によって，いくつかのパターンがある．抗原も抗体も 1 種類（抗原 A に対し抗 A 抗体）だと，図(a) にあるように，沈降線はつながって融合する．一方，抗原も抗体も 2 種類（抗原 A と抗原 B に対し抗 A 抗体と抗 B 抗体）だ

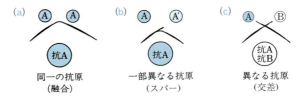

図 3.3　ゲル内沈降反応
[加藤文男，西川朱實 編，"第 5 版　薬科微生物学"，p.174，丸善（2007）より改変]

と沈降線は交差する（図(c)）．抗原 A と抗原 A′とが一部共通した抗原決定基をもっていて，抗体は抗 A 抗体の場合，抗原 A との沈降線は抗原 A′との沈降線との交点よりも先にのびる（この部分をスパーという，図(b)）．

3.3　ウエスタンブロット分析

　ウエスタンブロット分析とは，抗原を含む試料を SDS-PAGE で分離した後，ゲル中のタンパク質をニトロセルロース膜やナイロン膜に電気的に移し（ブロット），膜に移された抗原を抗体によって検出する方法のことである．これは SDS-PAGE のすぐれた分離能と抗体の特異性を組合わせた分析法である（図 3.4）．
　膜に移された抗原を抗体によって検出するにはさまざまな方法がある．たとえば，最初の抗体（一次抗体）がウサギで作成されたものだったら，次に酵素標識抗ウサギ抗体（二次抗体）を用いる，あるいは酵素標識プロテイン A を用いる，といった方法がある．このとき酵素としてはアルカリホスファターゼやペルオキシダーゼなどが用いられる．そのほか，ビオチン化プロテイン A を 2 番目に用

COLUMN：3-1　　ノザン，サザン，ウエスタンブロット

　サザン（E. M. Southern）は，制限酵素などで切断された DNA を電気泳動で分離したあと，ニトロセルロース膜に転写して，適当なプローブでハイブリダイゼーションを行う方法を発表した．そこで，このように DNA を転写することをサザンブロットとよんだ．するとその後，科学者たちは冗談で，RNA を転写するのはノザンブロット，タンパク質のときはウエスタンブロットというふうに名づけた．そしてその名前が定着してしまったというわけである．

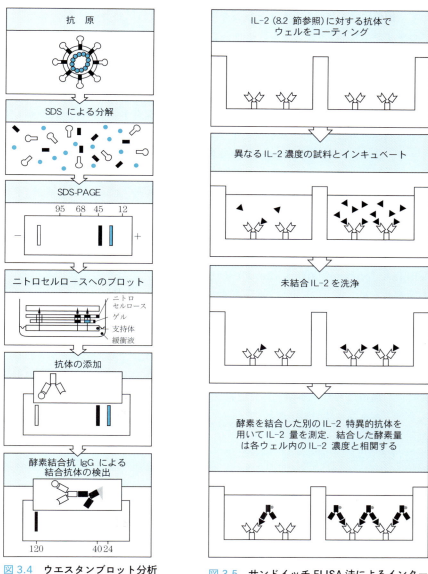

図 3.4　ウエスタンブロット分析

図 3.5　サンドイッチ ELISA 法によるインターロイキン 2（IL-2）の測定

32 3章 ● 抗原抗体反応

いて，最後に酵素標識されたアビジンを用いるという方法もある．この方法だと
プロテインA★にビオチンが複数結合しているので，感度が増大する．ビオチン
（補酵素）とアビジン（卵白に含まれる）は互いに特異的に結合することが知ら
れている．

　抗体であれば何でもウエスタンブロット分析に使えるというわけではない．
SDS-PAGEの前に試料は2-メルカプトエタノール存在下SDS中で煮沸される
ので，当然抗原は変性して構造が変化しているからである．

　また，検出されたバンドの特異性を確認するために，正常血清や正常抗体では
そのバンドが検出されないとか，抗体と反応させるときに過剰の抗原を存在させ
るとバンドが消失する，などを見ておく必要がある．

3.4　ELISA（酵素免疫測定法）

　ELISA（enzyme-linked immunosorbent assay）にはおもに次の2通りの
方法があるが，方法(2)のほうが一般的である（図3.5）．
(1)　抗原をマイクロプレートに固定させておき，次に抗体と反応させる．結
　　　合した抗体量をさまざまな方法で測定する．
(2)　2つの異なる抗原決定基に対する抗体（しばしばモノクローナル抗体）
　　　を用意する．一方をマイクロプレートに固定し，次に抗原を結合させ，
　　　最後にもう一つの抗体を反応させる．結合した2番目の抗体量をさま
　　　ざまな方法で測定する．

COLUMN：3-2　　抗体の特異性

　抗体はきわめて特異的に抗原と結合する，というのは教科書の知識で，いざ実験
してみるとなかなかそうでもないことが多い．たとえば免疫沈降した試料をSDS-
PAGEで分離して調べてみると，いくつかバンドが検出されてどれが目的の抗原か
わからないことがある．逆にいえば，検出されたバンドが予想どおりの分子量だか
らといって，それだけでそれが目的の抗原だといいきるのはいいすぎだということ
になる．対照とすべき抗体（たとえば，免疫する前の動物の血清から得た抗体）で
はそのバンドは出ないか，また，免疫沈降のときに多量の抗原断片（決定基）を存
在させたらそのバンドは出ないか，などの確認が必要である．

方法（2）の変法として，ウサギなどで作成したポリクローナル抗体1種類だけを用い，その一部をビオチン化あるいは酵素標識して2番目の抗体として用いることもできる．その理由は，固相に結合された抗体がポリクローナルであっても，一つひとつの抗原でみると一つのクローン由来の抗体が結合しているだけであることが多いので，2番目に加えた同じポリクローナル抗体中の別のクローン由来の抗体が結合できることによる．

なお，結合した抗体量の測定に用いられる方法は，ウェスタンブロット法と基本的に同じ方法で行われる．

3.5　フローサイトメトリー

浮遊液中の細胞について，ある抗原をもつ細胞を検出し，その細胞の割合や，その抗原量を比較する方法の一つとしてフローサイトメトリーが使われる．フローサイトメトリーは，細胞浮遊液を1滴あたり細胞1個を含む液滴とし，それらが流れているところに励起光をあて，発光した蛍光の強度，散乱の強度などを検出し，1個1個の細胞について記録，解析する装置（フローサイトメーター）によって行われる（図 3.6）．従来の蛍光顕微鏡に比べ，多数の細胞の情報を定量的に取り扱うことができるという利点をもっており，免疫学の研究には欠かせない道具の一つである．

フローサイトメーターで測定した実際の例（図 3.7）を紹介しよう．

［例1：ヒト末梢血リンパ球を，FITC（fluorescein isothiocyanate）標識された抗 CD3 抗体で染色した場合］

CD3 抗原（6 章参照）は T 細胞の代表的なマーカーの一つである．ヒト末梢血リンパ球の約 70% は T 細胞であるので，フローサイトメーターで分析すると図 3.7 の例1の太線のようになる．対照として未標識抗 CD 3 抗体で染色すると同じ図の中の細線のようになる．

［例2-1：マウス脾臓細胞を，FITC 標識された抗 CD8 抗体と PE（phyco-erythrin）標識された抗 CD4 抗体で染色した場合］

FITC は緑色の蛍光を発し，PE は赤色の蛍光を発する．CD8 抗原（6 章参照）は細胞傷害性 T 細胞の代表的なマーカーであり，CD4 抗原はヘルパー T 細胞の代表的なマーカーである．脾臓 T 細胞は細胞傷害性 T 細胞かヘルパー T

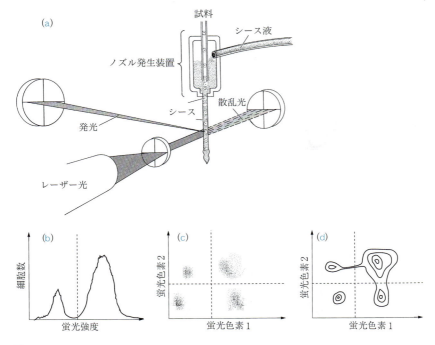

図 3.6 **フローサイトメトリー**
 (a) 原理図　(b) ヒストグラム　(c) ドットプロットによる二次元表示
 (d) 等高線プロットによる二次元表示．
[E. S. Golub, D. R. Green, "Immunology: A Synthesis, 2 nd Ed.", Sinauer Associates (1991)]

細胞のどちらかであるので，両方で染色すると図 3.7 の例 2-1 のようになる．ただしここではリンパ球のみのデータを散乱強度をもとに分別して取得し表示している．右下は細胞傷害性 T 細胞，左上はヘルパー T 細胞，左下はいずれの抗体によっても染色されない細胞（ほとんど B 細胞）である．

　[例 2-2：マウス脾臓細胞を，FITC 標識された抗 CD19 抗体と PE 標識された抗 CD4 抗体で染色した場合]

　CD19 抗原は B 細胞の代表的なマーカーである．染色結果は図 3.7 の例 2-2 のようになる．ただしここでもリンパ球のみのデータをある方法により分別して取得し表示している．右下は B 細胞，左上はヘルパー T 細胞，左下はいずれの抗体によっても染色されない細胞（ほとんど細胞傷害性 T 細胞）である．

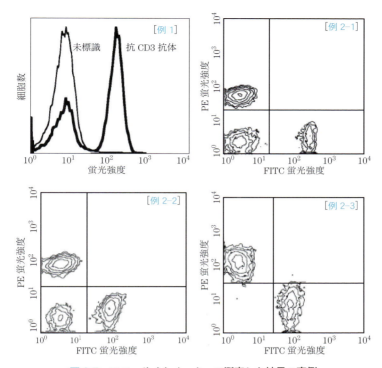

図 3.7 フローサイトメーターで測定した結果の実例

[例 2-3：マウス脾臓細胞を，FITC 標識された抗 CD19 抗体と PE 標識された抗 CD3 抗体で染色した場合]

染色結果は図 3.7 の例 2-3 のようになる．ただしここでもリンパ球のみのデータをある方法により分別して取得し表示している．右下は B 細胞，左上は T 細胞である．いずれの抗体によっても染色されない細胞はほとんど存在しない．

36   3章 ● 抗原抗体反応

章 末 問 題

1. 動物の皮下に抗原を注射して，1〜2週間してからもう一度同じ抗原を皮下に注射した．この期間およびこの後，血液中の抗体のクラスと濃度の変化を調べた．抗体の濃度の変化を調べるのに適した方法を次の中から選び，番号で答えなさい．
  1) ELISA
  2) ゲル内沈降反応
  3) 凝集反応
  4) ウエスタンブロット分析

2. マウスの脾臓細胞をラットに免疫したのち，ラットのミエローマ細胞と細胞融合して，モノクローナル抗体をつくる細胞を多数得た．そのなかの A というクローンの抗体は胸腺細胞のほとんどと脾臓細胞の一部とに反応した．また B というクローンの抗体は胸腺細胞とはまったく反応せず脾臓細胞の一部と反応した．脾臓細胞を直接クローン B の抗体と反応させフローサイトメーターで分析した場合のグラフ（1）と，脾臓細胞をクローン A の抗体と補体で処理し，生き残った細胞にクローン B の抗体を反応させ，フローサイトメーターで分析した場合のグラフ（2）とを両方示しなさい．ただし縦軸は細胞数，横軸は蛍光強度とする．

3. 正誤を答えなさい．
  1) ウサギでつくった抗体があれば抗原を検出するための ELISA を構築できる．
  2) アレルギー患者の血清中の IgE レベルを測定するには ELISA が用いられる．
  3) 赤血球凝集反応は一種の抗原抗体反応である．
  4) ウエスタンブロット分析によって抗原の有無だけでなく分子量もわかる．

補　体

4

4.1　補体の活性化経路

　ここにコレラ菌とその抗血清があるとする．コレラ菌に新鮮な抗血清を作用させると，最終的に菌が溶ける（溶菌）．一方，この抗血清を 56 °C で 30 分処理すると，新鮮な血清を加えないかぎり溶菌にはいたらない．このように新鮮な正常血清中では不活性であるが活性化されうる状態で存在し，上のような作用をする一群のタンパク質を補体（complement）または補体系という．補体は，抗原抗体複合体あるいはグラム陰性細菌の細胞壁（リポ多糖，エンドトキシンともいう）や酵母の細胞壁などで活性化される．前者は古典的経路，後者は第 2 経路とよばれる．後者は抗体を介さずに補体が活性化される点に注意されたい．1987 年，もう一つ別の活性化経路が存在することが知られるようになった．それはマンノース結合レクチン（MBL，別名マンナン結合レクチン）によるものである（レクチン経路）．

　活性化された補体はさまざまなしくみで抗原の除去にかかわる．たとえば，抗原が細胞そのものだとすると，抗体がこれに結合して補体が活性化され，最終的にドーナツ状の穴があき細胞を破壊する．一方，抗原がタンパク質の場合，抗体が結合して抗原抗体複合体ができ補体が活性化されると，この複合体（正確には，抗原抗体複合体に補体成分が結合したもの）は貪食細胞に認識されて取り込まれやすくなる．

　補体は全部で 9 成分からなり，それぞれ C1，C2，C3 などとよぶ．

　補体の古典的経路による活性化，第 2 経路による活性化，レクチン経路による活性化を図 4.1 に示す．補体の活性化とは，プロテアーゼによるプロテアー

38 4章 ● 補 体

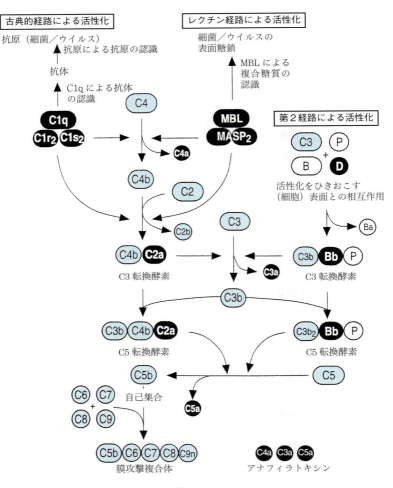

図 4.1 補体の活性化経路
[*The Immunologist*, **3**, 208 (1995) より一部改変]

ゼ前駆体の活性化（部分的切断）と考えることができる．

　古典的経路では，C1q，C1r，C1s の三つの成分が抗原抗体複合体に結合すると，C1r が自分自身によって切断され1本のポリペプチド（前駆体）が2本のポリペプチドになって活性化される．これが次に C1s に作用して同様に1本のポリペプチド（前駆体）が2本のポリペプチドになって活性化されるといった

具合である．このようにして活性化された C1s が C4 に作用すると，C4a と C4b が生成する．C4b は C2 と結合して，これに活性化された C1s が作用すると C4b2a と C2b が生成する．C4b2a は C3 転換酵素ともよばれる．C4b2a が C3 に作用すると C3a と C3b が生成し C4b2a3b が生成する．C4b2a3b は C5 転換酵素ともよばれる．C4b2a3b が C5 に作用すると C5a と C5b が生成する．

第 2 経路では，C3bBb とよばれる C 3 転換酵素と $C3b_2Bb$ とよばれる C5 転換酵素がそれぞれ生成して C5 に作用し，後は古典的経路と共通の経路をたどる．

MBL による活性化（レクチン経路）では，MBL と MASP（MBL 会合性セリンプロテアーゼ）とが複合体を形成していて，MBL が微生物の表面に結合すると MASP が活性化され，C4 が切断されて C4b が生じる．C4b に結合した C2 に対してさらに MASP が作用し，C4b2a が生じると後は古典的経路と共通の経路をたどる．

このようにして最終的に C9 が多数筒状に重合したポリマーが形成される．細胞が抗原の場合，このポリマーは膜を貫通することができ，細胞を破壊する．C9 のポリマーがドーナツ状の穴の本体である．このような穴は実際に月のクレーター状の構造として電子顕微鏡で観察されている．遺伝的に C5〜C8 が欠損した人や C9 が欠損した人では，このような補体による膜破壊がおこらない（14 章参照）．しかし，感染に対する宿主防御反応は大きくは損われていない．4.2 節や 4.3 節で述べるようなはたらきがこれらの患者では大きくは損われていないためであろう．

10 章で学ぶが，細胞傷害性 T 細胞*やナチュラルキラー（NK）細胞による細胞傷害反応の大部分は C9 によく似たパーフォリンというタンパク質とグランザイムというプロテアーゼとの協同作用によっている．

4.2　貪食細胞による抗原の分解の促進機構

補体が活性化されると，その途中で C4b や C3b，C3b がさらに分解された iC3b が生じる．これらはすぐ近くの抗原や抗体の表面のヒドロキシ基やアミノ基と共有結合で結合する．その結果，抗原抗体複合体は C4b，C3b，iC3b を介

して，補体レセプター（補体受容体，complement receptor：CR）に結合することになる．

貪食細胞（単球，マクロファージ，好中球）に存在する補体レセプターにはCR1，CR3，CR4 の 3 種類がある．

CR1（CD35 ともよばれる）は貪食細胞だけでなく赤血球などにも存在しており，なかでも赤血球上の CR1 は抗原抗体複合体を脾臓や肝臓に運搬してマクロファージによって除去するうえで重要である．このとき赤血球はマクロファージに取り込まれず，抗原抗体複合体のみマクロファージに取り込まれ，分解される．貪食細胞上の CR1 に抗原抗体複合体が結合してもそれだけでは貪食は促進されないが，C5a などの作用でマクロファージが活性化されると貪食が促進される．CR1 には C4b，C3b，iC3b が結合する．

一方 CR3 と CR4 はインテグリンファミリーに属し，貪食細胞におもに存在する．CR4 は樹状細胞にも存在し，樹状細胞のマーカーとして利用されることも多い．**インテグリン***は α 鎖と β 鎖の 2 本のポリペプチド鎖からなり，CR3と CR4 はそれぞれ CD11b と CD18，CD11c と CD18 からなる（表 5.1 参照）．貪食細胞上の CR3 や CR4 に抗原抗体複合体が結合するとそれだけで貪食が促進される．CR3 と CR4 にはいずれも iC3b が結合する．

4.3　補体の活性化と炎症

補体の活性化の過程で生じる C4a，C3a，C5a の三つの断片は**アナフィラトキシン**と総称される．これらがマスト細胞や好塩基球に結合するとヒスタミンやセロトニンが放出される．またこれらによって平滑筋の収縮や血管透過性の増大がおこる．その能力は C5a がもっとも大きく，C3a がそれに続く．アナフィラトキシンとしての強さは C5a＞C3a≫C4a である（p. 171 参照）．C5a には好中球や単球に対する強い走化活性もある．これらアナフィラトキシンが互いに相乗的に作用して，補体が活性化されている部位に血管から好中球が浸潤してくる．11 章でも述べるが，微生物感染に伴う急性炎症には，補体の活性化とその産物（アナフィラトキシン）だけでなく**ケモカイン***とよばれる一群のタンパク質も大きく関係する．

C5a レセプターは好中球に多く発現しており，C5a と非常に強く結合する．

4.4 補体系の制御

これまでに述べてきたように，補体系は活性化されると炎症をひきおこすので，むやみと活性化がおこらないように厳密に制御されている．そのため，活性化された補体成分の寿命は比較的短く，また補体成分を分解して不活性化するタンパク質や補体の活性化が次の反応をおこすのを阻害するタンパク質が存在する．

たとえば，崩壊促進因子（decay accelerating factor：DAF）は C3 転換酵素（C3bBb）を C3b と Bb に分離する．またメンブレンコファクタープロテイン（membrane cofactor protein：MCP）は C3 転換酵素の中の C3b の分解をもたらす．C1 インヒビターはセルピン（serpin）とよばれる一群のセリンプロテアーゼ阻害タンパク質の一つで，C1r や C1s の活性部位を阻害する．これらの制御機構が重要であることは，変異によって異常をきたすとさまざまな症状がもたらされることから明らかである．

章末問題

1. 次の文の（　）の中に適切な語句を入れて文を完成させなさい.

補体は血清中に不活性な状態で存在し,（ 1 ）複合体や細菌の細胞壁などで活性化される.（ 1 ）複合体が形成されると補体成分の（ 2 ）がIgGの（ 3 ）部分に結合し,（ 4 ）が限定分解されて活性化される. 一連の反応で（ 5 ）や（ 6 ）が抗原に共有結合で結合すると, これらを貪食細胞の表面上の補体レセプターが認識して（ 1 ）複合体を取り込む. 一方, 細菌の細胞壁で活性化される場合は,（ 1 ）複合体で活性化される場合と出発点は異なるが, 補体成分の（ 7 ）が活性化されるところから後は共通である.

2. 正誤を答えなさい.

1) 補体は白血球の食作用を高めるはたらきがある.
2) 酵母や細菌の細胞壁は古典的経路を介して補体を活性化する.
3) 補体は抗原抗体複合体が形成されなければ活性化されない.
4) 抗体を含む新鮮な血清を抗原に作用させると抗原が分解する.
5) アナフィラトキシンは補体の分解産物である.
6) 補体の活性化は, プロテアーゼによるプロテアーゼ前駆体の活性化の例である.

免疫を担う細胞と分化

5

　免疫系は多様な細胞群から構成され，これらの細胞間の相互作用によって，細菌，ウイルス，寄生虫などの外界からの侵入者に対して生体防御反応，すなわち免疫応答を行う．免疫応答を担う細胞群を免疫担当細胞とよぶが，これらはすべて造血幹細胞とよばれる同一の未分化な細胞を起源としている．造血幹細胞は，哺乳類では，胎生期には肝臓，脾臓および骨髄が発生部位であり，生後は骨髄のみに限局される．この細胞は自己複製能をもち，また，造血臓器の中で種々の分化増殖因子の影響を受けて免疫応答に関与するすべての免疫担当細胞へと分化する．造血幹細胞は，すべての免疫系細胞の母細胞であるが，さまざまな分化段階の幹細胞があり，分化が進むにつれて幹細胞から分化できる細胞の種類が限られていく．幹細胞は，生体内あるいは試験管内で増殖して集団（コロニー）をつくることから，コロニー形成単位（colony forming unit：CFU）とよばれる．CFU は，骨髄のストローマ細胞や T 細胞がつくるサイトカインなどにより増殖して分化する．造血幹細胞の分化は 4 方向に大別され，リンパ球系細胞（T 細胞，B 細胞，ナチュラルキラー（NK）細胞，自然リンパ球），骨髄球系細胞（単球，マクロファージ，顆粒球），巨核球系細胞（血小板），赤血球系細胞へと分化する（図 5.1）．このうち前二者の系統の細胞群が免疫担当細胞として機能する．

5.1　リンパ球系細胞

　リンパ球は，その表面に，抗原を特異的に認識して反応するための抗原レセプター（受容体）分子を発現しており，抗原特異的な免疫応答すなわち適応免疫の

44   5章 ● 免疫を担う細胞と分化

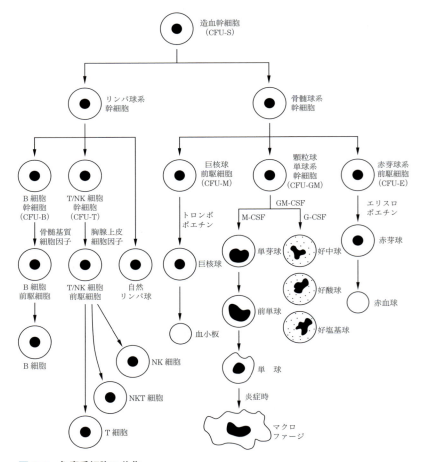

図 5.1　免疫系細胞の分化
　　胎生期において，T 細胞と NK 細胞へのいずれへも分化しうる前駆細胞が骨髄の造血幹細胞から発生すると考えられている．そうした前駆細胞が胸腺内に移行した場合には主として T 細胞への分化を遂げるが，胸腺外組織においては，NK 細胞や NKT 細胞へ独立に分化する．

主役として機能する．リンパ球はその機能の違いから 2 種類の細胞に区別されるが，成熟分化する器官が一方は胸腺で他方は骨髄というように異なることから，おのおの T（thymus-derived）細胞および B（bone marrow-derived）細胞とよばれる．T 細胞は，胸腺内において分化するのに対して，B 細胞は，哺

5.1 リンパ球系細胞　45

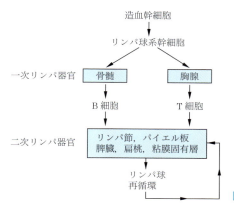

図 5.2　一次リンパ器官と二次リンパ器官

乳動物の場合，胎児では肝臓，生後は骨髄で分化する．ただし，鳥類のB細胞は，ファブリキウス嚢（bursa of Fabricius）という鳥類独自の器官で生成される．B細胞は当初ファブリキウス嚢の頭文字Bをとって命名された．これら，リンパ球が分化発生する器官は，中枢性リンパ器官あるいは一次リンパ器官（図5.2）とよばれる．一次リンパ器官において，リンパ球は分化して抗原レセプターを発現することにより抗原認識能力を獲得する．分化を終えたがまだ抗原に出合っていないリンパ球（ナイーブ細胞）は，末梢性リンパ器官あるいは二次リンパ器官（図5.2）とよばれる脾臓，リンパ節，扁桃，粘膜付属リンパ組織へと移動して，樹状細胞やマクロファージが提示する細菌やウイルスなどの外来抗原に対して免疫応答を行う（図5.3）．抗原により活性化されたリンパ球は免疫担当細胞（エフェクター細胞*）へと分化して，炎症部位すなわち病原体感染部位に遊走していく．このようにリンパ球は，血流とリンパ管中を通って二次リンパ器官から別の二次リンパ器官まで，またさらに末梢組織の炎症部位へと遊走する（図5.3）．さまざまな器官や組織の間のリンパ球の移動はリンパ球再循環とよばれる．また，ナイーブ細胞の二次リンパ器官への移行や，エフェクター細胞の感染部位への移行はホーミング*とよばれている．リンパ球再循環とホーミングにおけるリンパ球の遊走は，リンパ球，内皮細胞，細胞外マトリックスの接着分子や，組織や器官で産生されるケモカインにより媒介される．

　病原体感染部位において，T細胞とB細胞とは異なった役割を担い，また，一部は協同して，生体防御反応を遂行する．

46   5章 ● 免疫を担う細胞と分化

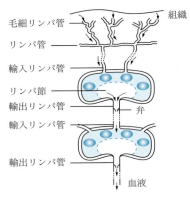

リンパ系である全身組織の毛細リンパ管は，集合して輸入リンパ管→リンパ節→輸出リンパ管へ→二つの主要なリンパ本幹（胸管と右リンパ本幹）を経由して血液系にはいる．

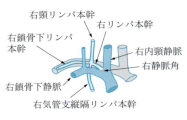

右リンパ本幹の模式図

右上半身（右図斜線点線部）のリンパは，右頸リンパ本幹，右鎖骨下リンパ本幹，あるいは右気管支縦隔リンパ本幹を通り，右リンパ本幹に集められ，（右静脈角で）右鎖骨下静脈に注ぎ，血中に戻る．

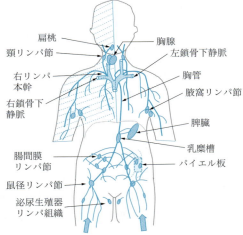

左上半身と下半身のリンパは胸管に集められ，左鎖骨下静脈に注ぎ，血中に戻る．ただし，下半身からのリンパは乳糜槽経由で胸管にはいる．下半身で感染部位に侵入した病原体はリンパ管を通って近くのリンパ節へ至る．

図 5.3　リンパ球の体内循環

5.1.1　T 細 胞

　成熟 T 細胞は，細胞性免疫応答（10 章参照）を媒介するが，さらにそのはたらきによって，B 細胞やマクロファージの機能遂行を助けるヘルパー T 細胞と，

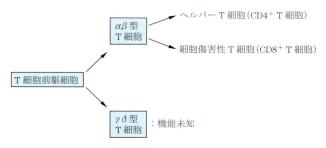

図 5.4　$\alpha\beta$ 型 T 細胞と $\gamma\delta$ 型 T 細胞

ウイルス感染細胞や腫瘍細胞を傷害する細胞傷害性 T 細胞* とに分けられる．また，T 細胞は，発現する T 細胞抗原レセプター（TCR）の構成分子種の違いによって，$\alpha\beta$ 型 T 細胞と $\gamma\delta$ 型 T 細胞とに分けることができる．いずれも胸腺で分化するが，発生的には $\gamma\delta$ 型 T 細胞が $\alpha\beta$ 型 T 細胞より先に出現する．$\alpha\beta$ 型 T 細胞はさらに，発現している補助レセプターの違いによって，CD4 を発現しているヘルパー T 細胞（CD4$^+$ T 細胞）と CD8 を発現している細胞傷害性 T 細胞（CD8$^+$ T 細胞）とに分けられる（図 5.4）．補助レセプターとは，抗原レセプターの機能を補助する分子（8 章参照）で，CD4 は抗原提示細胞（APC）表面の主要組織適合遺伝子複合体（MHC）クラス II 分子（7 章参照）と，CD8 は MHC クラス I 分子とそれぞれ特異的に結合して，T 細胞と抗原提示細胞との結合を高めるとともに活性化補助シグナルを生じて，抗原レセプターを介した細胞内シグナル伝達を増強する．CD4 を発現する T 細胞はヘルパー T（Th）細胞となり，一方，CD8 を発現する T 細胞は細胞傷害性 T 細胞となる．さらに，ヘルパー T 細胞は，産生するサイトカインの種類によって Th1 細胞，Th2 細胞，Th17 細胞，Treg 細胞に分けられる（9 章参照）．

　骨髄の造血幹細胞のうちで，骨髄において T 細胞への分化方向が定められた幹細胞（CFU-T ともいう）が胸腺に入り，胸腺の中で成熟 T 細胞に分化を遂げる．胸腺内での分化はたんに T 細胞が成熟するために必要であるばかりでなく，免疫系の最も重要な"自己と非自己とを見分ける"能力を T 細胞群全体として獲得するうえで重要である．

　胸腺内分化は，胸腺内における T 細胞の分化段階に特異的な分化抗原の発現によって特徴づけられる．分化抗原は，その発現状態から，細胞の分化系列や分

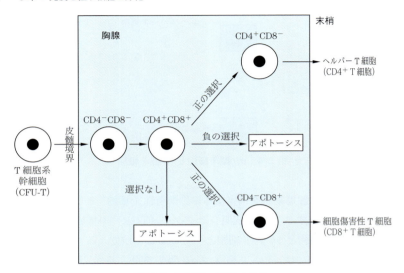

図 5.5　T 細胞の胸腺内分化

化段階を推定することができ，免疫系細胞に関与するものは CD（cluster of differentiation）* と略称し，WHO による分類にしたがって，分子が同定された順番に番号を付けて CDX（X は数字）とよぶ．胸腺における T 細胞の分化段階を知るうえでとくに重要な分化抗原は CD4 と CD8 である．分化段階をその発現の有無によって表現することができる．CD の右肩に表記される＋と－とはそれぞれ，プラスあるいはポジティブ，マイナスあるいはネガティブと読み，T 細胞表面における発現の有無を示す．胸腺内における T 細胞の分化は CD4$^-$CD8$^-$ 細胞，CD4$^+$CD8$^+$ 細胞，CD4$^+$CD8$^-$ 細胞あるいは CD4$^-$CD8$^+$ 細胞の順に進み（図 5.5），それぞれ胸腺内 T 細胞全体の約 5％，80％，10％，5％を占める．CD4$^-$CD8$^-$ はダブルネガティブ，CD4$^+$CD8$^+$ はダブルポジティブ，CD4$^+$CD8$^-$ あるいは CD4$^-$CD8$^+$ はシングルポジティブともよび，それぞれ DN 細胞，DP 細胞，SP 細胞と略称することがある．分化の最終段階の細胞である SP 細胞のうち，CD4$^+$CD8$^-$ 細胞は末梢に出てヘルパー T 細胞に，CD4$^-$CD8$^+$ 細胞は細胞傷害性 T 細胞になって免疫応答を遂行する．

　こうした胸腺内の分化において，T 細胞が免疫系の一員として機能するうえで重要な二つの出来事がおこる．第 1 は，TCR の遺伝子再構成とそれの細胞表面

COLUMN：5-1　T細胞の抗原認識におけるMHC拘束性

　1996年のノーベル生理学・医学賞は，米国テネシー大学医学部のピーター・C・ドハティ（P. C. Doherty）とスイス・チューリヒ大学実験免疫学研究所のロルフ・M・ツィンカーナーゲル（R. M. Zinkernagel）に授与された．彼らは次のような現象を見いだした．すなわち，系統Aのマウスにウイルスaを感染させて誘導される細胞傷害性T細胞は，ウイルスaが感染している系統Aのマウス由来の細胞を傷害するが，ウイルスbが感染している系統Aのマウス由来の細胞や，ウイルスaを感染させた系統Bのマウス由来の細胞は傷害しない．また，系統Bのマウスにウイルスbを感染させて生じる細胞傷害性T細胞は，ウイルスbが感染している系統Aマウス由来の細胞や，ウイルスaの感染している系統Bマウス由来の細胞は傷害しない．こうした現象から彼らは，細胞傷害性T細胞が，ウイルスの種類と同時に細胞表面のMHCハプロタイプ*の違いも識別していると結論した．こうしたT細胞の抗原認識における特異性をMHC拘束性とよぶ．この現象を説明するために，抗原とMHCとを別々のレセプターで識別すると考える2レセプター仮説と，抗原の結合したMHCを認識することにより抗原とMHCの両方を同時に一つのレセプターで識別するという1レセプター仮説とが対立したが，結局後者が正しいことが明らかになった．

＊**MHCハプロタイプ**：MHCクラスI，クラスII遺伝子座の連続した1組をさす．

への発現である．免疫系が外来のあらゆる非自己抗原に対して応答できるのは，複数のTCR構成遺伝子のランダムな組合わせによって遂行される遺伝子再構成の結果，膨大な数のTCRがつくり出されるからである（6章参照）．一つのT細胞は一つの組合わせによってつくられた一つの特異性をもったTCRしか発現できないので，あらゆる外来抗原を認識できるというT細胞の多様性はT細胞集団（ポピュレーション）全体の性質として表現される．こうしたTCR遺伝子の再構成と細胞表面への発現は，胸腺内においてDNからDP細胞へと分化する過程で生じる．

　第2は，正の選択と負の選択（ポジティブセレクションとネガティブセレクション）とよばれる現象である．ここでいう選択（セレクション）とは，胸腺内で生じたT細胞の中から，自己MHC-ペプチド複合体に対して応答性のあるT細胞を選択して増殖させ（正の選択），その中から自己MHC-自己ペプチド複合

50 5章 ● 免疫を担う細胞と分化

体に対して強い反応性のある細胞を排除する（負の選択）ことである．

　どのような機構によってこうした選択がなされるのであろうか．胸腺内で生じる未熟なT細胞は，末梢の成熟T細胞に比べると脆弱であり，抗原レセプターを介して適当な強さの刺激を受けないと生き続けることができないと考えられている．そして，刺激がないと，あるいは強すぎる刺激を受けると，アポトーシス★によって死滅してしまう．胸腺内ではTCRの遺伝子再構成がおこるが，再構成がうまくできなかったT細胞も多数生じ，こうしたT細胞は細胞表面にTCRを発現できないため，刺激を受けることができずに死に至る．再構成に成功したT細胞であっても，胸腺内で提示される自己抗原由来のペプチドとMHCとの複合体にまったく反応できないものは同様に死に至る．一方，胸腺皮質上皮細胞によって提示される自己MHC-ペプチド複合体に反応できるTCRを発現している胸腺細胞は生存シグナルを得て生き残ることができ（正の選択，ポジティブセレクション），胸腺髄質へと移行する．そこでは別の選択現象である負の選択（ネガティブセレクション）がおきる．胸腺髄質に存在する上皮細胞，樹状細胞，マクロファージによって提示された自己ペプチドに強く反応する胸腺細胞，すなわち自己抗原に強い親和性を有するものは，アポトーシスをひきおこして死に至る．こうした正の選択と負の選択とによって，自己反応性の細胞を含まない，外来抗原由来のペプチドと自己のMHCとの複合体に反応できる細胞集団（ポピュレーション）が胸腺での分化を経て末梢に送り出されることになる．マウスの活動時の胸腺においては，胸腺内の厳しい選択によって，生じたT細胞のほぼ1％にすぎない10^6個の成熟細胞が毎日末梢リンパ組織に放出されている．

　正の選択と負の選択はDP細胞の段階でおこると考えられている．正の選択と負の選択が実際に胸腺内でおきていることは，1989年に，ベーマー（von Boehmer）とスタインメッツ（Steinmetz）らによるTCR$\alpha\beta$トランスジェニックマウス★の解析によって証明された．すなわち彼らは，雄のマウスにのみ発現するH-Y抗原とMHCクラスI分子の組合せをリガンド★（レセプターに特異的に結合する分子）とするTCR$\alpha\beta$の遺伝子を受精卵に移入した．こうして生まれてくるマウスの大部分のTCRはこの遺伝子によってコードされたものである．解析した結果，H-Y抗原を発現していない雌のマウスでは，CD4$^-$CD8$^-$，CD4$^+$CD8$^+$，CD4$^-$CD8$^+$の胸腺細胞が存在したが，CD4$^+$CD8$^-$の

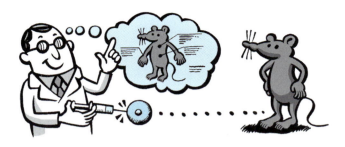

胸腺細胞は存在しなかった．このことから，胸腺 T 細胞では，自己の MHC クラス I は TCR に加えて CD8 とも結合して CD4⁻CD8⁺ 細胞の正の選択に必要なシグナルを生じていることが推測された（7 章参照）．一方，H-Y 抗原を発現している雄のマウスでは，CD4⁺CD8⁺ と CD4⁻CD8⁺ の胸腺細胞も除かれており，負の選択がおきていることが判明した．

さらに最近になって，胸腺皮質の上皮細胞が正の選択の特異性，すなわち，胸腺上皮細胞上の MHC クラス I 分子が CD8⁺ T 細胞を，MHC クラス II 分子が CD4⁺ T 細胞の選択的増殖を決定していることが，MHC 遺伝子のノックアウトマウスの胸腺上皮細胞に特異的に MHC 分子を発現させることにより証明された．一方，負の選択は主として，骨髄由来のマクロファージと樹状細胞によって決定されることが，放射線照射骨髄移植キメラマウスを用いた実験により示されている．

5.1.2　B 細 胞

B 細胞は，その表面に免疫グロブリン（immunoglobulin：Ig）を発現しているという特徴により，ほかの免疫系細胞から明確に区別される．B 細胞表面の Ig は，血中の抗体が吸着したものではなくて，膜貫通部位をもつ膜型 Ig（6 章参照）であり，外来性抗原を認識する B 細胞抗原レセプター（BCR）として機能する．抗原刺激によって活性化された B 細胞は，抗体産生細胞（形質細胞 plasma cell）へと分化するが，このとき産生される抗体は，その B 細胞表面の Ig（抗原レセプター）と同一の抗原特異性を有する．一方，BCR によって捕捉されたタンパク質抗原は，B 細胞内に取り込まれて分解され，一部の抗原由来ペプチドは，B 細胞内で MHC クラス II 分子に結合して B 細胞表面に出現する．

こうしてB細胞は，T細胞に抗原を提示する細胞としても機能する．

　T細胞の場合は，個体成長のある一定期間における胸腺内選択の結果，ごく限られたT細胞ポピュレーションが末梢に出て，長い間その機能を保持するのに対し，B細胞では終生骨髄において幹細胞から再生され続け（マウスでは1日に約10^7個），その大部分が末梢組織に放出されるが，多くがそこで短命（数日）で死滅する．末梢において抗原刺激をうけたB細胞は，抗体産生細胞へと分化するが，一部は記憶B細胞として生き残り，長い間その機能を保持する．

　B細胞の分化には，分化の場となる骨髄の微小環境がとくに重要である．分化を進めるうえで，骨髄ストローマ細胞（非リンパ結合組織）との接着分子★を介した相互作用や，ストローマ細胞から産生されるインターロイキン(IL)-7などのサイトカイン★が必須である．

　生体内では，ありとあらゆる外来抗原に対応できるようにさまざまの抗原結合性をもつ多様な抗体分子群が産生されているが，おのおののB細胞は，それぞれ一つの特異性をもつ1種類の抗体しか産生しない．したがって生体は，特異性の異なるB細胞を多数用意することによって多様な外来の侵入者に対応している．こうした仕組みは，B細胞が造血幹細胞から分化してくる過程で，IgのH鎖（heavy chain）とL鎖（light chain）をコードする複数の遺伝子を一つずつ選んで秩序正しく段階的に再構成することによってつくられる．すなわち，個々のB細胞は，無数に近い可能性の中から一つの特異性をもつIgをランダムに選択して産生することになるが，全体としては，各鎖をコードする遺伝子群の組合わせの数に相当する特異性の異なるB細胞（クローン）が生じて，生体における抗体の多様な抗原特異性が生み出されることになる．

　B細胞の分化段階は，Ig遺伝子の再構成と細胞表面への発現によって特徴づけられ，その進展に従って，プロB細胞，プレB細胞，未熟B細胞，成熟B細胞とに分けられる（図5.6）．プレB細胞の段階は，さらに二つの段階に分けられ，細胞の大きさによって，それぞれ大型プレB細胞，小型プレB細胞とよばれる．

　Ig遺伝子の再構成は，まず，プロB細胞の段階で，H鎖遺伝子座においてD_HとJ_Hの結合，次にV_HとD_HJ_Hとの結合がおこる．これが結果として機能的な再構成であった場合にはμ鎖が産生され，大型プレB細胞となる．このμ鎖は，通常のL鎖とは異なる代替軽鎖（SL鎖）とよばれる分子と結合し，プレ

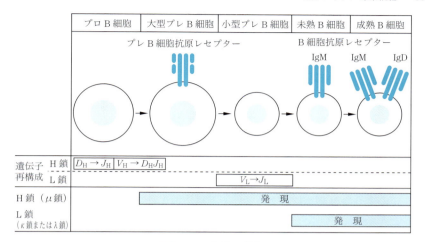

図 5.6 B 細胞の分化

BCR として細胞表面で機能する．このレセプターを介したシグナルによって，μ 鎖の産生に成功したプレ B 細胞の選択的増殖が開始される．また，この時期に対立遺伝子排除（6 章参照）とよばれる 1 リンパ球 1 特異性という免疫の大原則を保証するための出来事がおこる．すなわち，相同染色体の一方にある μ 鎖遺伝子しか発現できないように"止め金"がかかるのである．

やがて増殖を停止したプレ B 細胞は，小型プレ B 細胞になるとともに，L 鎖の遺伝子の再構成が開始される．機能的な L 鎖遺伝子の再構成によって L 鎖が産生されると，膜結合型 μ 鎖（μ_m 鎖）とともに膜結合型 IgM を形成し，BCR として細胞表面に発現する．膜結合型 IgM のみを細胞表面にもつ B 細胞を未熟 B 細胞という．この段階の B 細胞はまだ脆弱であるため，抗原（この段階では自己抗原）と遭遇するとアポトーシスをおこして死に至ると考えられていたが，抗原の質によって，以下のような運命をたどることが明らかになった．

多価の自己抗原によって膜型 IgM が架橋された場合，予想されたように B 細胞はアポトーシスに陥ってクローン消失をまねく．しかしながら，驚くべきことに別の経路をたどる B 細胞の存在が判明した．すなわち，そうした B 細胞においては，レセプターエディティング（受容体編集）とよばれる，L 鎖遺伝子に新たな遺伝子組換えを伴う再構成がおこる．すなわち，未使用の V 遺伝子と J 遺伝子との間で新たな組換えが生じて，自己反応性 IgL 鎖を生みだした既存の VJ

遺伝子が取り除かれる．こうして生じた新たな *VJ* 遺伝子から作成される IgL 鎖と既存の IgH 鎖による膜型 IgM が非自己反応性ならば，この未熟 B 細胞はアポトーシスに陥ることがなく生き残ることができ，末梢で成熟 B 細胞に分化することができる．

あるいは低価の自己抗原によって膜型 IgM が弱く架橋された未熟 B 細胞は，不活化されて永久的に不応答，すなわちアナジー（anergy）になる．また，可溶性自己抗原に低親和性であるか架橋刺激を受けないような膜型 IgM をもつ未熟 B 細胞は，そのまま成熟するが，自己抗原が存在しても通常は応答できないので，免疫学的無視（immunological ignorance）という状態でとどまっている．このような B 細胞は，ある条件下では活性化されて自己免疫疾患の原因になると考えられている．

自己抗原結合性のない未熟 B 細胞ならびに骨髄で生き延びた自己抗原結合性未熟 B 細胞は，骨髄から末梢組織へと移動し，そこでさらに分化して表面に μ 鎖と同一の抗原結合領域（V 領域）を有する δ 鎖を発現する．このようにして細胞表面に IgM と IgD とを発現するようになった B 細胞を成熟 B 細胞とよぶ．この段階の B 細胞は，抗原と遭遇すると，抗体産生細胞へと分化し，あるいはまた，記憶 B 細胞となり長い間機能を維持して免疫応答に携わる．

5.1.3　ナチュラルキラー細胞

ナチュラルキラー（natural killer：NK）細胞は，あらかじめ免疫されていない個体に存在し，ある種の白血病細胞を傷害する細胞として見いだされた．NK 細胞はその他にウイルス感染細胞も非特異的に傷害する．NK 細胞には FcγRIII（CD16）が存在し，IgG 抗体で覆われた細胞を傷害することもできる（抗体依存性細胞傷害，antibody-dependent cell-mediated cytotoxicity：ADCC）．これらの細胞傷害機構はいずれもパーフォリンとグランザイム（10 章参照）に依存している．NK 細胞の細胞傷害活性はインターフェロン α（interferon-α：IFN-α）やインターフェロン β（interferon-β：IFN-β），IL-12 によって著しく増大する．NK 細胞はインターフェロン γ（interferon-γ：IFN-γ）や腫瘍壊死因子（tumor necrosis factor-α：TNF-α）などのサイトカインも産生する．

NK 細胞は自然免疫の担い手の一つであり，いくつかの細胞内寄生性病原体，たとえばリステリアなどの感染初期に，IFN-γ や TNF-α の産生を介して重要

なはたらきをする．ヒトでも，遺伝的に NK 細胞の活性がきわめて低い患者ではヘルペスウイルスに罹りやすいことが知られている．

　がんの発生は免疫学的監視機構によって防止されているという説がある．従来そのおもな役割は細胞傷害性 T 細胞が担っていると考えられてきた．そこで胸腺を先天的に欠くマウス（ヌードマウス）ではがんの発生率が高くなっているだろうと予測されたが，調べてみるとまったく変化がなかった．これはヌードマウスに NK 細胞が存在していたためであることが判明した．ヌードマウスの NK 細胞を抗体によって除去すると異種のがんが生着しやすくなることから NK 細胞はがん抵抗性に重要な役割を果たしていると考えられている（14.1 節参照）．

　NK 細胞の標的細胞に MHC クラス I 分子を発現させると NK 細胞に抵抗性になる．これは，NK 細胞には MHC クラス I 分子に対するレセプターがあり，細胞傷害活性に対する負のシグナルを NK 細胞に与えるためであり，抑制性レセプターとよばれる．これまでに Ly49 ファミリーや CD94/NKG2 ファミリー（CD94 と NKG2 は複合体を形成している）といった，MHC クラス I 分子またはそれに関連した分子と結合する多様なレセプターが発見されてきた．これらは構造上 C 型レクチンと類似していることから C 型レクチン様レセプターに分類されるが，カルシウム依存的に糖に結合するわけではなく，タンパク質を認識する．このファミリーの中には Ly49h や CD94/NKG2D などのように NK 細胞の細胞傷害活性を活性化するものも知られ，活性化レセプターとよばれる．

　NK 細胞には TCR も BCR も存在しない．しかし造血幹細胞のリンパ系への運命づけに関与する転写因子 *Ikaros* の遺伝子欠損マウスでは，T 細胞や B 細胞だけでなく NK 細胞も発生しないことから，NK 細胞はリンパ球系幹細胞から分化するものと考えられる．また TCR と NK マーカーをともに発現する NKT 細胞* が知られていることもこの考え方と一致する．

5.1.4　自然リンパ球

　近年の研究により新たに同定された自然リンパ球（innate lymphoid cell：ILC）は細胞質の少ないリンパ球様の形態をしているが，抗原レセプター分子を発現していない細胞群である．サイトカインの発現パターンに基づいて，（1）IFN-γ を産生する 1 型 ILC（ILC1），（2）IL-5 や IL-13 を産生する 2 型 ILC（ILC2），（3）IL17A または IL-22 を産生する 3 型 ILC（ILC3）に分類されて

56 5章 ● 免疫を担う細胞と分化

いる．これらのリンパ球は，リンパ球系幹細胞から分化し，とくに粘膜組織において バリア機能の維持や感染初期応答などの粘膜免疫における重要な役割を担っていることが明らかになっている．

5.2 骨髄球系細胞

5.2.1 単球・マクロファージ

単球は，血管やリンパ組織の洞の中に存在する大型（直径 15〜20 μm）でリソソーム（lysosome）の発達した単核の細胞で，炎症時，末梢組織に移行してより大型で貪食能の強いマクロファージとなる．単球とマクロファージは，細胞表面に CD11b，CD11c，CD14，CD32（FcγRII）などのマーカー抗原をもつ（後述の“分化抗原”および表 5.1 参照）．T 細胞や B 細胞と異なり，その表面に抗原レセプターをもたないためクローン性の厳密な抗原特異性はない．しかし後述するように，マクロファージはすべて複数種の Toll 様レセプター（TLR）を表面に発現しており，自己と非自己の識別機能を携えている．

マクロファージは，外来微生物や損傷した自己組織を食作用によって取り込む．また，老廃した自己細胞の清掃も行うスカベンジャー細胞としての役割も担っている．活性化されると，細胞内の NADPH オキシダーゼなどの酵素の作用でスーパーオキシドアニオン（O_2^-）をつくって殺菌作用を営めるようになる．マクロファージは好中球とともに主要な食細胞であるが，細胞内で異物由来のタンパク質をほぼ完全に消化する好中球とは異なり，部分的な消化にとどめて抗原ペプチド断片とし MHC に結合して T 細胞に提示する．しかしながら，ナイーブ T 細胞へのマクロファージの抗原提示能は樹状細胞（5.2.3 項）と比べれば 100 分の 1 に過ぎないとされており，活性化されなければナイーブ T 細胞には抗原シグナルを与えることができない．マクロファージは病原体感染時に IL-1 や TNF（10 章，11 章参照）を産生して T 細胞を活性化する．また，IL-12 を産生して，T 細胞が Th 1 細胞に分化するのを促す．さらに，ケモカイン IL-8 も産生して好中球を感染部位に誘導する． 一方でマクロファージは，活性化 T 細胞の産生する IFN-γ により活性化されて機能が亢進する．このようにマクロファージは，原始的な食作用によって感染初期の生体防御に関与するとともに，T 細胞による特異免疫をその起点で調節し，かつ T 細胞によって活性化

される特異免疫のエフェクター細胞となる．さらにマクロファージは，その表面にIgのFc部分に結合することのできるFcレセプターと，iC3bに対するレセプター（CR3，CR4）とをもっており，B細胞の産生する抗体の作用を増幅する．すなわち，マクロファージは抗体で覆われた細菌などの異物の外部に露出した抗体のFc部分を介して，あるいは細菌（抗原）と抗体との複合体によって生じた補体成分iC3bを介して細菌に接触して貪食する．このように，抗体などによってマクロファージの貪食作用が促進されることをオプソニン化（opsonization）という．

　造血幹細胞は，T細胞の産生するIL-3（multi CSFともいう）などの刺激によりリンパ球系CFUと血球系CFUとに分化する．後者は，顆粒球とマクロファージに共通のCFU（CFU-GM）となり，さらに顆粒球・マクロファージコロニー刺激因子（GM-CSF）の作用で単芽球になる．単芽球は，マクロファージ刺激因子（M-CSF）の作用を受けて，前単球に，そして単球になる（図5.1）．ここまでの分化が骨髄で遂行され，単球は血中に出て炎症に伴って組織に入り，定着してマクロファージとなる．ただし，定常状態で単球がマクロファージに分化することはほとんどない．組織マクロファージは種類によって程度に差はあるものの卵黄嚢や胎児肝臓に由来し特定の組織に定着して，皮膚など結合組織の組織球，骨組織の破骨細胞，肝臓のクッパー（Kupffer）細胞，脳のミクログリア（microglia），肺の肺胞マクロファージなどとなって少しずつ違う性状を示すようになる．

5.2.2　多形核白血球

　多形核白血球（polymorphonuclear leukocyte）は，抗体や補体系タンパク質などと協同して自然免疫において重要な役割を果たす．形態的に分葉している核をもつことから命名されたが，特徴的な顆粒をもつことから顆粒球ともよばれる．ギムザ染色による顆粒の染色性によって，好中球，好酸球，好塩基球の3種類の細胞に分類される．多形核白血球は，顆粒球・単球系幹細胞（CFU-GM）からGM-CSFや顆粒球コロニー刺激因子（G-CSF）の作用で骨髄の中で分化して（図5.1），末梢血中に放出される．

a.　好中球

ヒト末梢血における多形核白血球の90%以上全白血球の60%以上を占め，

細菌などの侵入のさいにみられる急性炎症の主役である．寿命は数日と短く，常時骨髄で産生されて末梢血中に放出される．運動性に富み，強い貪食能をもち，侵入してくる細菌を細胞内に取り込み，リソソームで消化，殺菌，分解する．好中球内のリソソームには，ミエロペルオキシダーゼ（myeloperoxidase），ムラミダーゼ（muramidase），コラゲナーゼ（collagenase），リゾチーム（lysozyme）などが含まれ，異物の消化や殺菌に重要な役割を果たす．補体の活性化によって生じる成分（C5a など）や細菌成分のあるものなども好中球に対して強い走化性をもち，好中球の炎症局所への動員に寄与する．好中球はまた，マクロファージと同様，IgG の Fc 部分に対するレセプター（FcγR）を細胞表面にもつ．この Fc レセプターに IgG が結合すると好中球の活性化がおこり，さらに強い貪食能を発揮するとともに組織傷害性をもつ活性酸素を産生するようになる．補体に対するレセプターも細胞表面に発現しており，好中球の活性化に寄与するとともに抗体に結合した細菌などの異物の貪食を促進する．

b. 好酸球

貪食能をもつがヒト末梢血中では全白血球の 2% 程度を占めるにすぎず，食細胞としての役割は小さい．好酸性を示す細胞内顆粒の中には，主要塩基性タンパク質（major basic protein：MBP）という，寄生虫に対して直接傷害作用をもつ物質が存在し，刺激によって細胞外に放出されて強力な殺虫物質としてはたらく（13.3 節参照）．細胞表面には，IgG の Fc 部分に対するレセプター（FcγR）や補体（C4b，C3b）に対するレセプターがあり，これらを介した刺激と好塩基球がつくる好酸球走化性因子によって寄生虫のような大きな寄生体に対して反応し，生体を防御する．後述するように（8.2 節参照）好酸球の増殖と分化は，ヘルパー T 細胞が産生する IL-5 によって促進される．

c. 好塩基球

ヒト末梢血中の白血球の 0.2～1% を占める細胞で，好塩基性の顆粒にはヒスタミン，血小板活性化因子（platelet activating factor：PAF)*，セロトニン，ヘパリン，種々のプロテアーゼや好酸球走化性因子が含まれる．好塩基球は，体組織中に存在するマスト細胞（肥満細胞 mast cell)*と同様に，細胞表面に IgE の Fc 部分に対する高親和性レセプター（FcεRI）をもち，これを介して血流中の IgE を細胞表面に結合する．結合した IgE 分子が抗原によって架橋されると，FcεRI が活性化されて脱顆粒* という，細胞内顆粒が細胞外へ放出さ

5.2 ・ 骨髄球系細胞　　**59**

れる現象がおこる．この反応がアレルギーでみられる一連の生体反応の主体をなす（13.3 節参照）．

5.2.3　樹 状 細 胞

　生体内各種組織器官に分布する骨髄細胞由来の樹枝状形態をとる細胞群の総称であり，皮膚のランゲルハンス細胞や輸入リンパ管中のベール細胞のような未熟な樹状細胞も含まれる．成熟樹状細胞は MHC クラス II 抗原を発現しており，T 細胞への強い抗原提示能をもつ．未感作のナイーブ T 細胞に対してはとくに，マクロファージや B 細胞よりも顕著に高い効率的活性化シグナルを与えることができる．未熟樹状細胞には貪食能があるが，成熟樹状細胞にはほとんどない．樹状細胞は，NK 細胞などと相互作用を行うことにより，自然免疫応答から適応免疫応答の活性化を誘導する橋渡しをする重要な役割を担っている．また，こうした病原体に対する免疫応答の誘導以外にも，胸腺における未熟 T 細胞の負の選択や末梢組織における組織特異的免疫寛容の誘導など種々の場で抗原提示細胞としてはたらき，免疫機能を調節している．

　以上の通常型の樹状細胞のほかに，形質細胞様樹状細胞（plasmacytoid dendritic cell：pDC）とよばれるものが存在し，この細胞の機能はとくにウイルス感染にさいして大量の IFN を産生することにある．ナイーブ T 細胞の活性化にはほとんど寄与しない．

　脾臓やリンパ節の胚中心で B 細胞に抗原提示をする濾胞樹状細胞は，骨髄由来細胞ではなく，貪食能ももたず MHC クラス II を発現しないので，骨髄系細胞とは明確に区別される．

　これまでに述べてきた免疫系の細胞は，造血幹細胞から分化するときに，それぞれの分化段階にしたがって細胞表面分子の発現をさまざまに変化させる．このような，細胞分化に伴って発現が消長する細胞表面分子を総称して分化抗原といい，現在までに 100 以上の種類のタンパク質が同定され，CD1，CD2，CD3 などと命名されている（5.1.1 項）．免疫細胞の系列や分化段階を，さらには CD4 と CD8 のように機能の異なるサブセットを区別できるマーカーもある．表 5.1 に代表的な CD 抗原とそれを発現している免疫細胞を示す．

60　5章　● 免疫を担う細胞と分化

表 5.1　**代表的な CD 抗原とそれを発現する細胞**

抗原	機能あるいは性質	発現細胞
CD1	非ペプチド性抗原の提示	胸腺細胞，一部の B 細胞，樹状細胞
CD2	ヒツジ赤血球レセプター，LFA-2 補助レセプター	胸腺細胞，T 細胞
CD3	T 細胞抗原レセプター会合分子	胸腺細胞，T 細胞
CD4	MHC クラス II 結合分子，ヒト免疫不全ウイルス（HIV）のレセプター	胸腺細胞，ヘルパー T 細胞
CD5	CD72 のレセプター	胸腺細胞，T 細胞，一部の B 細胞
CD8	MHC クラス I 結合分子	胸腺細胞，細胞傷害性 T 細胞
CD11a	LFA-1（α 鎖），接着分子	T 細胞，B 細胞，単球，マクロファージ
CD11b	Mac-1/CR3（α 鎖）	単球，マクロファージ，顆粒球
CD11c	CR4（α 鎖）	単球，マクロファージ，顆粒球，樹状細胞
CD14	リポ多糖（LPS）結合分子	単球，マクロファージ，顆粒球，B 細胞
CD16	Fcγ レセプター（FcγRIII）	顆粒球，ナチュラルキラー細胞
CD18	LFA-1，Mac-1，CR4（β 鎖）	リンパ球，骨髄系細胞
CD21	CR2（C3d レセプター），エプスタイン-バー（EB）ウイルスレセプター	プレ B 細胞，B 細胞
CD23	Fcε レセプター II（低親和性）	活性化 B 細胞
CD25	IL-2 レセプター α 鎖	活性化 T および B 細胞
CD28	T 細胞抗原レセプターの補助レセプター，B 7-1，B 7-2 に結合する	活性化 T 細胞
CD32	Fcγ レセプター（FcγRII）	単球，顆粒球，B 細胞，好酸球
CD35	CR1（C3b，C4b，iC3b レセプター）	B 細胞，単球，顆粒球
CD40	B 細胞抗原レセプターの補助レセプター	B 細胞，単球，樹状細胞
CD45	白血球共通抗原，チロシンホスファターゼ	白血球
CD54	ICAM-1，LFA-1 結合分子	活性化 T 細胞，マクロファージ，内皮細胞
CD58	LFA-3，LFA-2 結合分子	白血球
CD62	P-セレクチン，接着分子	内皮細胞，血小板
CD64	Fcγ レセプター（FcγRI）	顆粒球，単球
CD80	B7-1，CD28 および CTLA-4 の結合分子	活性化 B 細胞，活性化マクロファージ，樹状細胞
CD86	B7-2，CD28 および CTLA-4 の結合分子	CD80 とほぼ同様
CD95	Fas，アポトーシス誘導分子	広範な細胞群

LFA：リンパ球機能関連抗原，ICAM：免疫グロブリンスーパーファミリーに属する接着分子，CTLA：細胞傷害性 T 細胞抗原.

章末問題

1. 一次リンパ器官，二次リンパ器官とは何か．それに相当する器官名をあげて説明しなさい．

2. 以下 (a)〜(d) は胸腺内におけるT細胞の正の選択あるいは負の選択について述べたものである．誤っているものの記号を一つ記しなさい．

(a) T細胞の胸腺内分化は，CD4，CD8 の発現によって記述することが可能であるが，CD4 と CD8 をともに発現する，いわゆるダブルポジティブ（DP）細胞の分化段階において，正の選択と負の選択が生じると考えられている．

(b) T細胞は胸腺内で生じる正の選択の過程において，MHC 拘束性，すなわち，認識しうる抗原は同一個体（自己）の MHC 分子で提示されたものに限られるという性質，を獲得する．

(c) 負の選択は，自己の抗原に対する弱反応性（自己寛容）をもたらすことになる．その機構の少なくとも一部は，アポトーシスによって説明される．

(d) 胸腺細胞がどちらの選択を受けるかは，胸腺細胞上の TCR と胸腺内で発現される MHC-ペプチド複合体との相互作用（アフィニティー）の強さにより決定され，最も強い相互作用をしたものが正の選択を受けると考えられている．

3. 獲得免疫とよばれる抗原特異的免疫応答は，まず抗原提示細胞によって提示された抗原を T 細胞がその抗原レセプターによって認識することから始まるが，この際の識別機構は二つに大別される．すなわち，二つの T 細胞集団（ヘルパーと細胞傷害性）が，抗原レセプターによって，MHC クラス I またはクラス II 分子の溝にはまったペプチドを認識する．このとき，それぞれの T 細胞表面にある分化抗原（CD4 または CD8）が MHC 分子に結合して T 細胞の抗原認識を助けることになる．こうした抗原認識にかかわる T 細胞集団，その分化特異抗原，その T 細胞によって認識される MHC 抗原のクラスの組合わせの正しいものを，以下から選択して記号を記しなさい．

[組合わせ群]

(a) ヘルパー/CD4/クラス I
    細胞傷害性/CD8/クラス II

(b) ヘルパー/CD8/クラス I
    細胞傷害性/CD4/クラス II

(c) ヘルパー/CD4/クラス II
    細胞傷害性/CD8/クラス I

(d) ヘルパー/CD8/クラス II
    細胞傷害性/CD4/クラス I

4. 以下 (a)〜(d) は，マクロファージ，好中球，好塩基球，好酸球の特徴の一部を述べたものである．それぞれの文章がどの細胞に相当するか．細胞名を記しなさい．

(a) 末梢血白血球の 2% に相当し，刺激によって主要塩基性タンパク質（MBP）という寄生虫傷害活性をもつ物質を分泌して，寄生虫のような大きな寄生体に対する防御を行う．

(b) 細胞表面に IgE の Fc 部分に対す

るレセプターをもち，マスト細胞とともにアレルギー反応の主役となる．

(c) 異物由来のタンパク質を細胞内でペプチド断片として MHC に結合して T 細胞に提示する．T 細胞を活性化するサイトカインに加えて，T 細胞が Th 1 細胞に分化するのを促進する IL-12 というサイトカインも産生する．T 細胞の産生する IFN-γ によって活性化される．

(d) 末梢血中多形核白血球の 90% を占め，細菌などによる急性炎症の主役である．運動性に富み，強い貪食能をもつ．

リンパ球の抗原認識分子 6

　リンパ球には，抗体を産生する B 細胞と，ウイルスに感染した細胞や外来抗原を排除したり，B 細胞における抗体産生を助ける T 細胞があることは前章で述べた．B 細胞，T 細胞の細胞表面にはそれぞれ抗原レセプター（受容体）が存在し，個々の抗原レセプターは 1 種類の抗原しか認識できないという特異性をもっている．また，一つのリンパ球の表面に多数発現している抗原レセプターは，どれも同じ抗原結合部位をもっている．数多くの外来抗原に対して，それぞれに対応する抗原レセプターが存在しなければならず，この多様性をどのように生み出しているかという疑問に対し，利根川進博士らによってその分子機構が明らかにされた．

6.1　B 細胞抗原レセプター

　B 細胞の表面には，抗原を認識する B 細胞抗原レセプター（B cell receptor：BCR）である免疫グロブリン（immunoglobulin：Ig）が発現している．B 細胞は骨髄で造血幹細胞から分化したものであり，幹細胞では Ig は存在しないが，B 細胞になると細胞表面に膜結合型 IgM をもつようになる（図 6.1(a)）．Ig は 2 本の H 鎖と 2 本の L 鎖からなり，それぞれ多様な抗原を認識できる可変領域（V 領域，variable region）と定常領域（C 領域，constant region）から構成されているが，膜結合型 IgM は，H 鎖（μ 鎖）の C 末端付近に疎水性のアミノ酸を多く含む膜貫通部位をもつため細胞膜に存在し，アミノ酸の一次構造はその領域で IgM 抗体（分泌型 IgM）のものとは異なっている．また，BCR には Igα（CD79α），Igβ（CD79β）ヘテロ二量体（ヘテロダイマー）が会合し，BCR

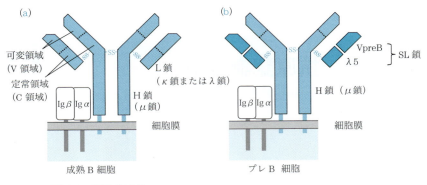

図 6.1　BCR 複合体
(a) B 細胞抗原レセプター　　(b) プレ B 細胞抗原レセプター

複合体を形成している（図(a)）．

　一方，B 細胞分化の過程で存在する B 前駆細胞（大型プレ B 細胞）においては，μ 鎖は L 鎖とは異なる分子と結合し，プレ BCR として細胞表面に発現している（図(b)）．B 前駆細胞に存在するこの分子は代替軽鎖（surrogate light chain：SL 鎖）とよばれ，λ_5 と V_{preB} が非共有結合することによって構成されている．プレ BCR の存在は，6.5.1 項で述べるように μ 鎖の産生が L 鎖に先行しておこることと一致している．

　B 細胞の分化の過程で，一つの造血幹細胞から抗原特異性の異なるさまざまな B 細胞クローンが生成し，個々の B 細胞クローンは 1 種類の抗原特異性をもつ Ig しか産生しない．B 細胞表面の膜結合型 IgM が抗原に出合うと，Igα/Igβ を介して細胞内にシグナルが伝達され，発現している膜結合型 IgM と同じ抗原特異性をもつ分泌型 IgM，いわゆる IgM 抗体が産生されるようになる．

　また，B 細胞表面には補助レセプター複合体が存在し，Igα/Igβ 複合体によるシグナル伝達を正または負に制御している．補助レセプター複合体には，CD19，CD21（補体レセプター，CR2），CD81（TAPA-1）が含まれる．

　さらに，T 細胞からの液性因子により抗体産生細胞（形質細胞 plasma cell）へと分化して IgG などのほかのアイソタイプの抗体を産生するようになる．したがって，最初の抗原刺激による一次免疫応答ではおもに IgM 抗体が産生され，二次免疫応答では IgG 抗体が産生されるようになる．このように，B 細胞の分化・成熟過程で産生される抗体のクラスが変化することを**クラススイッチ**

（class switch）という．

6.2 T細胞抗原レセプター

T細胞の表面には，B細胞抗原レセプターと構造がよく似た抗原レセプターが存在する．抗原を認識するT細胞抗原レセプター（T cell receptor：TCR）は，α鎖とβ鎖，またはγ鎖とδ鎖からなるヘテロダイマーであり，それぞれの鎖は，可変領域（V領域）と定常領域（C領域）から構成されている（図6.2）．B細胞の場合と同様，個々のT細胞には1種類の抗原特異性をもつTCRしか存在せず，生体中にはさまざまな抗原に対して特異的なTCRをもつT細胞が多数存在する．この多様性の総和をT細胞レパトア（T cell repertoire）とよび，BCR（Ig）より多くの多様性があるといわれている．また，TCRは，BCRと異なり，分泌型に変換されない．

T細胞のほとんど（＞95％）はα鎖とβ鎖を発現する$\alpha\beta$型T細胞であり，γ鎖δ鎖を発現する$\gamma\delta$型T細胞は，$\alpha\beta$型T細胞とは別の分化成熟過程をたどり，多様性の限られた$\gamma\delta$TCRを発現する．

成熟T細胞（$\alpha\beta$型T細胞）では，抗原認識に関与する多様性をもつ$\alpha\beta$TCRと，TCRが受け取ったシグナルの細胞内への伝達に関与するCD3複合体およびζ鎖が会合し，$\alpha\beta$TCR複合体を形成している（図6.2）．CD3複合体はCD3γ，CD3δ，CD3ε鎖から構成され，TCRα鎖はCD3δとCD3ε鎖のヘテロダイマーおよびCD3ζ鎖のホモダイマーと会合し，TCRβ鎖はCD3γと

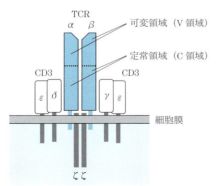

図6.2　**TCR-CD3複合体**

CD3ε鎖のヘテロダイマーと会合していると考えられている．また，γδ型T細胞でもγδTCR-CD3複合体を形成している．

T細胞分化の初期段階の細胞（CD4⁻CD8⁻細胞）においては，β鎖のみが発現し，α鎖のかわりにプレTα（pre-Tα：pTα）が発現している．また，成熟T細胞におけるTCR複合体と同様のCD3複合体が会合し，細胞内へのシグナル伝達にかかわっていると考えられる．

6.3 抗原レセプター遺伝子の構造

6.3.1 Ig遺伝子の構造

Ig分子は，H鎖とL鎖から構成されていて，IgM，IgG，IgA，IgE，IgDの五つのクラスが存在することは2章で述べた．

H鎖の遺伝子は，ヒトでは第14染色体に，マウスでは第12染色体に存在する（図6.3）．V領域をコードするV_H遺伝子群とC領域をコードするC_H遺伝子群は染色体上で離れて位置し，V_H遺伝子群とC_H遺伝子群の間にD領域（diversity region：D region）とJ領域（joining region：J region）をコードする遺伝子群，D_H，J_H遺伝子群が存在する．V_H遺伝子群は多数のV_H遺伝子からなり，またD_H，J_H遺伝子群も数個の遺伝子からなっている．V領域は約110個のアミノ酸からなるが，V_H遺伝子はN末端から約90番目までのアミノ酸を

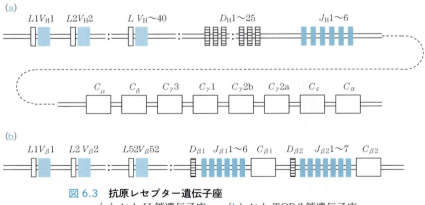

図6.3 抗原レセプター遺伝子座
（a）ヒトH鎖遺伝子座　　（b）ヒトTCRβ鎖遺伝子座

コードしており，残りは D_H，J_H 遺伝子によってコードされている．C_H 遺伝子群は，マウスの場合，IgM，IgD，IgG，IgA，IgE の五つのクラスと IgG1，IgG2a/c，IgG2b，IgG3 の四つのサブクラスをコードする八つの C_H 遺伝子から構成されていて，5′側から C_μ，C_δ，$C_{\gamma3}$，$C_{\gamma1}$，$C_{\gamma2b}$，$C_{\gamma2a}$，C_ε，C_α の順に並んでいる．

L 鎖の遺伝子は，κ 鎖と λ 鎖では異なる遺伝子によってコードされている．κ 鎖はヒトでは第 2 染色体に，マウスでは第 6 染色体に存在するのに対し，λ 鎖はヒトでは第 2 染色体に，マウスでは第 16 染色体に存在する．L 鎖の V 領域は H 鎖と異なり，κ 鎖，λ 鎖ともに V 遺伝子（V_κ，V_λ）と J 遺伝子（J_κ，J_λ）によってコードされ，D 遺伝子は存在しない．また，C 領域は C_κ，C_λ 遺伝子によってコードされている．

6.3.2　TCR 遺伝子の構造

T 細胞において直接抗原の認識に関与する TCR の遺伝子は，α 鎖と δ 鎖の場合，ヒト，マウスともに第 14 染色体に存在し，β 鎖はヒトでは第 7 染色体，マウスでは第 6 染色体に，γ 鎖はヒトでは第 7 染色体，マウスでは第 13 染色体上に存在する．Ig と同様，V 領域を構成する V，D，J 遺伝子（α 鎖と γ 鎖の遺伝子には D 遺伝子が存在しない）と，C 領域をコードする C 遺伝子からなっているが，5′側から多数の V 遺伝子群，それに続いて何組かの (D)，J，C 遺伝子が存在する（図 6.3）．また，δ 鎖遺伝子は α 鎖の V 遺伝子群と J 遺伝子群の間に存在する．

6.4　抗原認識の違い

B 細胞では，細胞表面上に発現している Ig および抗体が抗原認識にかかわっており，対応する抗原が直接結合する．B 細胞の分化に伴って細胞表面に膜結合型 IgM が発現されるようになるが，これは抗原とは無関係におこる．抗原が対応する膜結合型 IgM と結合すると，その細胞は分泌型 IgM を産生するようになり，さらにクラススイッチをおこす．

T 細胞の抗原認識は TCR によって行われるが，B 細胞が可溶性の抗原を直接認識できるのに対して，TCR は主要組織適合遺伝子複合体（major histocom-

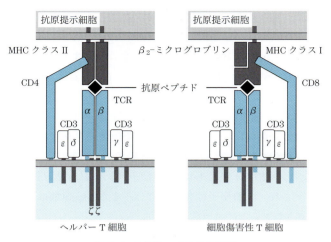

図 6.4　T 細胞による抗原認識

patibility complex：MHC）分子と結合した 8～30 残基のペプチドを MHC 分子とともに複合体として認識する（図 6.4, 7 章参照）．つまり，T 細胞の抗原認識には，抗原の一部のペプチドを細胞表面に提示する抗原提示細胞（antigen presenting cell：APC）との細胞間相互作用が必要である．このとき，ヘルパー T 細胞（CD4$^+$ T 細胞）は，MHC クラス II 分子によって提示されたペプチドのみを認識することができ，T 細胞上の CD4 が MHC クラス II 分子の非多型領域に結合する．同様に，細胞傷害性 T 細胞（CD8$^+$ T 細胞）は，MHC クラス I 分子によって提示されたペプチドのみを認識し，CD8 が MHC クラス I 分子の非多型領域に結合する．また，T 細胞が相互作用する MHC 分子は自己のものでなければならず，抗原提示細胞と T 細胞の MHC が一致していなければならない．これを MHC の拘束（MHC restriction）という．

6.5　遺伝子の組換え

Ig および TCR はともに多様な抗原認識にかかわっているが，その多様性を獲得するための分子機構は非常に類似している．

6.5.1 Ig 遺伝子の再構成

B 細胞の分化過程で，まず H 鎖において再構成がおこり，H 鎖が L 鎖に先行して産生される．この時期は，L 鎖の代わりに SL 鎖が発現しており，プレ BCR として細胞表面に発現する．つづいて L 鎖において再構成がおこり，H 鎖とともに膜結合型 IgM として細胞表面に発現するようになる．

H 鎖における遺伝子再構成においては，まず D 遺伝子の一つと J 遺伝子の一つがランダムに選択されて体細胞遺伝子組換え（somatic recombination）によって結合する．次に，結合した D_H-J_H 遺伝子に V_H 遺伝子の一つがつながって V_H-D_H-J_H 結合ができる（図 6.5）．L 鎖においては，V_L 遺伝子の一つと J_L 遺伝子の一つがつながった V_L-J_L 結合ができる．このように，H 鎖および L 鎖においてつながった V 領域をコードするエキソン（exon）★ が形成される．このさい，タンパク質に翻訳される読み枠にずれが生じた場合は，機能をもったタンパク質として翻訳されない．H 鎖，L 鎖の両方で機能的な再構成をおこした細胞でのみ分化が進行し，それ以外の細胞は死んでしまうが，V_H-D_H-J_H および V_L-J_L の結合はランダムにおこるので，分化した各 B 細胞はそれぞれ異なる V 領域をもつ IgM を発現するようになる．たとえば，V_H，V_L 遺伝子の数がそれぞれ 100 種類，D_H 遺伝子が 10 種類，J_H，J_L 遺伝子がそれぞれ 5 種類と仮定すると，H 鎖は $100×10×5＝5000$，L 鎖は $100×5＝500$ 種類の異なる V 領域の組合せが可能であるため，H 鎖と L 鎖から構成される Ig は $2.5×10^6$ 種類の組合せが可能となる．

H 鎖の C_μ 遺伝子（μ 鎖の C 領域をコードする遺伝子）は，$C_{\mu1}$，$C_{\mu2}$，$C_{\mu3}$，$C_{\mu4}$ とよばれる四つのエキソンからなっている．V_H 領域の再構成がおこった時点で C_μ 遺伝子とともに一次転写産物が合成され，V_H 上流に存在する L_H（リーダー配列）と V_H の間，V_H-D_H-J_H と C_μ 遺伝子の間，および C_μ 遺伝子のイントロン（intron）が RNA スプライシング（RNA splicing）によって除かれ，μ 鎖への翻訳が行われる（図 6.5）．このような細胞がプレ B 細胞である．

つづいて L 鎖の再構成が始まるが，個々の B 細胞では κ 鎖または λ 鎖の一方しか発現しない（L 鎖アイソタイプ遺伝子排除）．マウスやヒトでは，κ 鎖遺伝子のほうが先に再構成される傾向があり，V_κ-J_κ 結合がおこった時点で C_κ 遺伝子とともに一次転写産物が合成され，RNA スプライシングによって κ 鎖

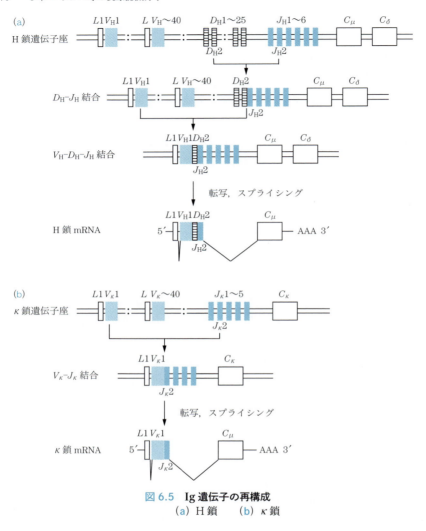

図 6.5 **Ig 遺伝子の再構成**
(a) H 鎖 (b) κ 鎖

mRNA ができる．κ 鎖の再構成が不成功におわると λ 鎖の再構成がおこり，λ 鎖 mRNA ができる．このようにして κ 鎖または λ 鎖が合成されると，μ 鎖と結合して膜結合型 IgM として細胞表面に発現され，未熟 B 細胞とよばれるようになる．

骨髄で産生された多様な抗原特異性をもつ膜結合型 IgM を発現する B 細胞は，血流を介して脾臓などの末梢リンパ組織まで移動し，さらに H 鎖の C_δ 遺伝子まで転写され，RNA スプライシングによって δ 鎖も合成されるようになると，IgM と IgD の両者が細胞表面に発現されて，成熟 B 細胞となる.

Ig 遺伝子の再構成はランダムにおこるので，その過程で自己の抗原に結合できるものもつくられる場合がある. そのような膜結合型 IgM を産生する未熟 B 細胞は，自己抗原に出会うとアポトーシス（apoptosis）★ によって除去されるか，機能的に不活化されて抗原に反応できない，つまり細胞内にシグナルが伝達されない状態（アナジー，anergy）になる. また，末梢において骨髄で発現していなかった自己抗原に出会う場合があるが，同様に，自己反応性 B 細胞はアポトーシスによって除去または不活化される.

Ig 遺伝子は H 鎖，L 鎖ともに一般的な遺伝子と同様に相同染色体の両方に存在するが，ある B 細胞の一方の染色体において Ig 遺伝子の再構成がおわると，その細胞において，他方の染色体上の遺伝子の再構成は進まず Ig 遺伝子は発現されない. このような機構を対立遺伝子排除（allelic exclusion）という.

6.5.2　TCR 遺伝子の再構成

TCR 遺伝子も，Ig 遺伝子と同様に T 細胞の分化の過程で再構成がおこり，TCR が発現するようになる. α，β，γ，δ 鎖のそれぞれは，V 遺伝子群の一つの遺伝子が D，J 各遺伝子群の一つと結合して（α 鎖と γ 鎖では D 遺伝子が存在しないため，V-J 結合のみである）V 領域が完成し，それと C 遺伝子を含む領域が転写され，RNA スプライシングによって TCR mRNA が合成される（図 6.6）.

β，γ および δ 鎖遺伝子の再構成は，胸腺において T 細胞のほぼ同じ分化段階でおこる. CD4⁻CD8⁻ 細胞において，β 鎖遺伝子の再構成によって機能をもつ β 鎖が産生される前に γ，δ 鎖遺伝子の再構成がおわると，γδTCR が発現するとともに β 鎖遺伝子の再構成が停止して γδ 型 T 細胞へ分化する. 一方，機能的な β 鎖が産生されると β 鎖は pTα とヘテロ二量体（ヘテロダイマー）を形成し，γ，δ 鎖遺伝子の再構成は停止する. つづいて α 鎖遺伝子の再構成がおこり，同時に CD4，CD8 も産生され，αβTCR を細胞表面に発現する CD4⁺ CD8⁺ T 細胞となる.

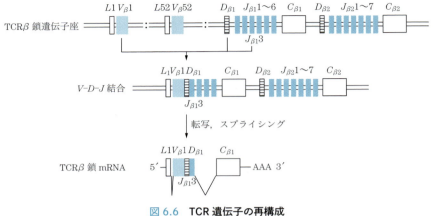

図 6.6 TCR 遺伝子の再構成

先に述べたように，δ鎖遺伝子はα鎖のV遺伝子群とJ遺伝子群の間に存在するため，α鎖遺伝子の再構成が行われてV-J結合が完成するとδ鎖遺伝子は脱落してしまう．したがって，α鎖とδ鎖が同時に発現されることはなく，γδTCRは発現されない．TCR遺伝子の場合も対立遺伝子排除があり，片方の染色体に由来するTCR遺伝子しか発現しない．

T細胞は，抗原提示細胞表面に提示された抗原の一部のペプチドと自己のMHC分子を合わせて認識する．TCR遺伝子の再構成もランダムにおこるため，自己のMHC分子を認識できないT細胞は機能できず，この段階でアポトーシスによって除かれる．自己抗原に反応せず，自己MHC分子を認識できるT細胞のみが生き残り（正の選択*，ポジティブセレクション），その後，自己の抗原に反応するTCRを発現するT細胞がアポトーシスによって排除される（負の選択*，ネガティブセレクション）．その後，αβTCRとともにCD4またはCD8の一方のみが発現する成熟T細胞へと分化し，末梢へ移動する．

6.5.3 遺伝子の組換え機構

Ig遺伝子，TCR遺伝子ともに，V領域における遺伝子再構成は，それぞれV，(D)，J遺伝子間でおこる必要がある．これらの遺伝子には，組換えがおこる部位に隣接して組換えシグナル配列（recombination signal sequence：RSS）とよばれる高度に保存された配列が存在する．体細胞組換え反応を行う酵

素複合体 V(D)J リコンビナーゼ（V(D)J recombinase）に含まれる RAG（recombination activating gene)-1，RAG-2 は *V，D，J* の各遺伝子に隣接する RSS を認識し，部位特異的に DNA を切断する．切断された染色体上の配列は再結合するが，そのさいにヌクレオチドの欠失や付加がおこることから，V 領域の多様性はさらに増大することになる．

　RAG-1 または *RAG-2* の遺伝子を欠失させたノックアウトマウス，これらの遺伝子に欠損をもつ常染色体劣性遺伝である RAG-1/2 欠損症，あるいは RAG 以外の組換えにかかわるタンパク質を欠損したノックアウトマウスでは，B，T 細胞の分化が遺伝子再構成の段階で止まり，ほとんど B，T 細胞が存在しない．このようなマウスは，いずれも重症複合免疫不全症（severe combined immuno-deficiency：SCID)★ となる（15.2.2 項参照）．

6.6　膜結合型から分泌型への変換

　Ig は，すべてのクラスにおいて膜結合型または分泌型抗体として産生される．すべての B 細胞は，最初は膜結合型 IgM を発現しているが，抗原刺激を受けると，ある B 細胞は形質細胞となり，同じ抗原特異性をもつ分泌型 IgM を産生するようになる．また，ほかの B 細胞では，クラススイッチによってほかのクラスの膜結合型 Ig が発現し，IgM 以外の抗体を分泌するようになる．

　膜結合型 Ig の H 鎖は C 末端の疎水性領域によって細胞膜にとどまるが，分泌型 Ig ではこの領域がなく，C 末端は親水性となっている．両者で異なる C 末端部分は別々のエキソンによってコードされており，選択的スプライシング（alternative splicing）によってそれぞれの mRNA が合成される．図 6.7 に μ 鎖の例を示すが，膜貫通領域を含む MC の下流まで転写が進んで pAm でポリ A が付加されると，$C_{\mu 4}$ に隣接する SC 部分は RNA スプライシングによって除かれ，膜結合型 IgM が産生される．一方，SC の下流の pAs でポリ A 付加がおこると，$C_{\mu 4}$-SC エキソンとして mRNA に転写され，産生される IgM は膜貫通領域を含まないため細胞外に分泌される．IgM 以外のほかのアイソタイプにおいても，同様の機構で膜結合型および分泌型が産生される．

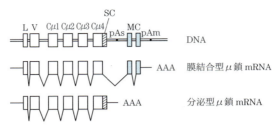

図 6.7　膜結合型から分泌型への変換
[W. E. Paul, "Fundamental Immunology, 3rd Ed." より改変. © 1994 Raven Press. Used with permission of Lippincott-Raven Publishers]

6.7　クラススイッチ

　Ig 遺伝子から分泌型 IgM が産生され，さらに T 細胞との相互作用によって**クラススイッチ**がおこり，IgM 抗体から IgG，IgA，IgE などほかのアイソタイプ抗体を産生するようになる．遺伝子レベルでは，H 鎖の δ 遺伝子を除く各 C 遺伝子の上流にスイッチ領域（switching region：S 領域）が存在し，S 領域を介した組換えによってその間の C 遺伝子が除かれる．たとえば，図 6.8 に示すように，μ 鎖 S 領域（S_μ）と $\gamma3$ 鎖 S 領域（$S_{\gamma3}$）の組換えによって，C_μ，C_δ 遺伝子が除かれ，再構成した V 領域（V_H-D_H-J_H）のすぐ下流に $C_{\gamma3}$ 遺伝子が位置するようになる．このさい，J_H 遺伝子と C_H 遺伝子の間のイントロン部分のエンハンサー（Ei）と C_H 領域 3′側のエンハンサー（3′E）が必要である．同様の方法でほかの C_H 遺伝子がつながって，それぞれのアイソタイプの遺伝子ができあがる．

　抗原刺激を受けた成熟 B 細胞は，8 章で述べるように，細胞内で抗原をペプチドにまで分解してクラス II 分子とともに B 細胞表面に抗原を提示し，T 細胞上の TCR/CD3 複合体と結合する．このさい，B 細胞上の CD40 と T 細胞上の CD40L（ligand：L），および B 細胞上の CD80（別名 B7，B7-1），CD86（別名 B70，B7-2）と T 細胞上の CD28 を介して B 細胞と T 細胞は相互に活性化される．CD40L の変異である X 染色体連鎖高 IgM 症候群（X-linked hyper IgM syndrome）や CD40 または CD40L 欠損マウスでは，T 細胞依存

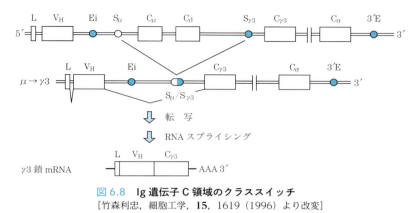

図 6.8　Ig 遺伝子 C 領域のクラススイッチ
[竹森利忠, 細胞工学, **15**, 1619（1996）より改変]

性の IgG 抗体の産生がおこらない．また，CD40 を介した刺激は，インターロイキン（IL）-4，インターフェロン（IFN）-γ，トランスフォーミング増殖因子（TGF）-β（transforming growth factor-β）などのサイトカインを介した刺激と共役してクラススイッチを誘導し，CD40 による転写因子 NF-κB（nuclear factor-κB）★ の活性化が IgM から IgG3，IgE へのクラススイッチに関与していることが報告されている．

　クラススイッチがおこり，B 細胞が抗体産生細胞へと分化する過程で V 領域の遺伝子内に突然変異がおこる．3 回の細胞分裂で約 300 bp により構成されるV 領域に 1 塩基の割合で塩基置換がおこり，ほかの細胞でおこる変異の頻度に比べて非常に高頻度であるため，体細胞超変異（somatic hypermutation）とよばれる．体細胞超変異により，抗体の抗原との親和性が増減し，高親和性を獲得した B 細胞が一次免疫応答の過程で選択される．この過程で自己抗原を認識できるようになる場合があるが，骨髄での未熟 B 細胞と同様，除去または不活化される．同じ抗原で免疫をくりかえすことにより高親和性の抗体が大多数を占めることになり，これをアフィニティマチュレーション（affinity maturation）とよぶ．

　一方，T 細胞においては V 領域遺伝子内で突然変異がおこる頻度は小さく，B 細胞のクラススイッチに相当する機構もないと考えられている．したがって，TCR 遺伝子の再構成が行われて細胞表面に発現されると，その T 細胞は分化・増殖がおこっても，同じ TCR を発現する．

76　　6章　リンパ球の抗原認識分子

章 末 問 題

1.　次の文章の（　）にあてはまる語句を入れ，問に答えなさい.

　B細胞は一つの（ 1 ）から分化したものであり，それぞれのB細胞クローンは，細胞表面に抗原特異性が異なる膜結合型（ 2 ）抗体を発現している. この細胞が抗原に出合うと，（ 3 ）鎖の（ 4 ）遺伝子において（ 5 ）がおこり，分泌型（ 2 ）抗体を産生するようになる. さらに，同じ抗原で刺激を受けるとC遺伝子の（ 6 ）領域を介して組換えがおこり，その上流のC遺伝子が除かれ，ほかのアイソタイプ抗体を産生するようになる. これを（ 7 ）という.

　T細胞表面にも抗原特異性の異なる抗原レセプターが存在するが，抗原の認識は（ 8 ）細胞との細胞間相互作用が必要である. つまり，（ 8 ）細胞表面上に存在する（ 9 ）分子と抗原の一部のペプチドが結合したものを合わせて認識する. このとき，T細胞と（ 8 ）細胞の（ 9 ）分子が一致していなければならないが，これを（ 10 ）という.

　問　なぜ，抗原特異性の異なるさまざまなB細胞抗原レセプターを産生するクローンを生成できるのか，遺伝子レベルで説明しなさい.

2.　次の1〜4の正誤を答え，誤っている場合は正しく直しなさい.

1)　T細胞抗原レセプターは，α鎖とβ鎖のヘテロ二量体（ヘテロダイマー）によって構成されている.

2)　あるB細胞において，一方の染色体で抗体遺伝子の再構成が終わり機能するタンパク質が発現できた場合は，もう一方の染色体からの抗体遺伝子の発現はおこらない.

3)　抗原と結合した抗原レセプターは，抗原レセプターから細胞内にシグナルが伝達される.

4)　抗体が産生されるためにはT細胞から産生されるサイトカインの助けが必要である

主要組織適合遺伝子複合体

7

7.1 主要組織適合遺伝子複合体の遺伝子

　T細胞が抗原認識を行って抗原特異的なT細胞が活性化される際，T細胞は抗原提示細胞表面上に提示された抗原の一部のペプチドと主要組織適合遺伝子複合体（major histocompatibility complex：MHC）との複合体を認識しており，T細胞と抗原提示細胞のMHCが一致していなければならない（MHCの拘束）ことは6章で述べた．

　マウスにおいて，同じ純系マウス間では移植が成立するが，異なる系統のマウスの間では移植片が生着しない．組織の生着，つまり組織適合性を決める主要なものということから主要組織適合（性）抗原といわれ，マウスでは第17染色体上のH-2遺伝子座にコードされている（図7.1）．H-2遺伝子座は，大きくK，I，S，D，Lの五つの領域に分けられ，各領域にはそれぞれ1～数個の遺伝子が存在する．また，各遺伝子は系統間で多型（ポリモルフィズム　polymorphism）がみられる．

　H-2遺伝子座において，K，D，L領域の遺伝子によってコードされるものはクラスI抗原とよばれ，ほとんどすべての真核細胞に発現されており，これらの抗原が異なる個体間では移植は成立しない．同種であってもほかの個体に対して免疫応答をひきおこす抗原を同種抗原（アロ抗原　allogenic antigen）という．

　H-2KとH-2Dの間に存在するI領域は，クラスII抗原をコードしている．クラスII抗原は，免疫応答におけるT細胞，B細胞，マクロファージなどの細胞間相互作用に関与しており，異なる系統のマウスのリンパ球を混合培養することによりT細胞の増殖を刺激する抗原として発見された．I領域に存在するI-

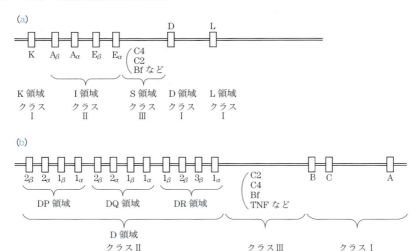

図 7.1　MHC の遺伝子座
　　　　（a）マウス H-2 遺伝子座　　　（b）ヒト HLA 遺伝子座
[垣内史堂，"免疫学の知識"，オーム社（1996）より改変]

A, I-E 遺伝子産物がクラス II 抗原であり，これらはまとめて Ia 抗原（I region-associated antigen : Ia antigen）ともよばれる．

　S 領域はクラス III 抗原をコードする遺伝子群であり，補体系を構成する C4, C2, B 因子（Bf）などがコードされている．クラス III 抗原には共通した構造がみられず，血清中に存在している．

　ヒトの MHC は，ヒト白血球抗原ということで HLA（human leukocyte antigen）ともよばれ，マウスと同様，クラス I，クラス II，クラス III 抗原をコードする遺伝子が第 6 染色体上に存在する（図 7.1）．クラス I 抗原は HLA-A, B, C の 3 種類が存在し，クラス II 抗原は HLA-DR, DQ, DP の 3 種類が存在し，それぞれの遺伝子に多型がみられる．マウスの場合よりも MHC の種類が多く，2 本の染色体上の *MHC* 遺伝子は，父親と母親それぞれの一方の染色体上の遺伝子に由来するので，一卵性双生児以外の任意の 2 人の間で HLA が一致することはきわめてまれである．

7.2 構 造

クラス I 抗原（分子）は，ヒトでもマウスでも，分子量約 40～45 kDa の H 鎖（または α 鎖）とよばれる細胞膜を貫通する糖タンパク質であり，分子量約 12 kDa の β_2-ミクログロブリン（β_2-microglobulin：β_2m）が非共有結合で結合し，クラス I 分子を構成している（図 7.2）．H 鎖の細胞外領域は三つのドメイン（α_1, α_2, α_3）からなり，このうち α_1, α_2 ドメインがクラス I 抗原の多型性を担っている．

クラス II 抗原（分子）は，分子量約 34 kDa の α 鎖と分子量約 29 kDa の β 鎖からなるヘテロ二量体（ヘテロダイマー）であり，ともに細胞膜を貫通する糖タンパク質である（図 7.2）．クラス I 抗原同様，S-S 結合によりループを形成し，それぞれ二つのドメインからなっている．

X 線回折によって，クラス I 分子，クラス II 分子の三次構造も明らかにされており，それぞれ二つの α ヘリックス（α helix）を壁面とし，β シート（β sheet）を底面とするような溝に抗原ペプチドが結合すると考えられている（図 7.3）．クラス I 分子では α_1 と α_2 ドメインによって溝が形成され，ここに 8～11 個のアミノ酸からなる抗原ペプチドが結合する．この溝に面した α ヘリックスと β シートにアミノ酸置換が集中しており，多様性を示している．クラス II 分子では，α_1 と β_1 ドメインによって溝が形成され，やはり溝に面した部分に多

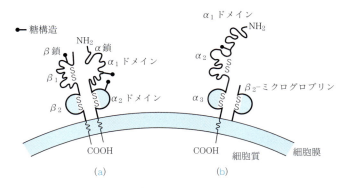

図 7.2　MHC の構造
　　　（a）クラス II 分子　　（b）クラス I 分子
［藤原道夫，"コア免疫学"，p. 21，丸善（1997）より改変］

80 　7 章　主要組織適合遺伝子複合体

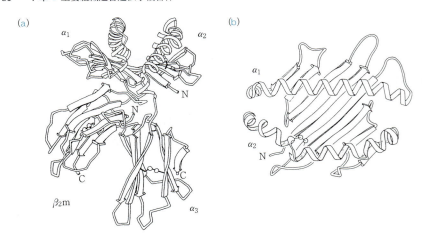

図 7.3　HLA-A2 分子の三次構造
　(a) HLA-A2 分子の細胞表面部位　　(b) HLA-A2 分子の α_1 および α_2 ドメインで形成される構造を上からみた図
[P. J. Bjorkman, *et al.*, *Nature*, **329**, 506（1987）]

型が集中している．したがって，この溝に抗原ペプチドが結合すると考えられており，クラス I 分子と異なって溝の両端が開放されているため，10〜30 個のアミノ酸からなる抗原ペプチドが結合できる．

7.3　抗原提示

　T 細胞によって抗原認識されるためには，抗原提示細胞において，抗原がペプチドにまで分解され，MHC 分子に結合して細胞表面へ運ばれなければならない．これら一連の過程を抗原プロセシングという．

7.3.1　MHC クラス I 分子による抗原提示

　MHC クラス I 分子はほとんどすべての細胞に発現されており，CD8$^+$ T 細胞（細胞傷害性 T 細胞 cytotoxic T lymphocyte：CTL）に対して抗原提示を行う（図 7.4）．抗原となるタンパク質は，おもに細胞質内に存在する内在性抗原であり，大部分は宿主細胞に感染したウイルス由来のものである．内在性抗原は，細胞質において，プロテアソーム（proteasome）とよばれる多様なプロテアーゼ

7.3 ● 抗 原 提 示   **81**

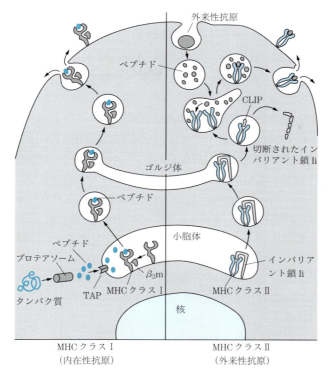

図 7.4 MHC クラス I または MHC クラス II 分子による抗原提示
[R. A. Goldsby, *et al.*, "Kuby Immunology, 4th Ed.", W. H. Freeman (2001) より改変]

活性をもつ 200 kDa のタンパク質複合体によって分解を受け，8〜11 残基のペプチドに断片化される．断片化された抗原ペプチドは，小胞体膜に存在する TAP-1，TAP-2 からなるタンパク質輸送体 TAP (transporters associated with antigen processing)＊ を通って小胞体内腔に運ばれ，MHC クラス I と結合する．一方，小胞体で合成され糖鎖の修飾を受けた MHC クラス I 抗原 α 鎖は，シャペロンとして機能するカルネキシンと BiP (immunoglobulin binding protein) の作用によって，正しく折りたたまれて（フォールディング folding）β_2m とヘテロダイマーを形成する．その後，TAP によって運ばれてきた抗原ペプチドを結合し，ゴルジ体を経て細胞表面まで運ばれて提示される．CD8[+] T 細胞がこの複合体を認識すると，標的細胞に細胞死がもたらされる．

7.3.2　MHC クラス II 分子による抗原提示

　MHC クラス II 分子は発現している細胞が限られており，マクロファージ，B 細胞，樹状細胞などに発現がみられる．これらの細胞は，CD4$^+$ T 細胞（ヘルパー T 細胞）に対して抗原提示を行う（図 7.4）．MHC クラス II 分子を発現している細胞は，細胞外に存在する外来性抗原を**エンドサイトーシス**（endocytosis）★ によって取り込む．この経路は，細菌など取り込まれる物質が比較的大きい（直径 1 μm 以上）ものに対してマクロファージが行う**貪食作用**（ファゴサイトーシス phagocytosis）と，可溶性分子などを取り込むさいに行う**飲作用**（ピノサイトーシス pinocytosis）に分けられる．取り込まれた抗原は，初期エンドソーム（pH 6.0～6.5），後期エンドソーム（pH 5.0～6.0）を経て最終的にリソソーム（pH 4.5～5.0）に運ばれ，この過程でプロテアーゼによって約 13～18 残基のペプチドに分解される．また，ミコバクテリアやリーシュマニアなどある種の病原体は，ウイルスなどが細胞質で複製されるのに対し，マクロファージの小胞体内で複製される．したがって，外来性抗原だけでなく，小胞体内の病原体も MHC クラス II 分子によって提示される．

　MHC クラス II 分子を構成する α 鎖と β 鎖は，小胞体内でインバリアント鎖（invariant chain：Ii 鎖，CD74）と会合して九量体 $(\alpha\text{-}\beta\text{-Ii})_3$ を形成する．Ii 鎖は，クラス II 分子に抗原ペプチドが結合する溝に結合するため，クラス I 分子の場合と異なり小胞体内のペプチドはクラス II 分子に結合できない．クラス II 分子は，Ii 鎖により九量体としてゴルジ体から初期 MIIC（MHC クラス II コンパートメント）に輸送される．初期 MIIC が後期エンドソームへと変移していく過程で，九量体が解離して α-β-Ii 三量体となり，さらに Ii 鎖が切断されて CLIP（class II-associated invariant peptide）とよばれる短い断片となって，MHC クラス II 分子のペプチド結合部位の溝に入りこむ．その後，クラス II 領域に存在する別の遺伝子によってコードされるヒト HLA-DM（マウスでは H-2M）によって CLIP が除かれて分解された抗原ペプチドと置き換わり，MHC クラス II-ペプチド複合体として細胞表面に輸送され，CD4$^+$ T 細胞に提示される．

7.3.3 MHC 分子の発現調節

先に述べたように，MHC クラス I はほとんどすべての細胞に発現しているのに対し，クラス II は限られた細胞にしか発現していないが，これらの発現は種々のサイトカインによって制御されている．インターフェロン（IFN）は，α，β，γともにいろいろな細胞のクラス I 分子の発現を上げる．また，腫瘍壊死因子（TNF）-αやリンホトキシン（lymphotoxin : LT, TNF-β ともいう）もクラス I 分子の発現をたかめる．一方，マクロファージのクラス II 分子の発現は，IFN-γによって上昇し，インターロイキン（IL）-10 によって抑制される．しかし，B 細胞は，IL-4 によってクラス II 分子の発現が上昇するが，IFN-γによって逆に抑制され，樹状細胞では IFN-γによって発現の上昇がみられないなど，クラス II 分子の発現調節はクラス I 分子ほど単純ではない．

7.4 クラス I 分子やクラス II 分子の多様性

クラス I 分子の α 鎖，クラス II 分子の α 鎖と β 鎖は同じ種の中で著しい多様性がみられる．クラス I 分子の β_2m には多様性はない．種全体としてみるとクラス I 分子やクラス II 分子の抗原ペプチド結合部位の構造も著しく多様で，種の保存という意味で都合がいいのであろう．一方，個々のクラス I 分子やクラス II 分子ではある限られた抗原ペプチドとしか結合できない．

ある特定の合成ポリペプチドで系統の異なるマウスを免疫すると抗体産生量が系統によって著しく異なることが知られている．H-2 のみが異なる多数の純系のマウスで調べたところ，免疫応答はクラス II 分子をコードしている領域によって規定されていた．これは I 領域とよばれ，その領域には I-A と I-E が存在していた．そして免疫応答の有無や強さはそれぞれのクラス II 分子と合成ポリペプチド（の断片）との結合性を反映していた．

また，たとえばアフリカのようなマラリア流行地では，特定のクラス I 分子やクラス II 分子（MHC ハプロタイプ）が多い．これもマラリア抵抗性をこれらのクラス I 分子やクラス II 分子が与えているからと考えることができよう．

7.5 移植と拒絶

外来の抗原に免疫応答する能力は種が生存するために欠くことができない。この能力はなんらかの理由でからだの一部を移植によって置き換えたいと願う場合は邪魔なものであるが，近年優れた免疫抑制薬が開発され克服できるようになってきた．

現在の私たちは，火傷の治療には自分の皮膚を移植しないと成功しないこと，もし他者の皮膚を移植すると免疫応答によって拒絶されることを知っている．しかし，火傷の治療に他者の皮膚が有効かもしれないという間違った考えが，なんと今から約75年前には生き残っていた．1943年，メダワー（P. B. Medawar）は火傷の治療に他者の皮膚を移植すると免疫応答がひきおこされ拒絶されることを明確に示した．すなわち，ある火傷の患者の治療に自分の皮膚と兄弟の皮膚とを用い，15日たった後，同じ兄弟の皮膚を再び移植したところ，もちろん自分の皮膚はきれいに生着したが，1回目に移植された兄弟の皮膚は最初増え続けたが15日目には変性がみられ23日目には変性が完了し，2回目に移植された兄弟の皮膚は1回目より早く変性しはじめ，8日目にはすでに変性が進んでいた．このことよりメダワーは，この患者が兄弟の皮膚に対して免疫応答をし，このため2回目の移植片（移植される組織や臓器の総称）を早く拒絶した，つまり移植片拒絶は免疫応答の結果であると結論した．

ついで，ミチソン（N. A. Mitchson）は，異系腫瘍に対する免疫状態がリンパ節細胞によって非免疫動物に移せるが血清では移せないことを示し，遅延型過敏症と共通していることを示した．その後，異系腫瘍に対する免疫応答と皮膚移植の拒絶反応が同じ機構によっていること，これらが他者の，あるいは異系のMHCを中心とする組織適合抗原に対する反応であることが明らかにされた．

輸血はもっともありふれた移植であり，ABO式血液型とRh式血液型を考慮すれば抗体（と補体）による赤血球破壊をおこすことなく安全な輸血が可能である．ヒトの赤血球にはMHCは発現していないからである．角膜移植は輸血についでありふれた移植である．角膜には血管がないのでたとえ異系の角膜を移植してもリンパ球が浸潤せず，したがって拒絶されることがないと考えられてきたためである（これには異論もある．前眼房には活性化リンパ球が浸潤するが，活性化リンパ球上のFasに眼の細胞上のFasL（Fasリガンド）が結合してアポ

トーシスをおこす。ただし、この機構も十分に理解されているわけではない）。ほかの臓器、たとえば腎臓、肝臓などの移植は、MHC が一致しなければいずれ拒絶されるし、MHC がたとえ一致していても血縁者から提供されたものでないと MHC 以外の組織適合抗原が異なることが原因で時間とともに拒絶される。一方、血縁者間だと MHC だけでなくそれ以外の組織適合抗原も一致する確率が高い。さらにシクロスポリン A などのすぐれた免疫抑制薬が利用できるようになって移植の成功率はとても向上した。臓器は長く保存できないので移植を成功させるためにはなるだけ新鮮な臓器が必要である。しかし脳死者からの臓器移植には、脳死を人の死とみなせるかどうかなどさまざまな理由から、今なお反論がたえない。

　胎児は MHC が異なるにもかかわらず拒絶されない。母親は妊娠によってMHC に抗体をもつようになるので、いつの時期かは別として母体に胎児由来の抗原がはいったことは確かである。胎盤が母親由来の T 細胞の胎児への侵入を防いだり IL-10 やトランスフォーミング増殖因子（TGF）-β などのサイトカインが免疫抑制状態をつくったりしていると考えられている。

　一方、再生不良性貧血や白血病の治療のために骨髄が移植されると、骨髄中のT 細胞によって宿主が攻撃されることがある（移植片対宿主反応 graft versus host reaction：GVH 反応）。これらの反応性を規定しているのはいくつもの組織適合抗原であるが、どの種でも主要な抗原は一つで、それを MHC という。

7.6　移植の法則

　移植には以下の五つの法則がある。これは純系動物を念頭においている。

　法則 1　　自己由来の移植片は生着する。つまり自己のある部分の組織片を別の部分に移植しても免疫学的反応はおこらない。

　法則 2　　同系由来の移植片は生着する。同系の動物は性の違いを除き遺伝的に同一で、一卵性双生児に似ている。ただし同系由来の移植片であっても雄から雌に移植されると Y 染色体上にコードされた抗原に対して反応がおこり、拒絶される。

　法則 3　　異系由来の移植片は拒絶される。異系の動物は種は同じであるが遺伝的に異なる。この遺伝的な違いに対して免疫応答がおこる。

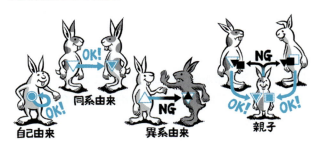

　法則 4　親から子への移植は成立する．二つの系統のマウス P と Q があるとすると，子（F_1）は P の組織適合抗原も Q の組織適合抗原も発現しているのでこれらに対し免疫学的に寛容である．つまり子は親由来の移植片を拒絶しない．ただし移植片がリンパ球を含む場合，前述のように，移植片が宿主に対して反応する（GVH 反応）．

　法則 5　子から親への移植は拒絶される．親 P（または Q）は子の発現している一方の抗原 Q（または P）を他者とみなし，反応する．

7.7　移植片拒絶機構

　（ⅰ）**超急性拒絶反応**　レシピエントが輸血などの既往があると，すでにドナー抗原（多くの場合，血液型抗原）に対して抗体（同種抗体）をもつことがあり，この抗体が移植片の補体系および血液凝固系を活性化してしまう．すると，即座に移植片の血管閉鎖がおこり，移植片は壊死に陥る，すなわち移植片は拒絶される．

　この反応を未然に防ぐために，ABO 型適合試験および交叉適合試験が行われ，ドナーはこれらの試験において陰性である必要がある．

　（ⅱ）**T 細胞を介した急性拒絶反応**　拒絶反応の多くはこれによる．ドナー由来の抗原提示細胞（パッセンジャー細胞ともいう）によって活性化されたレシピエント由来の CD8 T 細胞が移植片を傷害する場合（直接同種認識）とレシピエント由来の抗原提示細胞が移植片を非自己抗原として認識し，CD4 T 細胞の活性化され，移植片に対する抗体を産生する場合（間接同種認識）がある．

　（ⅲ）**慢性拒絶反応**　移植後，数ヵ月あるいは数年を経過して拒絶される場合がある．移植片に対して炎症性血管傷害がおこることによる．臨床的に発見が

7.9 移植の臨床 **87**

困難であり，発見されたときにはすでに臓器不全に陥っていることが多い．

7.8 HLA タイピング★ の移植における意義

　臓器移植の中でも腎臓移植の場合は，HLA（ヒトにおける MHC）がマッチしていることが移植の成功に重要であることを示すのに十分なデータが集積している．すなわち，シクロスポリン A（12.1 節参照）が世に登場する前のいくつかの別々のセンターでの腎臓移植の成績によると，HLA がマッチしている子同士での移植に比べ，親から子への移植と HLA がマッチしていない子同士の移植とをあわせたものは明らかに生着率が低く，1 年後には約 20% の差が生じている（95% 対 75%）．これは副組織適合（性）抗原（minor histocompatibility antigen）の違いによると考えられている．

　ところが家族でないもの同士での移植における HLA の重要性は評価が難しい．これはおそらく HLA のマッチした子同士ではタイピングした HLA だけでなくそれに強く連関したすべての組織適合抗原もマッチしているのに対し，家族でないもの同士だとタイピングした HLA についてのみマッチしていて，ほかの組織適合抗原については異なる可能性があるためではないかと考えられている．

7.9 移植の臨床

7.9.1 腎 臓 移 植

　一卵性双生児間での腎臓移植はすでに 1954 年に成功していた．これはすべての組織適合抗原が同じであるので最も理想的なケースである．一卵性双生児間でない場合，HLA の違いを最小にすることと，免疫応答を抑制して拒絶されないようにし寛容状態をつくりだそうとすることの二つの方法がとられた．前述したように免疫抑制薬を使わない場合でも子同士で HLA がマッチしていると確かに生着率はよくなるが，1 年後の生着率は 100% ではなかった．1971 年から 1972 年にかけてシクロスポリン A が免疫抑制薬として見いだされ，これが腎臓移植を成功させたという報告が 1978 年になされた．これを用いると生着率は格段と向上した．それはおもに急性の拒絶（T 細胞による拒絶）を減少させたからであるが，長期生着率はあまり改善しているとはいえない．

88　7 章 ● 主要組織適合遺伝子複合体

7.9.2　臓器移植患者におけるがん

　臓器移植患者ではがんの発生率が増大しており，多発するがんのタイプも異なっている．たとえば腎移植ではカポジ肉腫（Kaposi's sarcoma）★ が一般の人と比べ 400〜500 倍増大していたという報告がある．これは後天性免疫不全症候群（AIDS）が発見される以前のことである．またリンパ腫ではホジキン（Hodgkin）がふつうであるのに対して，移植された患者では非ホジキン（non-Hodgkin）がふつうである．これらの多くは免疫抑制薬の使用を停止すると経過が改善される傾向にあり，また移植された患者でなくとも免疫抑制薬を使用している患者では同じ型のがんが多発することが知られている．

7.9.3　骨　髄　移　植

　白血病の治療のために骨髄移植をすると，合併症として GVH 反応がおこることがある．これを抑える目的で，移入する骨髄細胞から成熟 T 細胞を除去すると，逆に白血病の再発率が増えてしまう．これは移植された成熟 T 細胞が白血病細胞を攻撃しているためである．さらに，白血病の治療のための骨髄移植を行うにあたり白血病の原因となっている宿主骨髄機能を化学療法で破壊するので，宿主の T 細胞はほとんど死滅している．その結果，移入する骨髄細胞から成熟 T 細胞を除去しすぎると，宿主は T 細胞をほとんどもたないことになり，GVH 反応は抑えられるが，日和見感染★ に罹り，死亡することもある．白血病はこれらの弊害と GVH 反応の弊害とのバランスをとりながら治療される．

章末問題

1. 次の文章の（　）にあてはまる語句を入れ，問に答えなさい.

生体に抗原が侵入して抗体が産生される場合，抗原が（1）などの細胞に取り込まれて部分的に消化され，クラス（2）抗原に結合した形で細胞表面に表現される必要がある．このように表現された抗原ペプチドは，表面抗原として（3）抗原を発現している（4）T細胞によって認識される.

また，細胞内で過剰に合成されたタンパク質などは，プロテアーゼ活性をもつタンパク質複合体である（5）によって分解を受ける．この抗原ペプチドは小胞体でクラス（6）抗原と結合して細胞表面に表現されるが，この結合を仲介するのが（7）である．このように表現された抗原ペプチドは，表面抗原として（8）抗原を発現している（9）T細胞によって認識される.

問　クラス（2）抗原とクラス（6）抗原の構造上の相違点を述べなさい.

2. 正誤を答えなさい.

1) マクロファージは抗原を取り込んでクラスI抗原とともにT細胞に提示する.

2) 移植された臓器が拒絶される反応ではおもにT細胞が関与する.

3) 骨髄移植は適切な相手からでないと成功しないが，角膜移植がどんな相手からでも成功するのは，角膜に免疫原性がないからである.

T，B細胞の活性化機構

8.1 T，B細胞の抗原レセプターを介した細胞内シグナル伝達

　細菌やウイルスなどの外来抗原が体内に侵入すると，抗原提示細胞によって抗原を提示されたT細胞は活性化され，サイトカイン*を産生したり，細胞傷害性T細胞*となって感染細胞に傷害を与える．一方，B細胞では，抗原は直接その抗原レセプター（受容体）に結合するが，B細胞の活性化のためには，たいていの場合，T細胞からのヘルプが必要である．活性化されたB細胞は形質細胞へと分化して抗体を産生するようになる．免疫応答におけるT細胞とB細胞の特徴は，抗原特異的であることであり，それを決定しているのがT，B細胞表面の抗原レセプターである．すでに述べたように，多数のT，B細胞クローンの中から，その抗原を特異的に結合できる抗原レセプターをもったクローンのみが反応して，免疫応答のエフェクター細胞*となる．反応した細胞の一部は，エフェクター細胞にはならずに増殖を続けて免疫記憶細胞（メモリー細胞）となる．こうして，その細菌やウイルス由来の抗原に特異的に反応できるT，B細胞の数が増大することになり，次に同じ細菌やウイルスが体内に侵入してきたとき，免疫応答は初めのときとは比べものにならないほどの強いものとなって侵入者を撃退する．

　こうした抗原特異的な応答を可能にするのは，抗原レセプターが抗原の結合をTあるいはB細胞の内部に伝えるからであり，このことを，TあるいはB細胞における"抗原レセプターを介した細胞内シグナル伝達"という．抗原レセプターで受容した抗原結合のシグナルは，細胞内において生化学的反応に変換され，細胞質を経て核へと伝えられる．そして核内において，増殖に必要な遺伝子

の転写が生じる．さらに，エフェクター機能を発揮するうえで必要な遺伝子，たとえば，インターロイキン（IL)-2 などのサイトカインや，抗体すなわち免疫グロブリン（Ig）などの遺伝子の転写が生じ，細胞質内で翻訳されタンパク質となって細胞外へと分泌される．

それでは，抗原が抗原レセプターに結合したことは，どのようにして細胞内へと伝えられるのだろうか．

8.1.1　T 細胞抗原レセプターを介したシグナル伝達

すでに 6 章において述べたように，T 細胞表面の T 細胞抗原レセプター（TCR）の α 鎖と β 鎖とのヘテロ二量体（ヘテロダイマー）が，クローンごとに可変な抗原結合鎖として，抗原提示細胞表面上の主要組織適合遺伝子複合体（MHC）分子に結合した抗原ペプチド（MHC-Ag，Ag は antigen の略）とを結合する．しかしながら，TCRα と TCRβ だけでは抗原が結合したシグナルを細胞内部に伝えることはできず，さらにいくつかの細胞表面分子が補助分子として機能する必要がある．これらは，CD3 複合体（CD3 complex）を形成するCD3γ，CD3δ，CD3ε と，長い細胞内領域をもちホモ二量体（ホモダイマー）として存在する ζ 鎖とからなっている（図 8.1）．これら TCR 複合体の正確な量的構成比は明確ではないが，TCRα 鎖は 1 分子の CD3ε と CD3δ からなる二量体および ζ 鎖二量体と会合しており，TCRβ 鎖は 1 分子の CD3ε と CD3γ からなる二量体と会合していると考えられている．

こうした補助分子群は，TCRα と TCRβ が細胞表面上に安定して発現するためにも重要であることが知られている．CD3γ，CD3δ，CD3ε は，Ig と相同な領域をもつ Ig スーパーファミリーの一員であるが，ζ 鎖は，こうした領域をもたず，また，それらをコードする遺伝子の染色体上の位置も異なる．

TCR 複合体を介したシグナルは，細胞表面の CD4 あるいは CD8 によって増強される．これらを補助レセプターともいう．ヘルパー T 細胞のようなMHC クラス II 分子に結合した抗原ペプチド（MHC-Ag）を認識する TCR をもつ T 細胞は CD4 を，細胞傷害性 T 細胞のような MHC クラス I 分子に結合した抗原ペプチド（MHC-Ag）を認識する TCR をもつ T 細胞は CD8 を発現しており，これらはそれぞれペプチド・MHC 複合体に結合してシグナル伝達を補助する（図 8.1）．これによって，およそ 100 のペプチド・MHC 複合体で T

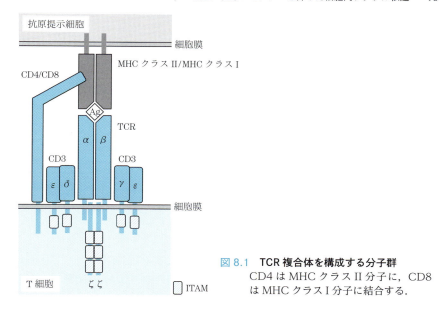

図 8.1 **TCR 複合体を構成する分子群**
CD4 は MHC クラス II 分子に，CD8 は MHC クラス I 分子に結合する．

細胞のシグナル伝達のひき金をひけるようになる．補助のない場合は 10 000 の複合体が必要である．

　抗原が結合したことは，細胞質内のタンパク質分子間の相互作用によって生み出される生化学反応の連鎖の結果として核へと伝達される．この分子間相互作用には酵素と基質あるいは活性修飾分子といった関係のもの以外に，アダプター分子とよばれる，ある特定の分子を抗原レセプター近傍にひき寄せる機能だけをもつものも含まれる．抗原が抗原レセプターに結合すると抗原レセプターを核として，効率よくシグナルが生じるための大きなシグナル伝達分子群複合体構造が形成されると考えられている．

　シグナルは TCR が補助レセプター CD4/CD8 とともに凝集して，初めて強いものとなる．レセプターが凝集したときに生じる最初の生化学反応は，タンパク質のチロシン残基のリン酸化である．CD3γ，CD3δ，CD3ε 各分子の細胞質内領域には 1 カ所の，また，ζ 鎖にはそれぞれ 3 カ所の免疫レセプターチロシン活性化モチーフ（immunoreceptor tyrosine-based activation motif：ITAM，アイタム）とよばれる約 9〜12 アミノ酸ほど離れた二つのチロシン残

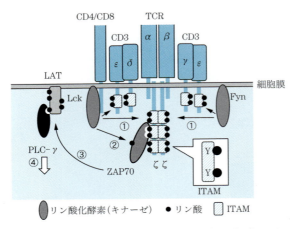

図 8.2 　リン酸化を介した TCR シグナル伝達

基からなるアミノ酸配列がある（図 8.2）．標準的な ITAM の配列は，YXX [L/I] $X_{6\sim9}$ YXX [L/I] であり，Y がチロシン，L がロイシン，I がイソロイシンを表し，X はどのアミノ酸でもよいことを示す．抗原がレセプターに結合すると ITAM 内のチロシン残基がすみやかにリン酸化される（図①）．このリン酸化は，TCR に細胞質側で会合しているチロシンリン酸化酵素（キナーゼ）Fyn と CD4/CD8 に会合している Lck とが行う．Fyn と Lck とはいずれも Src（サーク）ファミリーキナーゼの一員であり，構造上類似している．これらの酵素は，通常は不活性状態にあるが，抗原刺激後に活性化状態へと変化する．

　Fyn と Lck によってリン酸化された CD3 や ζ 鎖の ITAM にチロシンキナーゼ ZAP70（ζ-chain associated protein）が高親和性に会合し，Lck によるリン酸化を受けて活性化される（図①②）．活性化された ZAP70 は，基質である LAT（linker of activation in T cells）と SLP-76 という二つのアダプター分子をリン酸化する（図③）．これらの分子はリン酸化を受ける多くのチロシンをもっているので，そこへリン酸化チロシン結合部位（SH2 領域という）をもつ複数のシグナル伝達分子がひき寄せられリン酸化を受けて活性化される．とくに重要なのはホスホリパーゼ C-γ（phospholipase C-γ：PLC-γ）の活性化で，これによりシグナル伝達経路が次の段階に進む（図④）．

　PLC-γ という酵素は二つの SH2 領域をもち，それを介してリン酸化チロシン

に結合する．結合後に自身のチロシン残基がリン酸化を受けて活性化される．活性化されると細胞膜成分のリン脂質であるホスファチジルイノシトール二リン酸（phosphatidylinositol bisphosphate：PIP_2）をイノシトール三リン酸（inositol triphosphate：IP_3）とジアシルグリセロール（diacylglycerol：DAG）の二つの分子に切断する．そして，生成された IP_3 と DAG が三つの経路を介してシグナルを核へと伝える（図 8.3）．

一つ目の経路として，IP_3 は粗面小胞体上のレセプターに結合することによって小胞体内貯蔵部から細胞質への Ca^{2+} の放出をおこして細胞内 Ca^{2+} 濃度を上昇させる．この結果，カルシニューリン（calcineulin）という脱リン酸化酵素の活性上昇がひきおこされ，通常はリン酸化状態で細胞質に存在する転写因子 NFAT（nuclear factor of activated T cell）が脱リン酸化される．脱リン酸化された NFAT は核へと移行して転写調節機能を発揮する．T 細胞活性化における NFAT の重要性はシクロスポリン A と FK 506（タクロリムス）とよばれる免疫抑制薬の作用によって明らかになっている．これらの薬剤はカルシニューリンの活性を阻害し，その結果，NFAT の核への移行を阻止する．

二つ目の経路は PKC-θ によるものである．PKC-θ はプロテインキナーゼ C（PKC）の一種で DAG によって活性化される．PKC はセリン/トレオニンキナーゼで，カルシウムと DAG を要求する型，DAG を要求する型，いずれも要求しない型に分類されるが，PKC-θ はそのうちの DAG を要求する型に属する．活性化された PKC-θ は転写因子 NF-κB★ を活性化する．

三つ目の経路は，低分子量 GTP 結合タンパク質（small G protein）の一種

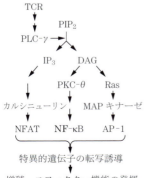

図 8.3　T 細胞活性化のシグナル伝達経路

96　8章 ● T，B 細胞の活性化機構

である Ras の活性化を介するものである．Ras は通常不活化型の GDP 結合型
として細胞膜近傍に存在する．Ras の活性化は，GDP を GTP に変換するグア
ニンヌクレオチド交換因子（guanine nucleotide exchange factor：GEF）に
よって媒介される．DAG に結合して活性化された GEF によって活性型に変換
された Ras は，MAP キナーゼ（mitogen-activated protein kinase）を起点
としたカスケード反応を活性化する．その結果，核内転写因子の直接的なリン酸
化と活性化がひきおこされ，転写因子 AP-1 の構成タンパク質 Fos の発現が誘
導されて AP-1 が活性化される．

　こうして活性化された転写因子 NFAT，NF-κB および AP-1 が特異的遺伝子
の転写を誘導し，その結果，T 細胞の増殖（クローン増幅）とエフェクター機
能，たとえば IL-2 などのサイトカインの産生をもたらす．

　9 章で述べるように，抗原による感作のないナイーブ T 細胞が有効に活性化
されて IL-2 を産生するようになるには，TCR 複合体からのシグナルに加え，T
細胞表面分子 CD28 からのシグナルがさらに必要である．

8.1.2　B 細胞抗原レセプターを介したシグナル伝達

　T 細胞と B 細胞の抗原レセプターは，構造的類似点を有するが，抗原との結
合様式が異なっている（6 章参照）．B 細胞の場合も，抗原（Ag）がレセプター
に結合したというシグナルは，B 細胞抗原レセプター（BCR）である膜型 Ig 単
独では細胞内部に伝えることはできない．Igα，Igβ という，シグナル生成に必
要な分子群が T 細胞の場合と同様に，膜型 Ig に結合し BCR 複合体を形成して，
抗原レセプターを介したシグナルを細胞内部に伝える機能を遂行している（図
8.4）．これらの分子は，T 細胞の CD3 とは構造上の相同性はないが，CD3 と
同様に，細胞質内領域に ITAM を一つずつもっている．抗原刺激後にこのチロ
シン残基をリン酸化する酵素として 3 種類の Src ファミリーキナーゼ，Lyn，
Blk，Fyn が知られている（図①）．リン酸化を受けた Igβ の ITAM には T 細胞
と同様に，Syk という ZAP70 と同じファミリーに属するチロシンキナーゼが結
合して活性化される．活性化された Syk は，アダプタータンパク質である
BLNK（B-cell linker protein）をリン酸化する（図②）．リン酸化された
BLNK には Tec キナーゼ Btk（COLUMN：8-1）が結合して活性化される（図
③）．活性化された Btk は，T 細胞と同様にシグナル伝達において重要な PLC-γ

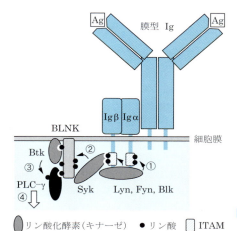

図 8.4　BCR 複合体とリン酸化を介したシグナル伝達

をリン酸化して活性化する（図④）．

　BCR を介したシグナルも，抗原によって補助レセプターとともに架橋または凝集されることで著しく強くひきおこされる．補助レセプターは少なくとも三つの細胞表面分子 CD19，CD21，CD81 で形成する複合体であることが判明している．この補助レセプターがあると，BCR 単独刺激の場合と比べて 1000～10000 倍の強さのシグナルが生じる．CD21 は補体の C3d に対するレセプターであり，酵母やグラム陰性細菌の細胞壁，抗原抗体複合体によって補体が活性化されると C3b が生じ（4.2 節参照），それがさらに分解されて C3d が生じることにより，BCR との架橋に伴う凝集が可能になる．この架橋によって，BCR に会合している Src ファミリーキナーゼによる CD19 細胞内領域のリン酸化が誘導され，ホスファチジルイノシトール 3-キナーゼ（PI3 キナーゼ）と Src ファミリーキナーゼがそこにひき寄せられる．活性化された PI3 キナーゼは GEF の一つである Vav が関与する伝達経路を活性化する．CD19 の生理的重要性は，遺伝子工学の手法で作製された"CD19 を欠損するマウス"を解析することにより証明されている．このマウスは，ほとんどの抗原に対する B 細胞の応答性を欠如していた．

　B 細胞におけるシグナル伝達経路の主要なものは T 細胞と同様の三つの経路（図 8.3）であり，その結果，転写因子 NFAT，NF-κB および AP-1 が活性化

98　8 章 ● T，B 細胞の活性化機構

COLUMN：8-1　　免疫不全症とチロシンキナーゼ

　1993 年，X 染色体に連鎖した免疫不全症のうちのいくつかの原因が解明された．その一つ，X 連鎖無ガンマグロブリン血症（XLA）は，英国の小児科医ブルトン（Bruton）によって初めて報告された，B 細胞機能が欠損している疾患である．この患者では，抗体が産生されないためにウイルスや細菌に対する感染症をくりかえす．末梢血中の T 細胞の機能は正常だが，成熟した B 細胞と免疫グロブリンは検出されない．すなわち，この患者においては B 細胞の分化が進行していないのである．この原因遺伝子を解析したところ，これまでにみつかっていないチロシンキナーゼをコードする遺伝子に異常があることが判明した．このチロシンキナーゼは，疾患の第一発見者であるブルトンに敬意を表して Btk（Bruton's tyrosine kinase）と命名された．このことは，B 細胞の分化が進行するうえで Btk が必須の因子として機能していることを示しており，Btk の作用として，分化誘導シグナルに関与する PLC-γ をリン酸化して活性化している可能性が示されている．
　その後さらに，T 細胞機能不全を原因とする免疫不全症の一つが，ZAP70 の変異によるものであることが判明している．これらの事実は，リンパ球の機能分化にチロシンキナーゼが深くかかわっていることを証明するとともに，免疫不全症において，チロシンキナーゼの遺伝子操作を基盤とした遺伝子治療が可能であることを示している（15 章参照）．

され，B 細胞の増殖と分化をひきおこし抗体が産生されることになる．最初に産生される抗体は常に IgM である．後述するように，B 細胞がほかのクラスの Ig を産生する（クラススイッチ）には，活性化ヘルパー T 細胞が産生するサイトカインと T 細胞表面の CD40 リガンド（9 章）による刺激が必要である．また，細菌抗原の多く（胸腺非依存性抗原，TI 抗原）ではナイーブ B 細胞を活性化して抗体産生をひきおこすことができるが，ほかの多くの抗原（胸腺依存性抗原，TD 抗原）に対する抗体産生には T 細胞からのヘルプが必要である．

　B 細胞表面には IgG の Fc 部分を結合することのできるレセプター FcγRIIB-1 が大量に発現されている．ナイーブ B 細胞の抗原応答において，抗原とそれに対する抗体（IgG）とで抗原レセプターとこの Fc レセプターとを架橋すると，活性化が阻害されることが長い間知られており，B 細胞の過剰の活性化を防ぐためのものと考えられていた．最近になって，この Fc レセプターの細胞内領域に ITIM（アイティム，immunoreceptor tyrosine-based inhibitory motif）とよ

ばれるリン酸化チロシンを含む抑制モチーフが存在して，そこにイノシトールホスファターゼ SHIP が引き寄せられることが明らかになった．SHIP による B 細胞活性化の抑制機構は不明だが，PLC-γの活性化阻害や Ras-MAP キナーゼ経路の阻害が考えられている．

8.2 リンパ球の活性化・分化にかかわるサイトカインのシグナル伝達

8.2.1 サイトカインの作用

T および B 細胞が抗原によって活性化され，増殖し分化してエフェクター細胞としての機能を発揮するためには，液性因子を介した T-B あるいは T-T 細胞間の，さらには T 細胞と抗原提示細胞との相互作用が必要である．こうした細胞間相互作用にかかわる液性因子を総称してサイトカイン* という．サイトカインの特徴を表 8.1 に示す．サイトカインは T 細胞，B 細胞，マクロファージ，線維芽細胞，間質細胞など多種類の細胞で刺激に反応して産生分泌され，産生細胞自身に作用（オートクリン autocrine 作用）したり，近くに存在する別の細胞に作用（パラクリン paracrine 作用）したり，また，血流や組織液によって運ばれて離れた場所の細胞に作用（エンドクリン endocrine 作用）する．免疫系に作用するものの多くが前二者の作用のしかたをする．サイトカインの作用は本来抗原非特異的であるが，たいていの場合，抗原で刺激されて活性化したもののみがサイトカインレセプターを発現しているので，サイトカインの効果は結果

表 8.1 サイトカインの特徴

- ■ 種々の細胞から分泌される生理活性物質である．
- ■ 免疫，炎症，造血，宿主防御反応などを調節する因子の総称である．
- ■ ホルモンに類似しているが，以下のような特徴をもつ．
  - ・すべてのサイトカインは，ポリペプチドである．
  - ・サイトカインを産生する特異的な臓器は存在しない．
  - ・サイトカインは通常，一過性に産生される"緊急因子"である．
  - ・多彩で重複する生理活性を有し，pM（ピコモーラー（mol/L），10^{-12} mol/L）のオーダーで作用する．
  - ・サイトカインの作用は，すべて細胞外のレセプター（受容体）を介して行われ，その情報が細胞内に伝達される．

100 8章 ● T，B 細胞の活性化機構

的に抗原特異的なものになる．免疫にかかわるサイトカインの多くが，白血球（leukocyte）が産生してほかの白血球に作用するので，インターロイキン（interleukin：IL）とよばれ，発見され同定された順に IL-1，IL-2，IL-3 などと命名されている．現在までに 30 数種類同定されているが（表8.2），ここではそのうち T 細胞と B 細胞の相互作用ならびに B 細胞の分化に重要な役割を演じるものについて解説する．

a．IL-2

当初，レクチンで刺激されたヒト末梢血の培養上清中に存在する T 細胞増殖誘導活性をもつ物質として見いだされ，T 細胞増殖因子と命名された．IL-2 は活性化されたヘルパー T 細胞（Th1）と一部の細胞傷害性 T 細胞が産生し，T，B 細胞とナチュラルキラー（NK）細胞の増殖を促す．とくに，IL-2 の量により T 細胞クローンの増幅の程度が決定されるので，T 細胞依存性免疫応答において最も重要なサイトカインである．また，細胞傷害性 T 細胞への分化を誘導したり，B 細胞における J 鎖の産生を誘導して抗体産生を促進する．ヒト IL-2 はアミノ酸 133 個からなり，分子量は 15 kDa である．

b．IL-4

活性化されたヘルパー T 細胞（Th2）から産生され，当初，BSF-1（B cell stimulatory factor-1）あるいは BCGF-1（B cell growth factor-1）とよばれた．抗原で刺激された B 細胞に作用して，その細胞周期を G_0 から G_1 に推し進める．IL-4 の刺激によって B 細胞の MHC クラス II 分子の発現量が増大する．また，活性化された B 細胞に作用して IgG1（ヒトでは IgG4），IgE へのクラススイッチを強く促進する．さらに，インターフェロン（IFN）-γ の作用に拮抗して IgG2a へのクラススイッチを阻害する．一方で，IL-4 はマクロファージの活性化を阻害したり，マスト細胞の増殖を促進したりする．ヒト IL-4 はアミノ酸 129 個からなり，分子量は 14 kDa である．

c．IL-5

当初，マウスから得られた IL-5 は，活性化 B 細胞を抗体産生細胞へと分化させるヘルパー T 細胞のはたらきを代替する因子として TRF（T cell replacing factor）とよばれた．IL-5 は抗原と IL-4 とによって活性化された B 細胞に作用して増殖と IgM 抗体の産生を促す．また，IgA 抗体産生細胞の増殖も促進する．一方，IL-5 は好酸球の増殖と分化も促進して，寄生虫に対する免疫応答に

8.2　リンパ球の活性化・分化にかかわるサイトカインのシグナル伝達　　*101*

表 8.2　**おもなサイトカインとその作用**

サイトカイン	産生細胞	おもな作用
IL-1	マクロファージ，上皮細胞，内皮細胞	T 細胞・マクロファージの活性化，肝細胞の急性期タンパク質産生，発熱
IL-2	T 細胞	T 細胞・B 細胞・ナチュラルキラー（NK）細胞の増殖
IL-3	T 細胞，間質細胞	造血前駆細胞の増殖・分化，マスト細胞の増殖
IL-4	T 細胞（Th2），自然リンパ球（ILC2），マスト細胞	B 細胞活性化，IgE，IgG1（ヒトでは IgG4）へのクラススイッチ，Th2 細胞誘導
IL-5	T 細胞（Th2），自然リンパ球（ILC2），マスト細胞	B 細胞の増殖・分化，好酸球の増殖・分化
IL-6	T 細胞，B 細胞，マクロファージ，内皮細胞	T 細胞・B 細胞の増殖・分化，抗体産生細胞の誘導，肝細胞の急性期タンパク質産生，発熱
IL-7	骨髄・胸腺の間質細胞，B 細胞，マクロファージ	プレ B 細胞・プレ T 細胞・自然リンパ球の増殖
IL-8	マクロファージ，上皮細胞，内皮細胞	顆粒球の活性化・遊走
IL-10	マクロファージ，樹状細胞，T 細胞，B 細胞	マクロファージ・樹状細胞の機能抑制，B 細胞活性化
IL-12	マクロファージ，樹状細胞	Th1 細胞の誘導，NK 細胞・細胞傷害性 T 細胞の活性化
IL-13	T 細胞（Th2），自然リンパ球（ILC2）	B 細胞の増殖，マクロファージの炎症性サイトカイン産生抑制，アレルギー発症に関与
IL-15	マクロファージ，上皮細胞	NK 細胞・T 細胞の増殖，CD8$^+$ T 細胞の維持
IL-17	T 細胞（Th17），自然リンパ球（ILC3），NK 細胞	上皮細胞・内皮細胞・線維芽細胞の炎症性サイトカイン産生，細菌・真菌に対する防御ならびに自己免疫疾患の発症に関与
IL-18	マクロファージ	T 細胞・NK 細胞の IFN-γ 産生，Th1 細胞誘導
IFN-α	白血球，樹状細胞	抗ウイルス活性，MHC クラス I 発現誘導
IFN-β	線維芽細胞	抗ウイルス活性，MHC クラス I 発現誘導
IFN-γ	T 細胞(Th1)，NK 細胞，自然リンパ球（ILC1）	マクロファージ・NK 細胞の活性化，Th1 細胞誘導，IgG2a（ヒトでは IgG1）へのクラススイッチ，MHC クラス II 発現誘導
TNF-α	マクロファージ，NK 細胞，T 細胞	炎症促進，肝細胞の急性期タンパク質産生，発熱，細胞傷害
TGF-β	T 細胞，マクロファージ，軟骨細胞	細胞増殖抑制，炎症抑制，IgA へのクラススイッチ
GM-CSF	T 細胞，マクロファージ	さまざまな骨髄系細胞の分化（とくに樹状細胞）

つづく

102   8章 ● T，B 細胞の活性化機構

表8.2　**おもなサイトカインとその作用**（つづき）

サイトカイン	産生細胞	おもな作用
G-CSF	骨髄間質細胞，T 細胞，単球，線維芽細胞	骨髄細胞の好中球への分化
M-CSF	骨髄間質細胞，単球，線維芽細胞	骨髄細胞の単球・マクロファージへの分化

も促進因子として関与する．ヒトの IL-5 には B 細胞への作用はなく，好酸球に作用して，増殖と分化を促進する．分子量は 13 kDa であり，二量体として機能する．

d. IL-6

抗原，IL-4，IL-5 の三者によって活性化された B 細胞に作用して抗体産生細胞へと分化させる作用があることから，BCDF（B cell differentiation factor）とよばれた．IL-1 で刺激された単核食細胞（単球またはマクロファージ），血管内皮細胞や線維芽細胞から産生され，形質細胞（plasma cell）の増殖因子としても作用する．IL-6 は造血促進作用も示し，さらにまた，肝細胞の急性期タンパク質の産生や神経細胞の分化を促すなど，広範な生物活性を示す．IL-6 の異常産生に関連する疾患として，多発性骨髄腫や関節リウマチがあり，現在，IL-6 阻害薬がリウマチの治療に用いられている（12 章参照）．ヒト IL-6 はアミノ酸 183 個からなり，分子量 21 kDa の糖タンパク質である．

8.2.2　サイトカインレセプターを介したシグナル伝達

上述したサイトカインが機能を発揮するためには，作用を受ける側の細胞表面に，サイトカインを結合してシグナルを生じることのできるレセプターが発現されている必要がある．T，B 細胞におけるサイトカインレセプターの発現は多くの場合，抗原などの刺激に伴って誘導される．サイトカインレセプターのサイトカインに対する解離定数は $10^{-10} \sim 10^{-12}\,\mathrm{mol/L}$ であり，抗体と抗原（$10^{-7} \sim 10^{-8}\,\mathrm{mol/L}$）や抗原ペプチドと MHC 分子（約 $10^{-6}\,\mathrm{mol/L}$）よりも高い親和性を示す．サイトカインレセプターの構造は，クラス I サイトカインレセプター，クラス II サイトカインレセプター，腫瘍壊死因子（TNF）レセプターファミリー，ケモカインレセプターファミリーの4種類に分類されるが，上述したサイトカインのすべてのレセプターはクラス I サイトカインレセプターとし

て分類され，このグループに含まれるほかの多くのサイトカインのレセプターと共通の構造的特徴を示す（図 8.5）．一方，IFN と IL-10 のレセプターはクラス II サイトカインレセプターに属する．クラス I サイトカインレセプターに属するレセプターは，細胞外領域，細胞膜貫通領域，細胞内領域から構成される．細胞外領域は，四つの保存されたシステイン（Cys）残基と細胞膜近傍の Trp-Ser-X-Trp-Ser（WSXWS）というアミノ酸配列によって特徴づけられる．X は任意のアミノ酸を意味する．また，細胞内領域にも，このファミリーに属するレセプター間でよく保存された 2 カ所の領域がある（図 8.5）．IL-6 レセプターは，細胞外 N 末端部位に Ig と相同な領域をもつ．

　クラス I サイトカインレセプターは，サイトカインを特異的に結合する α 鎖と，シグナルを細胞内に伝える β 鎖あるいは γ 鎖とのヘテロ二量体あるいは三量体からなり，機能している．IL-5 レセプターの β 鎖は単独ではサイトカインを結合できないが，α 鎖と会合することで高親和性レセプターを形成してシグナルを細胞内に伝達する機能を発揮できるようになる．この β 鎖は，ほかのサイトカイン IL-3 や顆粒球・マクロファージコロニー刺激因子（GM-CSF）の α 鎖とも結合してシグナルを伝達することから，βc 鎖（c は共通 common の意味）という．また，IL-2 レセプターの γ 鎖は，IL-2 レセプター β 鎖とともに IL-2 結合により生じたシグナルを細胞内部に伝えるが，IL-4 レセプターの α 鎖とも会合して IL-4 のシグナルを伝えるので，γc 鎖とよばれる．また，IL-6 レ

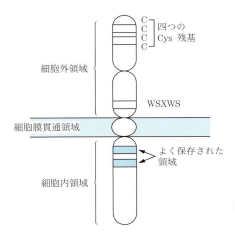

図 8.5　サイトカインレセプタースーパーファミリーの基本構造

セプター α 鎖と会合してシグナルを伝える分子は gp130 であり，これもほかのサイトカインレセプターの α 鎖と会合する，共通のシグナル伝達分子である．

　クラス I サイトカインレセプターに属するレセプターは，多くの増殖因子レセプターとは異なり，それ自身はチロシンキナーゼ活性をもたない．しかしながら，サイトカインが結合すると，細胞質内の数種のシグナル伝達分子がチロシンリン酸化を受ける．

　JAK（ジャック，Janus kinase）ファミリーとよばれる一群のチロシンキナーゼがサイトカインレセプターの細胞質内領域に結合しており，サイトカインの結合に伴って活性化される．Janus（ヤーヌス）というのは，古代ローマ神話に登場する神であり，双面をもっていて入口と出口とを同時に見張ることができる（図 8.6）．このチロシンキナーゼは構造上，キナーゼとしての機能を担うことが予測される領域を二つもっているのでこのような名前がつけられたのであるが，いかにもこの酵素がサイトカインレセプターに結合してシグナルの往来を見張っているようで，見事な命名のように思うが，いかがであろうか．

　STAT（スタット，signal transducers and activators of transcription）はサイトカインレセプターを介した細胞内シグナル伝達を特徴づける一群の転写因子で，サイトカインのレセプターへの結合後すぐに JAK によりリン酸化される．STAT は通常細胞質内に存在するが，JAK によるチロシンリン酸化を受けると核へと移行してサイトカインの機能に関与する遺伝子群の転写を促す．

　JAK，STAT ともに数種類の分子種からなるファミリーを形成していて，サイトカインごとにそれぞれの組合せが異なる．たとえば IL-2 の場合，サイトカインレセプターに会合している JAK は JAK1，JAK2，JAK3 であり，これによりチロシンリン酸化を受ける STAT は STAT3，STAT5 である．一方 IL-5 の

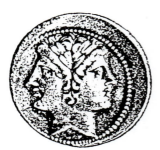

図 8.6　古代ローマのコインに描かれた Janus 像

8.2 リンパ球の活性化・分化にかかわるサイトカインのシグナル伝達 *105*

場合の JAK は JAK2 であり，STAT は STAT3，STAT5，STAT6 である．サイトカインレセプターを介するシグナル伝達には，こうした JAK-STAT を介したシグナル伝達経路だけでなく，それぞれのサイトカインに特徴的ないくつかのシグナル伝達経路が作動することが知られている．たとえば，TGF-β レセプターの場合は Smad が，IL-1 や TNF レセプターでは TRAF（TNF receptor-associated factor）を介した NF-κB が活性化され，遺伝子の転写制御が行われる．

章末問題

1. 以下の文章 (a)〜(f) のうちで誤っているものを二つ記しなさい.

(a) T 細胞抗原レセプター (TCR) 複合体と B 細胞抗原レセプター (BCR) 複合体は,ともにリン酸化された ITAM 領域にリン酸化酵素 (キナーゼ) が結合することでシグナルが下流に伝わる.

(b) TCR を構成する α 鎖と β 鎖は,抗原を識別・結合することができるが,それだけでは T 細胞活性化のためのシグナルを伝えることはできない.

(c) ホスホリパーゼ C (PLC)-γ によって生成されたホスファチジルイノシトール二リン酸 (PIP$_2$) とジアシルグリセロール (DAG) が,最終的に転写因子の活性化を誘導する.

(d) TCR も BCR も抗原ペプチドを MHC に結合した形で認識する.

(e) TCR を介した細胞内シグナル伝達は複数のチロシンキナーゼが起点シグナルを生じる分子として機能している.それらの酵素のうち,Lck は,CD4/CD8 の細胞内領域に会合している.

(f) サイトカインレセプタースーパーファミリーに属するレセプターのシグナル伝達における初期の重要な生化学反応は,タンパク質分子チロシン残基のリン酸化である.

2. 以下の文章 (a)〜(d) は,4 種類のサイトカイン,IL-2,IL-4,IL-6,IL-12 について述べたものである.それぞれに相当するサイトカイン名を記しなさい.

(a) ナチュラルキラー (NK) 細胞を活性化して IFN-γ の産生を促す因子として見いだされた.マクロファージや樹状細胞によって産生され,NK 細胞に加えて T 細胞を活性化して,Th1 細胞主導型の細胞性免疫をたかめる.

(b) B 細胞が抗原刺激によって抗体産生細胞に分化するとき,分化の最終段階に作用して大量の抗体を分泌させる.肝細胞の急性期タンパク質の産生や神経細胞の分化を促すなどの広範な生物活性を示す.

(c) 産生細胞は活性化された Th2 細胞であり,活性化された B 細胞に作用して,MHC クラス II 抗原の発現や,IgG1,IgE の産生を促す.

(d) 活性化 T 細胞の培養上清に存在する T 細胞増殖促進因子として見いだされた.産生細胞は活性化された Th1 細胞であり,T 細胞,B 細胞,NK 細胞の増殖をひきおこす.

9 免疫応答の制御

9.1 免疫寛容

　免疫寛容（immunological tolerance）とは抗原特異的に免疫応答が失われている状態をいい，トレランス，免疫学的寛容ともいう．免疫系は自己を攻撃しないが，T細胞の場合，こうしたしくみのほとんどは胸腺における負の選択によって成立する（5章参照）．すなわち，T細胞が胸腺において分化する過程において，自己の抗原に強く反応するもの（自己反応性クローン）はアポトーシス*によって死に至る．このように胸腺のような一次リンパ組織において生じる免疫寛容（自己寛容，self tolerance）を中枢性寛容という．ところがこうした自己反応性T細胞の排除はきわめて不十分であり，胸腺を経て末梢に放出されるT細胞の5％ほどは自己反応性であることが知られている．それでも末梢の自己反応性T細胞はさまざまな機構によって反応できないようになっており，そのため，自己の組織がT細胞によって損傷を受けることはない．末梢において成立している免疫寛容を末梢性寛容という．この末梢性寛容を人為的にうまくコン

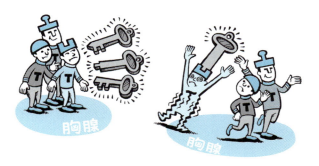

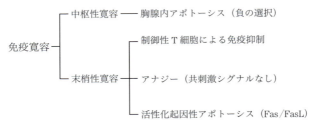

図 9.1　**免疫寛容**

トロールすることができれば，臓器移植を成功させ，また，自己免疫病，アレルギーそしてがんに対する治療が可能になるものと期待される．

　中枢性寛容については 5 章で述べたので，ここでは人為的操作が可能と思われる末梢性寛容について解説する．

　末梢性寛容の機構としては，自己反応性 T 細胞クローンの反応性が抑制される場合と自己反応性クローンがアポトーシスによって除去されてしまう場合とがある．前者はさらに，制御性 T 細胞（regulatory T cell：Treg）などほかの免疫系細胞によって抑制を受ける免疫抑制（immune suppression）と T 細胞の機能が麻した状態になるアナジー（clonal anergy）とに分けられる（図 9.1）．

9.1.1　制御性 T 細胞による免疫抑制

　末梢性寛容が成立している個体からほかの個体に免疫系の細胞を移入することで免疫寛容が導入できるとき，この状態を免疫抑制（immunosuppression）によって寛容が成立したという．こうした機能も T 細胞が担っており，制御性 T (Treg)細胞とよばれている．Treg は，IL-2 レセプター（受容体）α 鎖（CD25）を発現している $CD4^+$ T 細胞であり，おもに，胸腺において自己抗原を認識することにより生じる．Treg の発生および機能には転写因子 Foxp3 の発現が必須であり，Foxp3 に変異が生じるとヒトとマウスいずれにおいても Treg が欠失して，重篤な多臓器性自己免疫疾患が生じる．Treg は IL-10 やトランスフォーミング増殖因子（TGF）-β などの免疫抑制性サイトカインを産生することで自己免疫応答を抑制していると考えられているが，サイトカインを介さない機序も示唆されている．

9.1.2 アナジー

アナジー（anergy, アネルギー）は表面上アレルギーと相反する概念であり，ある特定の抗原刺激後にこの状態に陥ったT細胞は，その抗原に特異的に応答することができなくなる．後述するように，共刺激レセプター CD28 からのシグナルなしに抗原のみ（1シグナル）の刺激を，あるいは抗原刺激と CTLA4（cytotoxic T-lymphocyte associated antgen 4, 細胞傷害性T細胞抗原4）を介した抑制シグナルを受けたナイーブT細胞においてアナジーが誘導される．アナジーを誘導されたT細胞は数回の細胞分裂を経ないと抗原応答性を回復しない．アナジー成立の分子機構としては，IL-2 の産生障害と IL-4 に対する不応答とが考えられており，原因として，転写因子の機能が阻害されたり，細胞内シグナル伝達経路の一部がうまく作動しなくなることが推測されている．

9.1.3 Fas を介したプログラム細胞死（アポトーシス）による クローンの除去

末梢における自己反応性クローンの除去は，胸腺における場合と異なり，T細胞が自己抗原により活性化されて増殖した後に誘導されるものである．そうした活性化クローンの除去はそのT細胞にアポトーシスが生じた結果としておこるものであり，このアポトーシスを活性化起因性アポトーシス（activation-induced apoptosis）という．これに関与する分子としては，Fas と FasL（Fas リガンド，COLUMN：10-1 参照）が明らかになっている．活性化されたT細胞表面には Fas と FasL とが大量に発現され，過剰応答を防ぐためにT細胞どうしでアポトーシスのスイッチを押して反応を終結させると考えられている．Fas または FasL をコードする遺伝子の変異は，自己免疫疾患を発症するマウス（MRL/Mp-*lpr/lpr* マウス）とヒト（自己免疫性リンパ増殖症候群）の両方で同定されている．

こうした活性化されたリンパ球のアポトーシスによる死は，非自己すなわち細菌やウイルスの抗原によってT細胞が活性化されたときにも生じる．感染を防ぐことができた後も活性化された状態のT細胞が存在することは，生体にとってはむしろ有害だからである．

110　9章 ● 免疫応答の制御

> **COLUMN：9-1　アポトーシスのしくみ**
>
> 　アポトーシスを誘導するシグナル伝達経路は，アスパラギン酸残基の C 末端側でタンパク質を切断するカスパーゼ（caspase）とよばれる一連のシステインプロテアーゼの活性化によって特徴づけられる．Fas リガンドは三量体構造をとっており，Fas に結合すると Fas の三量体化が誘導される．Fas の細胞内領域にはタンパク質の相互作用に関与するデスドメインとよばれるモチーフがあり，それを介してアダプタータンパク質 FADD を結合する．FADD もデスドメインを有していて，そこにプロテアーゼのカスパーゼ 8 が結合して活性化される．活性化されたカスパーゼが次々と下流のカスパーゼを切断して活性化する．この経路のおわりでDNA 切断酵素 CAD（caspase-activated DNase）に結合していた阻害タンパク質をカスパーゼが分解することにより CAD の核内移行が生じ，核内で DNA が切断されてプログラム細胞死に特徴的な DNA 断片をつくり出す．こうした DNA 断片は，TUNEL（TdT-mediated dUTP-biotin nick end labeling）法により標識されるので，アポトーシス細胞を特異的に染色することができる．

9.2　CD4$^+$ ヘルパー T 細胞による免疫応答の制御

　抗原刺激によって細胞性免疫応答が優位になるか体液性免疫応答が優位になるかは，多くの場合ヘルパー T（Th）細胞（CD4$^+$ T 細胞）が産生するサイトカインが決定している．末梢のナイーブ CD4$^+$ T 細胞（図 9.2 の Th0）は抗原刺激や抗原提示細胞，とくに樹状細胞が産生するサイトカインによる刺激によって，産生するサイトカインが異なる **Th1**，**Th2**，**Th17**，**Treg** の四つのヘルパー T 細胞サブセットに分化する（図 9.2）．Th1 は主として IL-2，インターフェロン（IFN）-γを，また Th2 は IL-4，IL-5，IL-6，IL-10 を産生する．Th1 の産生する IL-2 と IFN-γは T 細胞，ナチュラルキラー細胞やマクロファージを活性化して細胞性免疫を増強する．一方，Th2 の産生する IL-4，IL-5，IL-6，IL-10 は B 細胞を抗体産生細胞へと分化させて体液性免疫を促進する．Th1 と Th2 は，抗原刺激を受けていない Th 細胞（Th0）から，抗原とサイトカインによる刺激の結果生じると考えられている．こうしたサイトカイン産生に至る機構として，染色体構造の変化（クロマチンリモデリング chromatin-remodeling）が考えられており，その結果 Th1 では T-bet，Th2 では GATA3 という転写因子が活性化する．

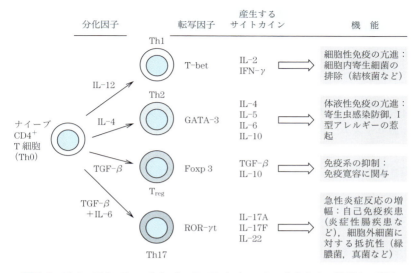

図 9.2 Th1，Th2，Treg ならびに Th17 サブセットの分化とその機能との関連

　Th2 の産生する IL-4 は Th0 から Th2 への分化を誘導し，一方，Th1 の産生する IFN-γ は Th0 から Th1 を生じるとともに Th2 が産生する IL-4 の作用を抑制する．樹状細胞あるいはマクロファージの産生する IL-12 は，Th0 から Th1 への分化を促進して細胞性免疫を賦活化する．したがって IL-12 は細胞性免疫が重要と思われるがんや後天性免疫不全症などの疾患の治療薬として期待されている．病原菌などの外来異物の感染時に，生体内において Th1 と Th2 のいずれが優性になるかは，生体防御の成否を決定するうえできわめて重要である．実際，原生動物の一種であるリーシュマニアの感染時に Th1 が優位になると動物は生き延びることができるが，Th2 が優位になるように操作された動物はただちに死に至ることが報告されている．免疫病の中には，Th1 と Th2 とのバランスが崩れたために生じるものが多くあり，こうしたバランスを制御する薬剤の開発が待たれている．

　最近になって，CD4+ T 細胞でありながら，Th1 と Th2 に分類できないヘルパー T 細胞が同定された．IL-17 産生性の T 細胞が実験的アレルギー性脳脊髄炎（EAE）の発症に関与していることが動物実験で示され，Th17 細胞と命名された．Th1 細胞と Th2 細胞が，感染後期に機能し，病原体を排除するのに対

し，Th17細胞は，感染初期の感染巣における急性の炎症反応を増幅させる．樹状細胞は病原体に出合うとまずIL-6とTGF-βを産生してナイーブCD4$^+$T細胞をTh17細胞へと分化させる．Th17細胞への分化はこれらのサイトカインによって転写因子ROR-γtが発現することにより決まる．ROR-γtはTh17細胞表面にIL-23レセプターを発現させ，IL-23によるTh17細胞の存続と増殖を可能にする．Th17細胞が産生するIL-17は，感染巣局所の細胞に働いて好中球を動員するのに必要なサイトカインやケモカインを放出させる．Th17細胞はケモカインレセプターCCR6を発現し，皮膚や粘膜などに遊走して，好中球を動員することにより自己免疫疾患やアレルギーなどの炎症性疾患を増幅する．

9.3　共刺激分子と刺激阻止レセプター

ナイーブT細胞は，抗原提示細胞上の抗原を認識して活性化されるが，活性化のためには抗原レセプターを介したシグナルに加えて，もう一つのシグナルが必要である（図9.3）．もしナイーブT細胞が抗原レセプターを介した刺激だけを受けた場合，その抗原に対して特異的に応答できなくなる（clonal anergy）か，あるいはアポトーシスをひきおこして死に至る．通常，抗原提示細胞がT細胞に抗原を提示するときには，活性化にかかわるもう一つの抗原非特異的なシ

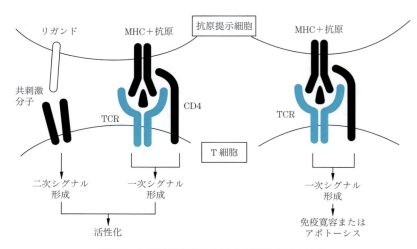

図9.3　T細胞活性化における共刺激分子の役割

グナルを T 細胞に提供している．このシグナルを共刺激シグナルといい，この
シグナルの生成にかかわる抗原提示細胞上の分子を共刺激分子(co-stimulatory
molecule) という．抗原レセプターを介したシグナルを一次シグナル，共刺激
シグナルを二次シグナルともいう．また，活性化のために抗原レセプターを介し
た刺激を補助するという意味で補助刺激シグナルといったりもする．

　T 細胞表面の典型的な共刺激分子レセプターは CD28 というタンパク質分子
で，ヘルパー T 細胞表面に特異的に発現される．CD28 は Ig スーパーファミ
リーに属するタンパク質である．CD28 のリガンド★は抗原提示細胞表面タンパ
ク質 B7 (CD80, CD86) であり，活性化 B 細胞，活性化マクロファージそし
て樹状細胞に発現されている．B7 が CD28 に結合すると，CD28 を介して生
化学的シグナルが生じ，抗原レセプターを介したシグナルを増強して活性化誘導
シグナルとする．CD28 を介したシグナルに関してはすでに多くの研究がなさ
れ，IL-2 mRNA の安定化やホスファチジルイノシトール 3-キナーゼ（PI3 キ
ナーゼ）と Lck（Src ファミリーキナーゼの一つ）の活性化を介した IL-2
mRNA 転写因子 AP-1 と NF-κB★の活性化などが推測されている．

　こうして一次，二次の二つのシグナルによってナイーブ T 細胞が活性化され
ると，さらに活性化を補助するようなさまざまなタンパク質分子が T 細胞表面
に発現されるようになる．その代表的なものが CD40 リガンドであり，抗原提
示細胞上のタンパク質 CD40 と結合して両細胞に活性化シグナルを与える．そ
の結果，抗原提示細胞表面にはさらに多くの B7 分子が発現されるようになる．

　一方，それに遅れて，刺激された T 細胞の表面には，CD28 を介したシグナ
ル伝達を阻害するような分子 CTLA4 が発現されてくる．CTLA4 は CD28 と
同様に B7 を結合することができ，CD28 とも会合する．CTLA4 分子の細胞内
領域には，リン酸化を受けるチロシン残基を含む ITIM とよばれるモチーフがあ
り，そのリン酸化チロシンにチロシンホスファターゼ（tyrosine phosphatase）
SHP-2 が結合してきて，T 細胞抗原レセプターを介したチロシンリン酸化シグ
ナルを阻害する．すなわち，CTLA4 は免疫チェックポイント分子（14.3 節参
照）である．

　T 細胞の活性化に B7 のような，抗原提示細胞にしか発現されていない分子が
必要であるという事実から，がん細胞が T 細胞による免疫監視機構から逃避で
きることを説明することができる．すなわち，がん細胞は B7 のような共刺激分

子を発現していないので，がん細胞抗原を認識したT細胞はアナジーに陥ってしまうらしい．もしそれが事実ならば，がん細胞にB7を発現させるとT細胞はうまくがん細胞を認識することができ，活性化されてがん細胞を攻撃するにちがいない．実際，この推測が正しいことが試験管内の実験で確かめられている．また，逆に，移植免疫や自己免疫を抑えるためには，抗原刺激存在下で共刺激シグナルをブロックしてやればよいことになる．したがって，共刺激シグナルを制御できる薬剤は，免疫が関与する疾患の治療薬になることが期待できる．

9.4 Toll様レセプターを介した自然免疫系と獲得免疫系との機能連関

　自然免疫系には適応免疫系にみられるような免疫記憶へとつながるクローン特異的な抗原認識は認められないが，生殖細胞系のレセプターを用いた自己と非自己の識別を行う．自然免疫系のレセプターのほとんどが特定の細胞種すなわち，マクロファージ，樹状細胞，好中球などに非クローン的に発現されており，個々の細胞は広範囲の病原体を認識することができる．個々のレセプターは，前述のように，ヒトの細胞表面には存在しないような病原微生物に特徴的な分子構造のくりかえしパターン（pathogen-associated molecular pattern：PAMP）を認識するので，パターン認識レセプター（pattern-recognition receptor：PRR）とよばれる．

　マクロファージなどの貪食細胞は，病原体を認識するレセプターとして，マンノース結合レセプターやスカベンジャーレセプターなどの貪食を促すものに加えてfMet-Leu-Phe（fMLP）レセプターといった感染部位への遊走をひきおこすPRRを発現している．

　しかしながら，免疫系において最も重要な役割を担っているPRRはToll様レセプター（Toll-like receptor：TLR）である．TLRの発見は，従来の免疫系における自然免疫の概念を一変させることになった．すなわち，自然免疫はたんに感染初期にはたらくその場しのぎの免疫系ではなく，感染後の獲得免疫の強さを決定する中心的な役割を担う免疫系であることが明らかになった．

　2011年のノーベル生理学・医学賞は3人の免疫学者，TLRの発見に寄与したブルース・ボイトラー（B. Beutler），ジュール・ホフマン（J. A. Hoffmann）

9.4 Toll 様レセプターを介した自然免疫系と獲得免疫系との機能連関 **115**

と樹状細胞を発見したラルフ・シュタインマン（R. M. Steinman）に与えられた．ホフマンはショウジョウバエの背中と腹部の正常な分化に重要な遺伝子 *Toll* が細菌やカビから身を守るのに重要なはたらきをしていることを見いだした（1996 年発表）．その後，ヒトの体内にも *Toll* とよく似た遺伝子 *TLR* がいくつか存在することが報告されたが，ボイトラーは，*TLR-4* 遺伝子に欠損のある変異マウスがリポ多糖（エンドトキシン；グラム陰性菌の細胞壁）を投与されても生き延びる，すなわち，*TLR-4* が細菌感染による敗血症の発症に関与しており，*TLR-4* の産物が細菌表面のリポ多糖を認識しているレセプターであることを示唆した（1998 年発表）．

ヒトでは 10 種類の TLR が同定され，TLR-1～9 はそれぞれ病原体特有の異なる成分を認識している（表 9.1，TLR-10 のリガンドは不明）．TLR-3，TLR-7，TLR-9 は，エンドソーム膜内で細胞内に取り込まれた病原体の構成成分を認識する（図 9.4）．微生物のゲノム DNA には微生物特有の CpG 配列があり，シトシン（C）はほとんどメチル化されていない（COLUMN：2-1 参照）が，TLR-9 はこの構造を特異的に認識する．この CpG 配列は，細胞内寄生細菌に対して生体防御反応を行う Th1 細胞の著しい活性化を導く．したがって，合成 CpG DNA は，即時型アレルギー（I 型アレルギー）を抑制したり，強い抗腫瘍性活性を発揮したりする Th1 細胞応答を惹起することが予想されるので，そうした疾患の治療への応用が期待されている．

表 9.1 **TLR による病原微生物の認識**

TLR	リガンド
TLR-1／TLR-2 ヘテロ二量体	ペプチドグリカン リポタンパク質
TLR-2／TLR-6 ヘテロ二量体	リポアラビノマンナン（ミコバクテリア） *T. cruzi* のグリコシルホスファチジルイノシトール（GPI） ザイモザン（酵母）
TLR-3	二本鎖 RNA
TLR-4 二量体 （および MD-2, CD14）	リポ多糖（グラム陰性菌） リポテイコ酸（グラム陽性菌）
TLR-5	フラジェリン
TLR-7	一本鎖 RNA
TLR-8	G に富むオリゴヌクレオチド
TLR-9	非メチル化 CpG DNA

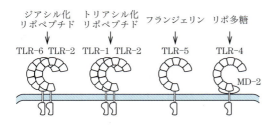

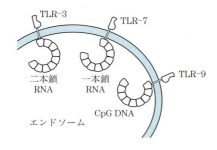

図9.4 **TLRによる病原微生物構成成分の認識**
[K. Murphy, *et al.*, 笹月健彦 監訳, "Janeway's 免疫生物学 原書第7版", 南江堂 (2010) より改変]

病原体構成成分がTLRに結合すると細胞内シグナル伝達系を介して転写因子NF-κBやIRFを活性化し炎症性サイトカイン（IL-1，IL-6，TNF-α，IL-12）や抗ウイルス活性を有するIFNが産生される．産生されるサイトカインの種類はTLRごとに異なる．さらに，TLRを介したシグナルは樹状細胞やマクロファージ細胞表面の補助刺激分子も発現させて，T細胞への抗原提示能をたかめることにより獲得免疫系の発動を促す（後述）．TLRを介した細胞内シグナル伝達経路は，転写因子NF-κBの活性化を導く．TLRの細胞内領域は，サイトカインIL-1のレセプターの細胞内領域と相同性がきわめて高いことからTIR（Toll/IL-1 receptor）ドメインとよばれている．TLRにリガンドが結合すると，TIRドメインにアダプタータンパク質MyD 88が結合し，それを介してセリン-トレオニンキナーゼIRAK（IL-1 receptor-associated kinase）が活性化される．その結果，細胞質内でNF-κBに結合している抑制性タンパク質IκBがリン酸化される．リン酸化されたIκBはNF-κBから解離して分解されるので，その結果，NF-κBは核内に移行し，転写因子活性を発揮して炎症性サイトカインを産生することになる．TLR-3とTLR-4においては，MyD 88を介さない経路も存在し，この経路においては別のアダプタータンパク質TRIFが機能しており，IFN-α，IFN-βの産生が誘導される．

9.4 Toll 様レセプターを介した自然免疫系と獲得免疫系との機能連関　　117

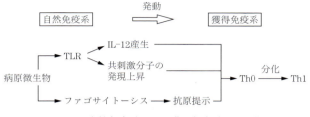

図 9.5　**自然免疫系による獲得免疫系の活性化**

　自然免疫系と獲得免疫系とは非自己の認識のしかたが異なるものの，相互の機能的な連関が認められる（図 9.5）．樹状細胞あるいはマクロファージの TLR が微生物の侵入を察知すると，種々の炎症性サイトカインが産生され，産生された IL-12 は未感作の T 細胞（Th0）にはたらいて Th1 細胞への分化を誘導する．また TLR を介したシグナルにより，Th1 細胞誘導に必要な CD40，B7（CD80，CD86）などの共刺激分子の発現が増強される．さらに樹状細胞やマクロファージはファゴサイトーシスによって病原微生物を細胞内に取り込み，その分解産物を主要組織適合遺伝子複合体（MHC）分子とともに抗原として T 細胞に提示する．こうして，微生物の侵入によってもたらされた自然免疫系の活性化は，TLR を発現している樹状細胞やマクロファージなどの抗原提示細胞（APC）によって，獲得免疫系の活性化をひきおこすことになる（図 9.5）．Th2 細胞応答と自然免疫系との連関については，まだ議論の余地はあるものの，最近の研究からいくつかの可能性が示唆されている．

　Th2 細胞への分化は IL-4 存在下で誘導されるが，自然免疫系で機能する NKT 細胞やマスト細胞が刺激後に IL-4 を大量に産生する．これらの細胞は末梢のリンパ組織へも移動できる．また，樹状細胞表面に発現されている TLR のうち，TLR-2 はリガンドによる刺激後に大量の IL-10 の産生を誘導するが IL-12 の産生量は少ない．このリガンドには病原菌表面に存在するリポタンパク質やペプチドグリカンが含まれる．さらに，樹状細胞が産生した T 細胞表面の Notch（細胞外に EGF（上皮増殖因子）リピートをもつ 1 回膜貫通型レセプター）に対するリガンドによって，T 細胞における IL-4 産生量の増大が認められた．

118   9 章 ● 免疫応答の制御

章 末 問 題

1. T 細胞の末梢性免疫寛容の一つの機構として考えられている「アナジー」とよばれる現象を,「抗原特異的」と「アポトーシス」という用語を用いて説明しなさい.

2. Th1 と Th2 細胞のどちらが細胞性免疫を亢進するか. また, IL-4, IL-10, IL-12, IFN-γのうちで, 体液性免疫を抑制する方向に作用すると考えられているものを一つ記しなさい.

3. 「共刺激分子」という用語を用いて, がん細胞が T 細胞の免疫監視機構から逃避できる理由を説明しなさい.

4. "自然免疫系の活性化が獲得免疫系の Th1 細胞の活性化をひきおこす" 過程について,「TLR」という用語を用いて簡潔に説明しなさい.

細胞性免疫

10

10.1 体液性免疫と細胞性免疫

　免疫には抗体が産生される場合と抗体が関係しない場合とがある．

　グリック（B. Glick）らは，トリのファブリキウス嚢を摘出すると抗体ができなくなるが，ウイルス感染には抵抗すること，皮膚移植も拒絶することを見いだし，抗体に依存しない免疫応答が存在することを初めて示した．現在では，ファブリキウス嚢がトリの B 細胞の分化成熟する器官であること（哺乳類では骨髄が B 細胞の分化成熟する器官である）がわかっているので，この結果は B 細胞が抗体を産生することを示している．一方，グッド（R. A. Good）らは，生まれてすぐに胸腺を除去すると皮膚移植を受けつけるようになることを見いだし，グリックらのいう抗体に依存しない免疫応答は胸腺に依存することを初めて示した．現在では胸腺が T 細胞の分化成熟する器官であることがわかっているので，この結果は T 細胞が皮膚移植の拒絶に関わることを示している．胸腺を除去された動物は抗体産生もできなくなるので，B 細胞が抗体を産生するようになるには T 細胞が必要であることがわかる．このようにして，抗体が産生される免疫応答と抗体に依存しない免疫応答が存在することがわかってきた．

　さて，プラウスニッツ（Prausnits）とキュストナー（Küstner）は，アレルギー患者の血清（IgE が含まれている）をアレルギーでない人に注射したあと，アレルゲン（アレルギーのもととなっている抗原）を注射するとアレルギー患者と同じ皮膚反応をおこすことができることを示した．この場合のアレルギー反応はすばやく（分のオーダーで）現れる，いわゆる即時型（I 型）アレルギーである．その後，チェース（Chase）らは，ツベルクリン反応を同じように血清で

移そうとしても移せず，リンパ球（T細胞）を用いる必要があることを示した．結核に罹ったことがあるかどうかを調べるのにツベルクリン反応が使われることは誰もがよく知っていることであるが，このツベルクリンはじつは結核菌から精製されたタンパク質である．そしてツベルクリン反応は反応（発赤と腫脹）に1～2日かかる，いわゆる遅延型アレルギー（IV型アレルギー）である．こうして，同じ過敏症でも，即時型は抗体が関係する体液性免疫，遅延型はT細胞が関係する細胞性免疫であることがわかってきた．もちろん抗体が産生されるのにも細胞（B細胞とヘルパーT細胞など）が必要なので，ここでの体液性と細胞性というのが，免疫されていない個体に免疫状態を移すのに必要な"もの"をさしていることに注意されたい．いずれにしても，このような方法でも，免疫（応答）は2種類に分類されることがわかってきた．現在では，体液性免疫を"抗体が産生される免疫応答"，細胞性免疫を"抗体に依存しない免疫応答"とみなすことが多い．これら二つの免疫応答を，細菌やウイルスのような病原体に対する防御機構を例にとって考えてみよう．

　ジフテリア菌や破傷風菌などは毒素を分泌して組織や細胞を傷害するが，これらの毒素はIgGやIgAクラスの抗体によって中和される．また多くの細菌は抗体が結合したり，さらに補体が活性化されたりすると，貪食細胞による取り込みが促進され（オプソニン化），殺菌される．したがって，これらの細菌に対する防御では抗体が有効である．しかし，ウイルス，結核菌などの，細胞内で寄生して増える病原体には抗体は近づけないので無効である．これらのうちウイルスは，ウイルス感染細胞が細胞傷害性T細胞によって直接破壊されることで排除される．一方，結核菌はマクロファージに貪食されてもファゴソーム（貪食小胞）とリソソームの融合を阻害してマクロファージ内で生き延びる．こうして生き延びたマクロファージ内の結核菌も，ヘルパーT細胞が産生するサイトカイン（インターフェロン（IFN)-γなど）がマクロファージを活性化すると，殺菌される．したがって，ウイルスや結核菌のような細胞内で寄生して増える病原体に対する防御では，抗体ではなく，細胞傷害性T細胞や活性化されたマクロファージといった細胞が有効である．

10.2 細胞傷害性 T 細胞

　細胞傷害性 T 細胞★ は，通常 CD4⁻CD8⁺ で，ウイルス感染，腫瘍免疫，移植片拒絶反応などさまざまな細胞性免疫応答において重要なはたらきをする．ただしウイルス感染における細胞傷害性 T 細胞の重要性は，ウイルスの種類によって異なり，ヒトでは天然痘ウイルスやエプスタイン-バー（Epstein-Barr：EB）ウイルスの場合に細胞傷害性 T 細胞が重要な役割を演じている．これに対しインフルエンザウイルスやポリオウイルスの場合には，IgG や IgA が重要な役割を演じている．

　細胞傷害性 T 細胞はおもにパーフォリンとグランザイムに依存する経路によって標的細胞にアポトーシスを誘導する．パーフォリンは補体第 9 成分（C9）に似たタンパク質で，C9 と同様，膜に孔を形成する能力があるのに対し，グランザイムはセリンプロテアーゼの仲間で，グランザイム A，B など数種類存在する．グランザイムとパーフォリンは細胞内顆粒にたくわえられている．

　標的細胞がウイルス感染細胞の場合，ウイルスタンパク質がプロテアソームによって分解され，断片化されたペプチドが主要組織適合遺伝子複合体（MHC）クラス I 分子に結合して，細胞表面に提示される．標的細胞ががん細胞の場合も，がん遺伝子産物などが細胞内でプロテアソームによって分解され，断片化されたペプチドが MHC クラス I 分子に結合して，細胞表面に提示される．がん細胞ではしばしば MHC クラス I 分子が消失したり，本来の MHC クラス I 分子とは異なる MHC クラス I 分子を発現したりして細胞傷害性 T 細胞からの傷害作用を回避しようとする．

　標的細胞に提示された抗原に特異的細胞傷害性 T 細胞が結合すると，シグナルが細胞傷害性 T 細胞に伝達され，その結果，細胞傷害性 T 細胞内の顆粒が細胞傷害性 T 細胞と標的細胞の結合部分に移動する．すると顆粒内にたくわえられていたパーフォリンの助けによって顆粒内のグランザイムが標的細胞に送り込まれて標的細胞のアポトーシスが誘導される．アポトーシスをおこした標的細胞は細胞表面にホスファチジルセリンを発現するので，マクロファージによってすみやかに認識，貪食され，最終的にリソソーム内で消化される．

　細胞傷害性 T 細胞は Fas と FasL（COLUMN：10-1）に依存する経路によっても細胞にアポトーシスを誘導する．Fas は TNF レセプターファミリーに属

COLUMN：10-1　　Fas と FasL

　Fas は分子量 43 kDa の膜タンパク質で，アミノ末端が細胞外にあり，TNF（サイトカインの一種，腫瘍壊死因子）レセプターの仲間である．一方，Fas リガンド（FasL）は分子量 36～43 kDa の膜タンパク質で，アミノ末端が細胞質側にあり，TNF の仲間である．Fas に FasL が結合するとアポトーシスがおこる．Fas と FasL を両方発現している組織は，胸腺，肺，脾臓，小腸，大腸，精嚢，前立腺，子宮などであり，これらのいくつかではアポトーシスが細胞の回転（絶えざる成長と死）や組織の恒常性の維持に関与しているとされている．マウスでは Fas に欠陥がある *lpr* マウス，FasL に欠陥がある *gld* マウスが知られており，いずれも自己免疫疾患を発症する．

し，FasL は TNF ファミリーに属していて，両者は互いにレセプターとリガンドの関係にある．細胞傷害性 T 細胞上の FasL が標的細胞上の Fas に結合すると，標的細胞にアポトーシスが誘導される．この後のプロセスは上に述べたのと同じである．

　細胞傷害性 T 細胞は病原体からからだを守るだけでなく，からだに傷害を与えることもある．ヘルペスウイルスによる顔面ヘルペスはその一例である．

　細胞傷害性 T 細胞への分化には 2 通りの道筋がある．一つは，樹状細胞によって抗原提示され，ナイーブT細胞（抗原にであったことのない T 細胞）の状態から活性化されたエフェクターT細胞（ここでは細胞傷害性 T 細胞）へとそのまま分化するという道筋である．もう一つは，ある種のウイルスや移植片に対する細胞傷害性 T 細胞の分化の場合で，ヘルパー T 細胞がエフェクター T 細胞に分化して抗原提示細胞を活性化し，それにより細胞傷害性 T 細胞がナイーブ T 細胞からエフェクター T 細胞へと分化するという道筋である．

　たとえば，X 線照射した A マウスに，他系マウス（B）の脾臓細胞や胸腺細胞を移入して数日後に脾臓細胞を取り出すと，A マウスに対する細胞傷害性 T 細胞が誘導されてくる．このとき B マウスの骨髄細胞を移入しても誘導されないので，移入された B マウス由来の T 細胞が A マウスに存在する同種他個体間で異なる抗原（アロ抗原）によって感作され，細胞傷害性 T 細胞へと分化したということがわかる．

　細胞傷害性 T 細胞は試験管内でも容易に誘導することができる．一般に系統

の異なる個体（同種他個体）由来のリンパ球，たとえば脾臓細胞を混合すると，T 細胞の増殖と細胞傷害性 T 細胞の誘導がおこる（混合リンパ球培養）．これは同種他個体間で MHC が異なるためにおこる反応で，一般の抗原に対する反応と比べとても強い．言い換えると，一般の抗原に比べ多数の T 細胞クローンが反応する．ここで反応している T 細胞はそれぞれ自らの MHC に拘束された抗原特異性をもっているのだけれども，自らの MHC とは異なる MHC（とそれによって提示される抗原）をも認識している（交叉反応している）という点に注意すべきである．しかし，一度移植片を拒絶した個体（宿主）に再び同じドナー由来の移植片を移植すると最初よりも早く拒絶されるので，非自己の MHC クラス I 分子に対する特異的な免疫応答が存在することも確かである．混合リンパ球培養では，T 細胞の増殖は MHC クラス II 分子が異なる組合わせのときにひきおこされるのに対し，細胞傷害性 T 細胞の誘導は MHC クラス I 分子が異なる組合わせのときにひきおこされる．

10.3　細胞内寄生性細菌に対する免疫反応

　細胞内寄生性細菌には，結核菌のほか，らい菌，ブルセラ菌，レジオネラ菌，リステリア菌，サルモネラ菌などが含まれ，これらの細菌はマクロファージや樹状細胞に貪食されても殺菌されずに生き延びることができる．たとえばブルセラ菌，レジオネラ菌，サルモネラ菌は，結核菌と同様，貪食されてファゴソームに入っても，ファゴソームとリソソームの融合を阻害して殺菌から免れる．一方リステリア菌は，貪食されてファゴソームに入ったあとファゴソーム膜に傷害を加えて細胞質に逃れ出ることで殺菌から免れる．

　結核菌などの細胞内寄生性細菌は樹状細胞に取り込まれた後，所属リンパ節に運搬され，そこで抗原特異的ナイーブ T 細胞が活性化されるとエフェクター T 細胞とメモリー T 細胞が生じ，細胞性免疫が成立する．このような個体で Th1（1 型ヘルパー T）細胞（9.2 節参照）から産生された IFN-γ によってマクロファージが活性化されると，一酸化窒素（NO），活性酸素（スーパーオキシドアニオン（O_2^-），ヒドロキシルラジカル，過酸化水素），NO とスーパーオキシドアニオンとから生成されるペルオキシナイトライト（$ONOO^-$）などによって細胞内寄生性細菌は殺菌されるようになる．

IFN-γは誘導性NOシンターゼ（iNOSまたはNOS2）の発現を強く誘導し，アルギニンからNOを大量に産生する．一方，活性酸素のうちスーパーオキシドアニオンはNADPHオキシダーゼという酵素によってNADPHと酸素から産生される．NADPHオキシダーゼはフラボシトクロムb558（gp91 phoxとp22 phox）と3種類の細胞質タンパク質から構成されている．慢性肉芽腫症患者ではNADPHオキシダーゼに変異があるため，スーパーオキシドアニオンを産生できず，殺菌能が著しく低下している．

結核菌がIFN-γによって活性化されたマクロファージによって十分に殺菌されず，感染が慢性化すると，しばしば肉芽腫が形成される．肉芽腫内の結核菌は不活性となり，しかも活性化T細胞によって封じ込められている．この場合，結核菌は殺菌されずに生き延びているが，封じ込められているので，通常は感染が広がることはない．肉芽腫の中心はマクロファージが密接に集合して形成された巣状病変で，マクロファージはしばしば融合して多核化し，巨細胞となっている．肉芽腫のマクロファージは通常のマクロファージとは形態が異なり上皮細胞に似ていることから，類上皮細胞ともよばれる．また肉芽腫の中心部の細胞は壊死している．

結核の場合，感染した患者の90%は無症状である．しかし残りの10%の患者では症状が現れ，適切に処置されないと致死率は3分の2に及ぶ．またもし感染巣から結核菌が血流にはいると，感染が全身に広がり，処置をしても致死率は30%に達する．後天性免疫不全症候群（AIDS）患者や新生児ではこのような経過をたどることが多い．

10.4 IV型アレルギー（遅延型アレルギー）

ツベルクリン反応は代表的な遅延型アレルギーの一つで，反応（発赤，皮膚の腫れ，硬結）が通常24～48時間でピークを迎えるため，遅延型といわれる．

ツベルクリンは結核菌から抽出されたタンパク質で，これにより結核菌に感染したことがあるかないか，BCGによって免疫されたかどうか，を調べることができる．BCGはウシ結核菌に由来する弱毒化ワクチンで，世界中で広く使用されている．

結核菌に感染したことがないヒト，あるいは弱毒化された結核菌であるBCG

10.4 IV型アレルギー（遅延型アレルギー）　**125**

によって免疫されていないヒトの皮内にツベルクリンが注射されると，ランゲルハンス細胞という未熟樹状細胞が取り込み，所属リンパ節に移動する．その間にランゲルハンス細胞は成熟化して，MHCクラスII分子や共刺激分子などを発現するようになり，結核菌特異的ナイーブT細胞を活性化する．結果，エフェクターT細胞とメモリーT細胞が生じる．ただし，この過程では皮膚反応（遅延型アレルギー）はほとんどおこらない．

　一方，結核菌に感染したことがあるヒト，あるいはBCGによって免疫が成立したヒトには，結核菌特異的メモリーT細胞が血流やリンパだけでなく皮膚や肺などにも存在する．これらのヒトの皮内にツベルクリンが注射されると，メモリーT細胞が所属リンパ節で活性化されるだけでなく，皮膚などの局所でも活性化される．所属リンパ節で活性化されたメモリーT細胞もその後皮膚に浸潤する．こうして皮膚に浸潤した活性化T細胞（Th1細胞）から放出されるIFN-γやTNF-βを介して遅延型炎症反応がおきる．この反応では，最初に好中球が，ついでT細胞，単球が皮膚に浸潤する．また，血管内皮の透過性が増大して，フィブリノーゲンが皮膚組織にはいり，フィブリンに変化して沈着し，硬結をもたらす．ツベルクリン反応はCD4$^+$T細胞とCD8$^+$T細胞の両方に依存する．

　接触過敏症は別の代表的な遅延型アレルギーで，実験的にはジニトロフルオロベンゼン（DNFB），トリニトロベンゼンスルホン酸（TNBS），フルオレセインイソチオシアナート（FITC），ピクリン酸といったハプテンを皮膚に塗布するとおこすことができる（接触皮膚炎のモデル）．またウルシやニッケルによっておこる過敏症反応も接触過敏症である．この反応は感作と惹起の二つの過程からなり，感作の過程では，塗布されたハプテンは自己タンパク質と反応して複合体を形成し，ランゲルハンス細胞に取り込まれる．ランゲルハンス細胞は所属リンパ節に移動するとともに成熟化して，ハプテン特異的ナイーブT細胞を活性化し，エフェクターT細胞とメモリーT細胞が生じる．ツベルクリン反応と同様，感作の過程で皮膚反応（遅延型アレルギー）はほとんどおこらず，やがてメモリーT細胞の一部は皮膚に浸潤して存在することとなる．惹起の過程では，塗布されたハプテンが自己タンパク質と反応して複合体を形成し，ランゲルハンス細胞に取り込まれ，皮膚でメモリーT細胞に抗原を提示する．こうしてメモリーT細胞が活性化されてIFN-γ，TNF-α，IL（インターロイキン)-17など

のサイトカインが産生されると，それらにより角化細胞からさまざまなケモカイン，サイトカインが産生されて，遅延型アレルギーがおきる．この反応でも，最初に好中球が，ついでT細胞，単球が皮膚に浸潤する．これらの浸潤にはCXCL8，CXCL10，CCL2などのケモカインがかかわる．接触過敏症は抗原によって，CD8$^+$T細胞がエフェクター細胞であって制御性T細胞（Treg）がその機能を抑制しているタイプ（ウルシの場合）と，CD4$^+$T細胞（Th1細胞）がエフェクター細胞であるタイプ（ピクリン酸の場合）とがある．環境因子の中でも紫外線は，ランゲルハンス細胞を除去するなどして，接触過敏症の感作と惹起の両方を抑制することで知られる．

章末問題

1. 系統の異なる A と B のマウスがある. A の脾細胞を X 線照射してから B の脾細胞と混合して培養すると細胞傷害性 T 細胞を誘導することができる. 次の問に答えなさい.

  1) 生じた細胞傷害性 T 細胞はどちらのマウス由来の標的細胞を傷害するか.

  2) 生じた細胞傷害性細胞が T 細胞であることを確かめるために, T 細胞特異的抗体と補体で処理しその効果をみたい. この抗体はなんという抗原に対するものか.

  3) X 線照射するのはなんのためか.

2. 免疫応答には体液性免疫と細胞性免疫とがある. これらの免疫状態を非免疫動物に移すことについての, 次の文章の（　）の中に適当な語を入れなさい.

　花粉に対する過敏症は花粉に対する（ 1 ）抗体が担っている. 花粉に対するアレルギーが成立しているかどうかは, 花粉抗原を皮膚に注射して（ 2 ）型アレルギーがおこるかどうかで容易に調べられる. この免疫状態を非免疫動物に移すにはリンパ球と血清のうち（ 3 ）が有効である. したがって花粉に対する過敏症は（ 4 ）性免疫である. 一方, 結核菌に対する免疫は（ 5 ）細胞が主役を演じている. この免疫状態が成立しているかどうかは, （ 6 ）を皮膚に注射して（ 7 ）型アレルギーがおこるかどうかで容易に調べられる. この免疫状態を非免疫動物に移すにはリンパ球と血清のうち（ 8 ）が有効である. したがって結核に対する免疫は（ 9 ）性免疫である.

3. T 細胞とナチュラルキラー（NK）細胞の両方に共通する細胞傷害機能の欠損したマウスで, がんに対する生体監視機構について調べた論文（M. E. van den Broek, *et al., J. Exp. Med.,* **184**, 1781 (1996)）の要旨を読み, ウイルス発がんや化学発がんにおける T 細胞と NK 細胞の役割を述べなさい.

4. 正誤を答えなさい.

  1) ウルシに対する過敏症はおもにウルシに対する IgE 抗体が関係している.

  2) 細胞性免疫は免疫の成立にリンパ系細胞が深く関係することからこの名前がある.

  3) マクロファージなどが殺菌に用いるスーパーオキシドアニオン, 過酸化水素のような分子を活性酸素と総称する.

  4) 細胞内寄生性病原体の防御反応には T 細胞が関与する.

  5) ツベルクリン反応は結核のための予防注射である.

  6) ツベルクリン反応には結核に対する抗体が関係している.

炎症と接着分子・サイトカイン　11

11.1　炎症とはなにか

　炎症とは生体に感染や外傷，火傷あるいはアレルゲンなどの有害な刺激が与えられたときにおこる局所的な組織反応全体をさす用語で，ときには局所の反応に伴う全身的な現象を含めてさす．炎症（inflammation）という記述は，2000年も前から四つのラテン語でその特徴が記載されている．すなわち，発赤（*rubor*），発熱（*calor*），疼痛（*dolor*），腫脹（*tumor*）である（これに機能障害を加えて，炎症の五徴という）．これらは急性炎症の肉眼的特徴を示しているが，この現象は局所的な血管の変化，すなわち血管の拡張，透過性の亢進，白血球の浸潤によるものである．たとえば，けがをするとその部分は充血して赤くなり，やや熱感をもち，腫れて痛みを感じるようになる．このような症状は，からだの傷ついた部分の組織がけがに反応したためにおこるもので，この一連の過程

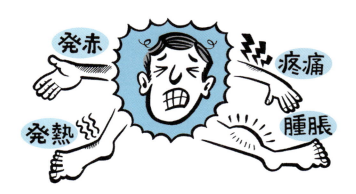

が炎症反応である．

炎症の局所では，微小循環血流の増加（充血）により，発赤と発熱がおこる．この発熱は局所的なものである．また，炎症部位では毛細血管壁の透過性が亢進して，血液成分が血管外へ滲出し，組織成分が増加するために，疼痛と腫脹がおきる（図11.1）．炎症をおこす物質（起炎物質）としては，病原菌，化学物質，自己崩壊した組織などがある．通常の場合，これらの症状はしばらくして治まる．すなわち，炎症反応の進行過程で，死んだ細菌や細胞や壊死した組織は白血球によって除去され，傷ついた皮膚の上皮組織は再生し，失われた組織があれば

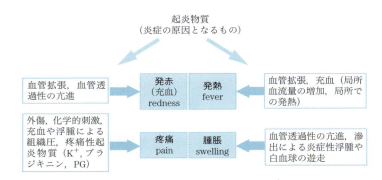

図11.1　炎症の4徴候とその機序

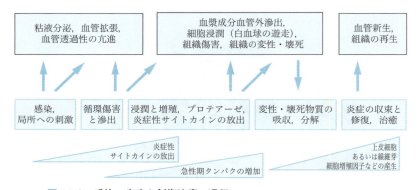

図11.2　感染・炎症と創傷治癒の過程
　　　　さまざまな組織反応やサイトカイン，増殖因子などが関与する．

線維性の組織によって置き換わる．その結果，傷は修復し組織が再生して治癒に向い，炎症反応が収束する（図 11.2）．炎症部位になぜ，血液中を循環している白血球が遊走，浸潤してくるのかについては，11.3 節以下で述べる．

通常の細菌感染に伴う炎症では，好中球やマクロファージのような白血球がかかわるのに対し，花粉や吸入アレルゲンによって気管支上皮で発症する喘息などはアレルギー性炎症とよばれ，マスト細胞や好酸球がかかわる．後者はＩ型アレルギーに分類される（13 章参照）．

炎症反応はエンドトキシンショックに代表される全身性の血管内反応と一部の臓器に障害をひきおこす局所反応に大別される．また，与えられる刺激によって，関与する細胞や炎症の程度がさまざまであり，時間的には急性炎症と慢性炎症に分けられる．急性炎症は外傷や火傷，細菌感染，毒素の侵入などの刺激によってすみやかにひきおこされる．このような刺激が皮膚や肺，小腸などの臓器に与えられると，これらの組織の結合組織に存在するマスト細胞からヒスタミンや血管壁に作用する物質が放出される脱顆粒* がおきる．脱顆粒がおきると種々のケミカルメディエーター* やサイトカイン* が放出され，血管透過性が高まるなど炎症が拡大していく．炎症の慢性過程では抗体や T 細胞による特異的免疫反応がおき，細胞性免疫反応が起きるとともに，組織の修復がなされ，炎症は収束に向かう．

11.2　炎症にかかわる細胞群

炎症の背景には多くの免疫反応が介在し，免疫反応と密接にかかわっているが，酸やアルカリなど抗原性のない物質による組織障害もある．炎症反応は基本的には異物による障害を取り除き，生体の恒常性を保つ機構であって，免疫反応を包括するものと考えられる．炎症反応に関与する細胞は主として，多形核白血球である好中球，好酸球，好塩基球と，単核細胞である単球・マクロファージ（単球とマクロファージの関係は 5.2 節参照）である．そのため，これらの白血球は炎症性細胞ともよばれる．好中球やマクロファージは貪食作用があり，生体の防御機構に重要な役割を果たす．

急性炎症反応では，血管透過性の亢進による血漿の漏出と多形核白血球の血管外への浸潤が主体であるが，慢性の炎症では単球やリンパ球，ときには少数の好

酸球や好塩基球が炎症部位へ集積し，血管外へ浸潤する．好酸球はとくにアレルギー性の炎症反応で重要である．

11.3　炎症における PAMP と DAMP の役割

　ジャネウェイ（Janeway）らは微生物特有の分子構造で，サイトカインや自然免疫に関連するタンパク質の産生を誘導する一連の分子を病原体関連分子パターン（PAMP）と名づけた（9.4 節参照）．PAMP を認識するレセプター（受容体）をパターン認識レセプター（PRR）とよび，Toll 様レセプター（TLR）ほか RLR（RIG-I-like receptor），NLR（NOD-like receptor）などがある．PRR は元来，外来微生物の認識レセプターとして同定されたものであるが，自己の細胞の細胞質や核内にも PRR に結合する分子（＝リガンド）が存在し，これらも TLR などを介して炎症を誘起する．このような内因性物質は傷害関連分子パターン（damage-associated molecular pattern：DAMP）あるいはアラーミン（alarmin）＊とよばれる．

　発生や免疫，細胞回転などで細胞はアポトーシスに陥る（9.1 節参照）が，アポトーシス細胞はマクロファージなどの貪食細胞によって貪食除去され，炎症を伴わない．一方，火傷や細菌感染などによって細胞がネクローシスに陥ると，熱ショックタンパク質（HSP），HMGB-1，S100 タンパク質などの DAMP が放出され，マクロファージや樹状細胞などに作用して，サイトカイン産生をひきおこす．これは，アポトーシス細胞の膜は無傷であるのに対し，ネクローシス細胞の膜は穴があいていてこれらのタンパク質が通ることができるからである．ネクローシス細胞やオートファジー＊に陥った細胞自体もまた，アラーミンとして作用する．

　細胞死には，アポトーシスとネクローシスのほかに，オートファジー細胞死，ネクロトーシス（necroptosis），ネットーシス（NETosis）などさまざまなタイプが存在する．オートファジーは自食という意味であることからもわかるとおり，本来は飢餓のときなどに生存のため自らの細胞小器官をリソソームで分解処理して栄養源とするしくみだが，傷害をうけた細胞小器官も同じしくみで分解処理され，過剰にオートファジーが誘導されると細胞死がもたらされる．ネクロトーシスは形態的にはネクローシスと似るが，腫瘍壊死因子（TNF）-α などに

よって能動的に誘導され，カスパーゼの活性化はみられず，RIPK（receptor interacting protein kinase）というキナーゼがかかわる．ネットーシスは好中球の細胞死の一つで，核膜や細胞膜の破断を介した NETs（neutrophil extracellular traps，好中球細胞外トラップ）の放出を伴う．

PAMP や DAMP をマクロファージが感知して，好中球が浸潤してくると，炎症反応が惹起される．その後，損傷細胞の修復処理，線維芽細胞の増殖というプロセスによって，炎症は収束に向かうことになる．一方，PAMP や DAMP を樹状細胞が感知すると，樹状細胞からの抗原情報は獲得免疫系に伝達され，抗体産生や細胞性免疫応答につながる．その後，損傷細胞の修復処理，線維芽細胞の増殖というプロセスによって，炎症は収束に向かうことになる．

11.4　接着分子

白血球が炎症部位に集積することはよく知られていることであるが，このさい白血球は炎症部位の血管内皮細胞に接着し，血管壁を浸潤していく必要がある．白血球と血管内皮との相互作用には，種々の接着分子やサイトカインがかかわっている．接着分子* は従来，フィブロネクチンやコラーゲン，ラミニンのような細胞外基質を構成するタンパク質をさすことが多かったが，後述のように免疫・炎症反応にはセレクチンやインテグリンファミリーとよばれる接着分子が関与している．接着分子はそれ自身がリガンドまたはレセプターとして細胞間の有機的な構造を維持するばかりでなく，細胞間の情報伝達や機能発現にとっても重要な役割をもっている．

現在までに多くの接着分子が同定されているが，これらは構造的に類似したいくつかのファミリーに分類できる．接着分子はカドヘリンのように強固で秩序ある細胞間接着（タイトジャンクション）させるために必須な分子と，ノンジャンクショナルなものがある．一つの組織を構成する多数の細胞は互いに離れ離れにならないように強固に結合していなければならない．このような同種細胞間でのタイトジャンクションはカドヘリン分子同士での結合であり，これをホモフィリック接着とよぶ．これに対し，免疫や炎症での細胞間接着は種類の異なる細胞同士のもの（ヘテロフィリック接着）であり，これにかかわる分子種にはセレクチンファミリー，インテグリンファミリー，免疫グロブリン（Ig）スーパーファ

134   11 章 ● 炎症と接着分子・サイトカイン

表 11.1   接着分子の種類と特徴

ファミリー	所属する接着分子	性 質
セレクチンファミリー（糖鎖と結合）	MEL-14（CD62L；L-セレクチン），PADGEM（CD62P；P-セレクチン），ELAM-1（CD62E；E-セレクチン）	N 末端側からレクチン様ドメイン，EGF 様ドメインおよび複数の補体結合タンパク質様ドメインをもつ．リガンドはシアリル LewisX など
Ig スーパーファミリー（インテグリンのパートナー分子）	CD2(LFA-2)，CD4，CD8，CD28，B7，CD56，LFA-3(CD58)，ICAM-1(CD54)，ICAM-2(CD102)，VCAM-1	2 個の β シートを含んだ 90～100 個のアミノ酸からなる Ig 類似ドメインをもつ．ICAM-1 のリガンドは LFA-1
インテグリンファミリー（細胞外基質との接着能が高い）	β_1-インテグリン(VLA-1～6)，β_2-インテグリン (LFA-1, Mac-1, P150/95)，β_3-インテグリン (gpIIb/IIIa, VNR)，その他，β_4～β_8-インテグリン	非共有結合した α 鎖と β 鎖からなるヘテロ二量体（少なくとも 12 種類の α 鎖と 8 種の β 鎖がある）
シアロムチンファミリー（白血球と内皮の接着に関与）	CD34，GlyCAM-1，MAdCAM-1	ムチン様血管アドレッシン，L-セレクチンのリガンド
CD44 ファミリー（ヒアルロン酸レセプターファミリー）	CD44 (Hermes, ECMRIII)	N 末端側に軟骨プロテオグリカンに類似の部位を有する

PADGEM：platelet activation-dependent granule external membrane，ELAM：endothelial leucocyte adhesion molecule，VNR：ビトロネクチンレセプター，GlyCAM-1：glycosylated cell adhesion molecule-1，MAdCAM-1：mucosal vascular addressin cell adhesion molecule-1.

ミリー，シアロムチンファミリー，CD44 ファミリーの 5 種類が知られている（表 11.1）本章では免疫と炎症との関連からこれらのタイプを中心に述べる．

11.4.1   セレクチン分子

セレクチン★ はその語源が select（選択する）＋lectin（レクチン★）であることからも推測されるように，糖鎖を認識して結合する接着分子である．セレクチンは白血球の血管内皮上でのローリング（11.5 節）に重要な役割を担っている．セレクチンに共通する構造は，N 末端を細胞外に，C 末端を細胞内にもつ I 型糖タンパク質であり，細胞外部分は N 末端から C 型レクチン様ドメイン（L），上皮増殖因子（EGF）様ドメイン（E）および 2～9 個の補体結合ドメイン（C）をもつ分子である（図 11.3）．セレクチンは糖鎖を認識するレクチンドメインを含む，独特の三つの LEC ドメインをもつことから，当初レクチン型細胞接着分

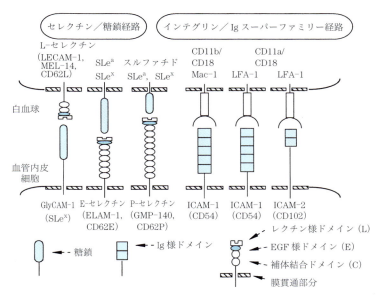

図 11.3　白血球と内皮細胞相互作用にかかわる接着分子群

子 LECAM（lectin-type cell adhesion molecule）あるいは LEC-adhesion molecule とよばれた．セレクチンファミリーには L-セレクチン（LECAM-1, MEL-14, LAM-1, CD62L），E-セレクチン（LECAM-2, ELAM-1, CD62E），P-セレクチン（LECAM-3, PADGEM, GMP-140, CD62P）の 3 種類がある．L-セレクチンは白血球に構成的に発現しており，E-セレクチンは活性化血管内皮細胞に，また P-セレクチンは活性化血小板および活性化血管内皮細胞に発現する．セレクチンは白血球などに発現している シアリル LewisA（Le^a）や シアリル LewisX（Le^x）などの糖鎖構造，スルファチドなどの硫酸化糖鎖を認識する（COLUMN：11-1）．

　L-セレクチンの特徴は，リンパ球，好中球，単球などほとんどすべての白血球に構成的に，すなわち刺激をすることなしに発現していることである．L-セレクチンのもう一つの特徴は，細胞を活性化すると膜表面からすみやかに放出され，消失することである．

　E-セレクチンの発現は活性化内皮細胞に限局され，インターロイキン（IL）-1，TNF-α のような 炎症性サイトカインにより，その発現が誘導される．なお，

COLUMN：11-1　セレクチンのリガンド糖鎖の構造

　セレクチンのリガンドが糖鎖分子であることはN末端にレクチン様ドメインをもつことから予想されていたが，E-セレクチンのリガンドがシアリルLewisA（Le^a）やシアリルLewisX（Le^x）であることが明らかとなった．シアリルLe^a，Le^{x}は下図のような構造をもち，E-セレクチン，P-セレクチンのいずれにも結合する．スルファチドのような硫酸化糖鎖やシアリルi-Le^{x}もリガンドとなる．シアリルLe^{a}やシアリルLe^{x}は白血病や消化器がん，肺がんなどの腫瘍マーカーとして用いられていたもので，セレクチンとがんの転移との関係が注目されるようになっている．

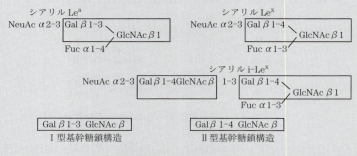

シアリルLe^{a}とシアリルLe^{x}は基幹糖鎖がⅠ型かⅡ型かの違いであり，立体構造は似ている．
NeuAc：N-アセチルノイラミン酸（シアル酸），Gal：ガラクトース，GlcNAc：N-アセチルグルコサミン，Fuc：フコース．
[神奈木玲児 編，中森正二，"細胞接着分子と疾患"，p.51，羊土社（1996）]

　L-セレクチンは活性化内皮細胞上のCD34やGlyCAMと結合するが，これは**ムチン様血管アドレッシン**（あるいはたんに**アドレッシン***）とよばれ，シアロムチンファミリーに分類される．

11.4.2　インテグリンファミリー

　インテグリン*はα/β鎖のヘテロダイマーからなり，α鎖（分子量140～200 kDa），β鎖（分子量90～110 kDa）には少なくともそれぞれ12種類と8種類が同定されており，β鎖の種類によって8種類のサブファミリーに分類される．このうち，$β_1$および$β_3$サブファミリーは免疫系だけでなく，広汎な細胞に発現が認められ，多くはフィブロネクチン，ラミニン，コラーゲンなどの細胞

外マトリックスをリガンドとするもの，すなわち，これらのレセプターとして機能する分子である．一方，β_2-インテグリンは白血球にのみ発現するもので，別名白血球インテグリンともよばれている．β_2-インテグリンに属するものとして，LFA-1（lymphocyte function-associated antigen-1，CD11a/CD18，$\alpha L \beta_2$），Mac-1（CD11b/CD18，$\alpha M \beta_2$），p150/95（CD11c/CD18，$\alpha X \beta_2$）があり，いずれも β_2 鎖（CD18）が共通である．LFA-1 は免疫グロブリン（Ig）ファミリーに属する ICAM-1（intercellular adhesion molecule-1，CD54），ICAM-2（CD102）に対するレセプターである．また，Mac-1（CD11b/CD18）は ICAM-1 ならびに補体成分である iC3b のレセプターでもある（図 11.3）．

なお，白血球粘着不全症（leukocyte adhesion deflciency：LAD）★ とよばれる遺伝性疾患では β_2 鎖が欠損していて，白血球の血管外への遊出に異常がある．この疾患の患者では細菌感染しても好中球が浸潤できず，感染症にかかりやすい特徴がある（15.2.2 d. 項参照）．このことは β_2-インテグリンが細胞の接着と遊出にとって必須であることを示すものである．

11.4.3　免疫グロブリン（Ig）スーパーファミリー

Ig にみられるような，二つのシステイン残基の S−S 結合により形成される約100 個のアミノ酸を単位とするドメイン構造をもつ分子群を，Ig スーパーファミリーとよぶ．これには主要組織適合遺伝子複合体（MHC）分子，T 細胞レセプター，IL-1 レセプター，IL-6 レセプター，CD2 分子，CD4 分子，CD8 分子，CD28 分子，ICAM-1，LFA-3 分子などがある．

このファミリーの代表的な接着分子として ICAM-1，ICAM-2，VCAM-1（vascular cell adhesion molecule-1）があり，これらはインテグリンファミリーの LFA-1，VLA-4（very late antigen-4）のリガンドとなっている．インテグリンと ICAM-1 は白血球と内皮細胞のローリング，トリガリングに続いておこる接着をより強固にするためにも重要な分子群である．

11.5　自然免疫，炎症と接着分子のかかわり

自然免疫で重要なはたらきをする白血球，とくに好中球は，通常定常状態では

血液中を循環しており，組織には浸潤しない．血管内をローリング（回転）しながら流れている白血球が感染や炎症部位へ動員される過程は，内皮細胞への接着，内皮の通過，血管外への遊出という多段階である．この過程は，(1) ローリングと弱い接着（テタリング tethering），(2) 強い接着，(3) 血管外への遊出，(4) 炎症局所への遊走の4段階に分けられる（図11.4）．

血管内皮は定常状態ではセレクチンを発現していないので，白血球（好中球）は血管壁に沿ってローリングし，血管内皮には結合しない．最初の段階 (1) で，感染や炎症部位で炎症性サイトカイン TNF-α，IL-1 が産生されると，これらのサイトカインは内皮細胞上に E-セレクチンを発現させるので，白血球が接着する．ただし，その接着は血流に抗えるほどは強くないが，速度を落としながら接着と離脱を繰り返す（テタリング）．次に，(2) 炎症性サイトカインは，内皮細胞に発現するインテグリン ICAM-1 を発現させる．白血球も炎症性サイトカインやケモカインにより活性化され，インテグリン分子のレセプターである LFA-1（β_2-インテグリン）や VLA-4（β_1-インテグリン）が発現する．これにより，白血球と内皮細胞が強く接着する．段階 (1)(2) では，いわゆるホーミングレセプター（11.7節）も関与する．サイトカイン，ケモカインの刺激が強

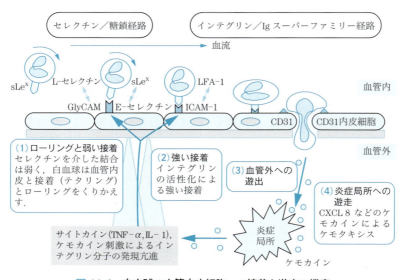

図 11.4 白血球の血管内皮細胞への接着と遊走の機序

ければ，好中球と内皮細胞の接着は持続する（遊走の必要がないとき接着は解消される）．さらに，（3）活性化され，接着した白血球は形を変形させ，血管内皮細胞に発現する CD31 分子との相互作用によって，血管内皮間を通過して，血管外へ遊出する．さらに，（4）感染や炎症局所でケモカインが産生されると，その濃度勾配を感知して遊走する（ケモタキシス）．もし，ケモカインが，CXCL8 であれば好中球が，また，CCL2 であれば単球がひき寄せられる．なお，炎症の初期（数時間後）には好中球が主体に浸潤し，1〜2 日後には単球の浸潤に移っていく．

11.6 炎症性サイトカイン

11.6.1 炎症性サイトカインの産生とその役割

サイトカインは免疫・炎症反応において微量産生される生理活性物質で，生体防御機構において重要な役割をもつ．サイトカインの特徴については表 8.1 にまとめた．サイトカインのうち，とくに炎症反応にかかわるサイトカインを炎症性サイトカイン（inflammatory cytokine）とよぶ．炎症性サイトカインは炎症巣で，免疫複合体や菌体成分（エンドトキシンなど）によって刺激をうけたマクロファージから産生され，好中球や好酸球，マクロファージを刺激し，急性炎症反応の進展にかかわる．おもな炎症性サイトカインとしては，IL-1（IL-1α/β），IL-6，IL-8（CXCL8），TNF-α，IFN（インターフェロン)-γ，MCP-1（CCL2），GM-CSF（顆粒球・マクロファージコロニー刺激因子）などがある．これらのサイトカインは主としてマクロファージから産生されるが，マクロファージだけでなく，炎症部位に浸潤する白血球および血管内皮細胞さらには間質細胞からも産生される（表 11.2）．

炎症には発熱や好中球増多，肝臓における急性期タンパク質の合成，血管内皮の活性化，線維芽細胞や滑膜細胞の増生，白血球遊走作用，好中球やその他炎症性細胞の活性化などを伴う．これらの現象に炎症性サイトカインの作用が深く関連している．

IL-1，IL-6，TNF-α はマクロファージをエンドトキシンで刺激したとき産生されるが，これらのサイトカインは内因性の発熱物質* としての作用があり，全身性の発熱の原因となる．IL-1 と TNF-α とはよく似た作用を示し，作用する

140 11章 ● 炎症と接着分子・サイトカイン

表 11.2 代表的な炎症性サイトカインとその作用

		おもな作用	疾患との関連
サイトカイン	IL-1 (IL-1α/β)	発熱，PGE$_2$ の産生，急性期タンパク質の誘導，接着分子の発現誘導，ケモカインの誘導	自己炎症性疾患，痛風，関節リウマチ
	IL-6	発熱，急性期タンパク質の誘導，破骨細胞の活性化，関節破壊	キャッスルマン病，関節リウマチ
	IL-10	炎症性サイトカイン（TNF-α，IL-1，IL-12，IL-18）産生の抑制	炎症性疾患，自己免疫疾患の抑制
	IL-12	ナチュラルキラー細胞，マクロファージからのIFN-γ産生の誘導	感染防御，抗腫瘍免疫
	IL-17	好中球活性化（細胞外細菌や真菌に対する感染防御），炎症性腸疾患や自己免疫疾患の発症促進	感染防御，炎症性腸疾患
	IFN-γ	抗ウイルス活性，マクロファージの活性化	結核抵抗性，腫瘍免疫
	TNF-α	炎症性サイトカインの誘導，脂質異化作用，関節破壊，インスリン作用抵抗性，発熱，敗血症ショック，動脈硬化の促進	関節リウマチ
ケモカイン	CXCL8 (IL-8)	好中球，T 細胞の遊走，血管内皮への接着の亢進，	虚血再灌流傷害，乾癬
	CCL-2 (MCP-1)	単球，T 細胞の遊走，インテグリンの活性化	慢性炎症性疾患（乾癬，潰瘍性大腸炎，肺線維症）
	CCL3/4 (MIP-1α/β)	単球の遊走と活性化，細菌貪食の亢進	CCR5 はヒト免疫不全ウイルス（HIV）感染のコレセプター
	CCL11 (エオタキシン-1)	好酸球の遊走	肺におけるアレルギー性炎症，喘息

標的細胞がオーバーラップするものが多い．いずれも炎症局所での好中球の活性化，好中球の内皮細胞への付着，破骨細胞の活性化，線維芽細胞の増殖などをひきおこす．

　細菌感染症などの炎症が急性におきると血清中には CRP（C 反応性タンパク質)★，ハプトグロブリン，α_1-酸性糖タンパク質などの急性期タンパク質が急上昇する（COLUMN：11-2）．急性期タンパク質は肝臓でつくられるが，これは IL-1，IL-6 や TNF-α が肝臓にはたらいて急性期タンパク質を合成，分泌させることによるためである．

　ケモカインである IL-8（CXCL8）は種々の細胞から，IL-1 や TNF-α など

11.6 炎症性サイトカイン **141**

の刺激によって産生が誘導され，好中球，好塩基球および T 細胞の遊走と活性化をおこす（11.6.2 項）．同様に MCP-1（CCL2）は単球をそれぞれ炎症局所にひき寄せる．一方，IFN-γはマクロファージを活性化して，キラー活性を亢進したり，活性酸素の産生を促進する．コロニー刺激因子（CSF）のうち，たとえば顆粒球・コロニー刺激因子（G-CSF）は好中球に，マクロファージ・コロニー刺激因子（M-CSF）は単球・マクロファージに作用し，その分化や増殖を促し，その機能を亢進させる．

11.6.2　ケモカインとケモカインレセプター

　感染や炎症の部位には白血球が浸潤してくるが，血管内にいる白血球がどのような機序によって遊走してくるのだろうか．感染や炎症部位では従来から，細菌由来のホルミルペプチド（fMLP），補体成分（C3a，C5a），あるいはロイコトリエン（LTC_4，LTD_4，LTE_4）などが白血球走化性因子（chemotactic factor）として知られてきた．これに加えて，1980 年代後半に新たに好中球走化性因子として IL-8（CXCL8）が，また，単球走化性因子として MCP-1（CCL2）が見いだされた．その後，好中球や単球だけでなく，好酸球やリンパ球に対しても走化性を示すサイトカインが続々とクローニングされ，これらの走化性因子の構造の類似性ならびにレセプターの特徴から，ケモカイン＊（chemokine）とよばれるようになった．

COLUMN：11-2　　急性期タンパク質

　感染や組織傷害など炎症の急性期に出現，もしくは量的に増加する一連のタンパク質のことである．一般に肝臓でつくられ，その増加量が正常時の約 50 ％増加するもの（セルロプラスミン，補体成分 C3），2〜4 倍増加するもの（α_1-酸性糖タンパク質，フィブリノーゲン，ハプトグロブリン，α_1-アンチトリプシン，α_1-アンチキモトリプシン）および数百倍増加するもの（C 反応性タンパク質：CRP，血清アミロイド A-タンパク質：SAA）がある．これらのタンパク質は肝臓で IL-1，IL-6 などの刺激によって産生誘導される．CRP やハプトグロビン，α_1-アンチトリプシン，アルブミン遺伝子上流のプロモーター領域には IL-6 反応領域，すなわち NF-IL6 結合部位があり，これによって急性期タンパク質 mRNA の誘導（アルブミン遺伝子の場合は転写抑制）が行われることが知られている．

11 章 ■ 炎症と接着分子・サイトカイン

　ケモカインは"ケモタクティク（走化性の）サイトカイン（chemotactic cytokine）"に由来して命名されたものである．多くのケモカインは炎症刺激に応答してさまざまな細胞から産生され，炎症局所に白血球を動員するが，一部のケモカインは恒常的に産生され，非炎症時に白血球（おもにリンパ球）を動員する役割をもつものもある．現在 40 種類以上のケモカインが知られているが，ケモカインは，サイトカインとは際立って異なった構造をもっている．ケモカインの多くは 8～12 kDa のポリペプチドであり，その中に 4 個のシステイン（Cys：C）を含み，分子内に 2 個のジスルフィド結合を含む（C ケモカインを除く）．N 末端側の二つの C の位置関係，すなわち，二つの隣接する Cys の間に別のアミノ酸があるかないかにより，CXC ケモカインおよび CC ケモカインに大別される．このほか，CX$_3$C ケモカインおよび C ケモカインの 2 種類もあり，ケモカインファミリーは 4 グループに分類される（図 11.5，11.6，表 11.3）．

　ケモカインは属するファミリーにより，CXCL1～16，CCL1～28 のようにファミリーとリガンド番号で分類される．それぞれのレセプターも CXCR1，2，……，CCR1，2，……，のように命名される．ただし，CXCL1 のケモカイン

CXC ケモカイン		CXC		C		C	
IL-8(CXCL8)	AVLPRSAKELR	CQC	IKTYSKPFHPKFIKELRVIESGPH	C	ANTEIIVKLSD–GREL	C	LDPK.....
GRO-α(CXCL1)	ASVATELR	CQC	LQT–LQGIHPKNIQSVNVKSPGPH	C	AQTEVIATLKN–GRKA	C	LNPA.....
NAP-2(CXCL7)	AELR	CMC	IKT–TSGIHPKNIQSLEVIGKGTH	C	NQVEVIATLKD–GRKI	C	LDPD.....
PF-4(CXCL4)	EAEEDGDLQ	CLC	VKT–TSQVRPRHITSLEVIKAGPH	C	PTAQLIATLKN–GRKI	C	LDLQ.....
IP-10(CXCL10)	VPLSRTVR	CTC	ISISNQPVNPRSLEKLEIIPASQF	C	PRVEIIATMKKKGEKR	C	LNPE.....

CC ケモカイン				C		C	
MCP-1(CCL2)	QPDAINAPVT	C-C	YNFTNRKISVQRLASY–RRITSSK	C	PKEAVIFK–TIVAKEI	C	ADPK.....
MCP-3(CCL7)	QPVGINTSTT	C-C	YRFINKKIPKQRLESY–RRTTSSH	C	PREAVIFK–TKLDKEI	C	ADPT.....
MIP-1α(CCL3)	ASLAADTPTA	C-C	FSYTSRQIPQNFIADY–FETSSQ	C	SKPGVIFL–TKRSRQV	C	ADPS.....
MIP-1β(CCL4)	APMGSDPPTA	C-C	FSYTARKLPRNFVVDY–YETSSL	C	SQPAVVFQ–TKRSKQV	C	ADPS.....
RANTES(CCL5)	SPYSSDT–TP	C-C	FAYIARPLPRAHIKEY–FYTSGK	C	SNPAVVFV–TRKNRQV	C	ANPE.....
Eotaxin(CCL11)	....AGPASV–PTT	C-C	FNLANRKIPLQRLESY–RRITSGK	C	PQKAVIFK–TKLAKDI	C	PQKA.....

図 11.5　ヒト CXC および CC ケモカインのアミノ酸配列の比較
　代表的なヒト CXC および CC ケモカインについて，アミノ酸配列を並べて比較した．GRO-α：増殖関連サイトカイン，NAP-2：好中球活性化タンパク質，PF-4：血小板第 4 因子，IP-10：IFN 誘導タンパク質-10，MIP-1 α,β：マクロファージ炎症性タンパク質-1 α,β，RANTES：regulated on activation, normal T cell-expressed and secreted.

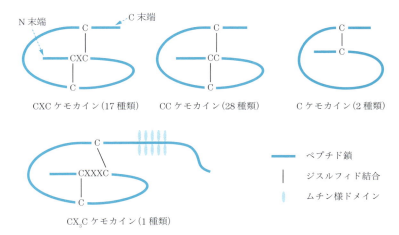

図 11.6 **ケモカインファミリー**
ケモカインには CXC, CC, C, CX_3C の四つのタイプがある．

レセプターは CXCR2，IL-8（CXCL8）のレセプターは CXCR1 および CXCR2 であって，リガンド番号とレセプターは必ずしも一致しない．好中球遊走にかかわる代表的な CXC ケモカインには，IL-8（CXCL8），GRO-α（CXCL1）がある．また，単球や樹状細胞などの白血球動員には MCP-1（CCL2），MIP-1α（CCL3），MIP-1β（CCL4），好酸球や好塩基球の動員にはエオタキシン eotaxin（CCL11）などがある．さらに，T 細胞の動員にかかわるケモカインとして，CCL4，CCL19，CCL21 などがある（表 11.3）．

ケモカインレセプターはほかのサイトカインレセプターと異なり，膜 7 回貫通型のレセプターで，G タンパク質との結合部位をもっている（図 11.7）．現在までに，CXC ケモカインレセプター（CXCR）として 6 種類，CC ケモカインレセプター（CCR）は 10 種類が知られており，膜貫通部分のアミノ酸配列の相同性は非常に高い．ケモカインとの結合は細胞外の部位である N 末端部位が重要であるが，これらのレセプターは各ケモカインに特異的でなく，複数のケモカインが同じレセプターに結合するなど，交差反応性がみられる．たとえば，CXCR1 は IL-8（CXCL8）の高親和性レセプターであるが，CXCR2 は CXCL8 のほか，GRO-α, β, γ（CXCL1, 2, 3），ENA-78（CXCL5），NAP-2（CXCL7）とも結合するレセプターである．同様に CCR では，CCR1 は MIP-

表 11.3　代表的なケモカイン，そのレセプターとおもな機能

分類	ケモカイン（統一名称）	通称名	レセプター	おもな機能
CXC ケモカイン	CXCL1,2,3	GROα,β,γ	CXCR2	好中球の動員
	CXCL4	PF4	CXCR3B	血小板凝集
	CXCL8	IL-8	CXCR1,2	好中球の動員
	CXCL12	SDF-1α/β	CXCR4	白血球の動員，ヒト免疫不全ウイルス（HIV）のコレセプター
	CXCL13	BCA-1	CXCR5	B 細胞の濾胞への遊走
CC ケモカイン	CCL2	MCP-1	CCR2	白血球の動員
	CCL3	MIP-1 α	CCR1,5	白血球の動員
	CCL4	MIP-1 β	CCR5	T 細胞，樹状細胞，単球，ナチュラルキラー（NK）細胞の動員，HIV のコレセプター
	CCL5	RANTES	CCR1,3,5	白血球の動員
	CCL11	eotaxin	CCR3	好酸球，好塩基球，Th2 の動員
	CCL19	MIP-3β/ELC	CCR7	T 細胞，樹状細胞のリンパ節傍濾胞（図 11.8）への遊走
	CCL21	SLC	CCR7	T 細胞，樹状細胞のリンパ節傍濾胞（図 11.8）への遊走
C ケモカイン	XCL1	リンホタクチン	XCR1	T 細胞，NK 細胞の動員
CX$_3$C ケモカイン	CX$_3$CL1	フラクタルカイン	CX$_3$CR1	T 細胞，NK 細胞，マクロファージの動員，CTL，NK 細胞の活性化

1α（CCL3），RANTES（CCL5），MCP-3（CCL7）のレセプターである．また，CCR3 には RANTES（CCL5），エオタキシン-1,2,3（CCL11,24,26）などが結合する．このように，ケモカインリガンドとレセプターの関係には重複がみられる（redundant であるという）．なお，CXCR4 や CCR5 は，HIV（ヒト免疫不全ウイルス）が T 細胞やマクロファージに感染するときのコレセプター（共受容体）としても注目されている（15.3 節参照）．

11.7　リンパ球のホーミングと接着分子，ケモカイン

リンパ球は血管とリンパ管を通り，末梢（二次）リンパ組織から別のリンパ組

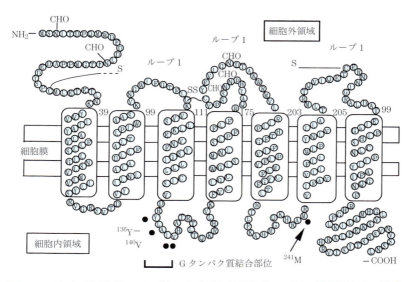

図 11.7　IL-8（CXCL8）レセプタータイプ I（CXCR1）のアミノ酸配列とその膜貫通モデル

膜を 7 回貫通するタイプで，その他のケモカインレセプターも同様な構造である．CHO は N-グリコシル型糖鎖が結合すると考えられる部位．S-S 結合は N 末端部位の ^{30}Cys とループ 4（^{277}Cys），およびループ 2（^{110}Cys）とループ 3（^{188}Cys）間の 2 カ所ある．G タンパク質（Giα2）結合には，細胞内領域第 2 ループの ^{136}Y-^{140}V と第 3 ループの ^{241}M のアミノ酸が関与する．

織まで，あるいはさらに末梢の炎症部位まで遊走する（5.1 節参照）．それでは，ナイーブ T 細胞とナイーブ B 細胞は，どのようにして血管からリンパ組織のそれぞれ固有の領域に入るのであろうか．ナイーブリンパ球が二次リンパ組織に移行することをリンパ球のホーミング（homing）とよんでいる．リンパ球のホーミングには，リンパ球と内皮細胞に発現している接着分子ならびに産生されるケモカインが深く関与している．リンパ球に発現する接着分子はとくに，ホーミングレセプター（homing receptor）とよばれ，血管内皮上に発現するリガンドはアドレッシン（addressin，ムチン様血管アドレッシン）* とよばれる．リンパ球のホーミングレセプターとしては，L-セレクチン，インテグリン（VLA-4 など），Ig スーパーファミリーの三つのファミリーメンバーがある．ナイーブ T 細胞とナイーブ B 細胞はケモカインに対するレセプターを発現している．すな

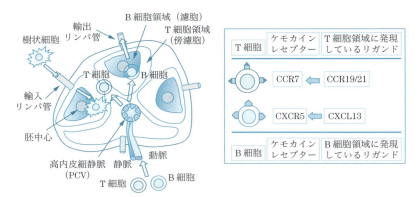

図 11.8 リンパ組織へのナイーブ T，ナイーブ B 細胞のホーミングとケモカインの役割

わちナイーブ T 細胞は，ケモカインレセプター CCR7 を発現している．CCR7 は，リンパ組織の T 細胞領域に発現しているリガンド［ELC/CCL19 や SLC（CCL21）］のレセプターであり，ここを通過する T 細胞だけが T 細胞領域にトラップされてとどまる．一方，ナイーブ B 細胞は CXCR5 というケモカインレセプターを発現しており，これは B 細胞領域（濾胞）に発現しているケモカイン［BCA-1（CXCL13）］を感知してトラップされる（図 11.8）．

このようなリンパ球のホーミングは，ナイーブ T 細胞，ナイーブ B 細胞が生理的に移動すること，しかもそれぞれ正しく T，B 領域に移動していく意味で重要であり，この現象には上述した接着分子とケモカイン／ケモカインレセプターとの相互作用が関与している．抗原とあった樹状細胞は抗原提示細胞となって，輸入リンパ管からリンパ組織に移動してくるが，ナイーブ T 細胞，ナイーブ B 細胞はここで抗原感作され，エフェクター T 細胞，抗体産生細胞，あるいはメモリー T 細胞，メモリー B 細胞となって末梢にでていく．リンパ球のホーミングは，感染，炎症における T，B 細胞の動員という点でも重要である．

11.8 炎症性サイトカインと炎症性疾患

炎症性サイトカインは種々の病態と深く関連している．IL-1，IL-6，TNF-α などは感染や種々の炎症性疾患で産生される．本節では，感染と炎症の炎症性サイトカインとの関連を示す．炎症性サイトカインは関節リウマチや炎症性腸疾患

など疾病と密接にかかわっているが，疾病とのかかわりについては 15 章で述べる．代表的な炎症性サイトカインとおもな作用，疾患との関連については表 8.2 にまとめた．

11.8.1　感染と炎症性サイトカイン

生体の防御反応は非特異的防御反応と特異的防御反応があり，非特異的防御反応には発熱などの炎症反応や食作用があり，その後に体液性および細胞性の特異的防御反応が続く．感染症の種類によって体液性が主か，細胞性が主か異なる．一般に細胞外で増殖する菌体に対しては体液性免疫が主で，細胞内で増殖する菌体に対しては細胞性免疫が重要である．

a.　非特異的防御反応：炎症反応と食作用

感染に伴う発熱は，細菌やウイルス感染に対する抵抗性を示す炎症反応の一つで，これには IL-1 が重要である．また，肝臓での急性期タンパク質の誘導には IL-6 が主要な役割を示すが，IL-1，TNF-α によっても一部の急性期タンパク質が誘導される．急性期タンパク質の一部は補体の活性化に関与する．IL-1 は関節滑膜や筋肉に PGE_2 やコラゲナーゼを産生させ，タンパク質分解をするため関節痛や筋肉痛がおこる．

菌体が皮膚や粘膜から侵襲すると，付近の組織にいるマクロファージが集まり，貪食を開始する．この感染局所では炎症反応が起き，小血管が拡張して透過性が亢進し，血流中の多形核白血球（主として好中球）や単球が浸潤してくる．これにはすでに述べたように，C5a などの走化性因子や IL-8 (CXCL8)，MCP-1 (CCL2) などのケモカインが関与する．好中球やマクロファージは食細胞としてはたらき，食菌し，殺菌する．食作用には補体レセプターや細菌糖鎖に対するレセプターが関与する．貪食された菌体は活性酸素依存的あるいは非依存的に殺菌される．活性酸素依存的殺菌は NADPH 系［過酸化水素 (H_2O_2) やスーパーオキシドアニオン (O_2^-) など］およびミエロペルオキシダーゼ系による．細菌感染防御におけるサイトカインのかかわりを図 11.9 に示す．細菌，とくに細胞外寄生性の細菌は好中球やマクロファージに貪食され（ファゴサイトーシス），殺菌される．マクロファージにより貪食された細菌はリソソームで分解され，ペプチド抗原として T 細胞［Th1（1 型ヘルパー T 細胞）］に抗原提示される．活性化された Th1 細胞は，IL-2 や IFN-γ を産生する．活性化された

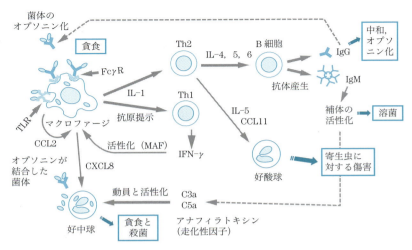

図 11.9　細菌および寄生虫に対する感染防御とサイトカインの関与

　Th2（2型ヘルパーT細胞）細胞からはIL-4, IL-5, IL-6などが産生され，B細胞からの抗体産生をヘルプする．IL-4はIgG1やIgE産生細胞への分化に，また，IL-6はIgGやIgM産生細胞への分化にはたらくほか，IL-5はほかのサイトカイン（トランスフォーミング増殖因子（TGF）-β）と協働して，IgA産生細胞への分化に関与する．IL-5はまた，好酸球の分化と動員にかかわるサイトカインである．IL-5はエオタキシン-1（CCL11）とともに好酸球によって寄生虫を傷害し，排除することにより生体防御にかかわる．

　細胞外の細菌に対するIgGが産生され，IgGが細菌表面に結合すると，食細胞により効率的に貪食される（オプソニン化 opsonizationとよばれる）．一方，IgMの場合は細菌に結合するが，直接食細胞により貪食されない（なぜなら，食細胞はIgMの定常部分に対する受容体をもたない）が，補体が活性化される．そのさい，生成する補体成分（C3b, C4b）がIgMで被覆された細菌に結合すると，食細胞表面の補体レセプターを介して貪食される．また，IgMが細菌に結合して補体系（古典経路）が活性化されると，最終的に細菌は溶菌され，排除される．分解された補体成分（C3a, C5a）はアナフィラトキシンとよばれ，白血球の走化性因子として炎症部位に白血球を動員させる．

　Th1から産生されるIFN-γは，マクロファージの活性化因子（macrophage

activating factor：MAF）として貪食細胞の活性化にはたらく．とくに，MAF は結核菌などの細胞内寄生性の細菌を殺菌するために必要な因子である．

マクロファージは細菌を，直接あるいは TLR ならびに FcγR を介して貪食するが，これにより自身が活性化される．活性化されたマクロファージは，IL-1 や TNF-α などを産生して非特異的な感染防御にはたらくほか，CXCL8 や CCL2 などのケモカインを産生することにより，好中球や単球あるいはリンパ球を動員して感染防御にはたらく．

b. 特異的防御反応

細菌感染があると宿主は特異的抗体を産生し，非特異的防御機構とともに感染防御にあたる．抗体産生には IL-2，IL-4，IL-5，IL-6 などのサイトカインが関与する．細胞外増殖性細菌に対しては，IgM および IgG 特異的抗体は菌体凝集や中和能を示すほか，オプソニン抗体として，食細胞の貪食能を著しくたかめる作用がある．気道や腸管粘膜での感染防御には分泌型 IgA が重要である．

一方，結核菌，らい（癩）菌，チフス菌，リステリア菌などの細胞内寄生性の細菌やトキソプラズマなどの原虫は，マクロファージに貪食されても殺菌されない．このような細菌類の感染は宿主に強い細胞性免疫を誘導する．すなわち，T 細胞や NK 細胞から IFN-γ が産生されて，マクロファージの活性化をおこし，殺菌能がたかまる（これは Th1 タイプの反応である）．他方，IL-1，TNF-α，線維芽細胞増殖因子（FGF）などのサイトカインが誘導され，これらは線維芽細胞を増殖させるので，結核やハンセン病でみられる慢性の肉芽腫が形成される．

11.8.2 炎症とインフラマソーム

感染に対する自然免疫応答には，生体は病原微生物成分のような PAMP を，TLR などのパターン認識レセプター（PRR）を介して反応するしくみがある（11.3 節）．病原体分子に対してのみでなく，生体には化学物質や過剰な代謝物質，たとえば尿酸結晶などの外来性，あるいは内在性の異物のような危険シグナル（DAMP）に対しても応答するしくみがある．この炎症応答には，細胞内のインフラマソーム inflammasome とよばれる細胞質内の複合タンパク質が関与する．インフラマソームは，センサー分子としての NLR とアダプタータンパク質 ASC，カスパーゼ-1 からなる．NLR とは，危険シグナルを感知するセンサー分

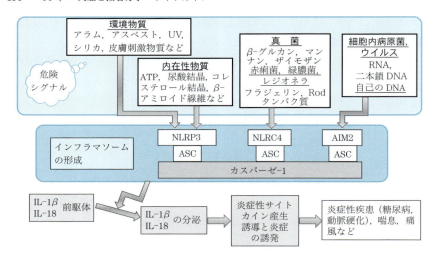

図 11.10 A 代表的なインフラマソームとその活性化の機序
環境物質や病原体は危険シグナルとしてインフラマソームを活性化し、IL-1β を成熟させ分泌させる。
AIM：absent in melanoma, ASC: apoptosis-associated speck-like protein containing a card.

子 NOD 様レセプター（NOD-like receptor, NOD とは nucleotide-binding oligomerization domain をもつことを意味する）であり、NLRP1, NLRP3, NLRC4, AIM などの分子がある。この NLR が危険シグナルを認識すると、ASC(apoptosis-associated speck-like protein containing a CARD) とよばれるアダプタータンパク質が会合する。たとえば、環境物質であるアスベストやシリカなどの微粒子、アジュバントとして用いられるアラム、あるいは死細胞や損傷細胞から放出される ATP などは NLRP3 を活性化し、ASC と会合する。NLRP3 と ASC 複合体は、非活性型のプロカスパーゼ-1 をリクルートし、これを活性型カスパーゼ-1 に変換する（図 11.10 A, B）。活性型カスパーゼ-1 は IL-1β 前駆体や IL-18 前駆体を活性型の IL-1β や IL-18 に切断して、分泌させる。すなわち、炎症刺激を受けてインフラマソームの形成がおきるとカスパーゼ-1 が活性化され、IL-1β や IL-18 を産生し、炎症反応が惹起されるしくみとなっている。NLRP3 以外に、たとえば NLRC4 は真菌の成分である β-グルカンやマンナンの刺激、あるいは赤痢菌、緑膿菌などの感染により活性化され

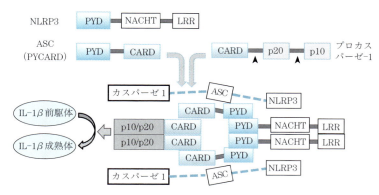

図 11.10 B　**代表的なインフラマソーム NLRP3 の構成と活性化の例**
NLRP3 は，危険シグナルが結合すると活性化される（二量体を形成する）．活性化された NLRP3 は，PYD と CARD をもつ ASC タンパク質と会合して CARD をもつプロカスパーゼ-1 をリクルートし，p20 と p10 に切断する．p10/p20 は四量体を形成し，活性型カスパーゼ-1 となる．カスパーゼ-1 は，IL-1β 前駆体を切断して IL-1β 成熟体を生成させる．
PYD：ピリンドメイン，CARD：カスパーゼリクルートドメイン，LRR：ロイシンリッチリピート，NACHT：ヌクレオチド結合オリゴメリゼーションドメイン．

る．また，AIM2 は細胞内病原菌やウイルスの RNA，DNA を認識して活性化される．

インフラマソームの形成は，病原微生物の感染や外来性および内在性の刺激によって誘導され，それに基づく炎症応答は多くの場合，感染防御に有効であり，生体の恒常性維持に寄与する．一方，インフラマソームが関与する負の側面もある．たとえば，コレステロール結晶や尿酸結晶などによる過剰なインフラマソーム形成が不適切かつ持続した炎症を惹起し，動脈硬化，痛風，2 型糖尿病，アルツハイマー病などの種々の炎症性疾患の発症にかかわることが知られている（COLUMN：11-3）．

11.8.3　炎症性サイトカインと炎症疾患：新たな概念

これまで多くの免疫アレルギー・炎症性疾患は，クームズ（Coombs）とゲル（Gell）の提唱したアレルギーの I～IV 型の分類，あるいは Th1，Th2 の概

152　11 章 ● 炎症と接着分子・サイトカイン

> ### COLUMN：11-3　　痛風とインフラマソーム
>
> 　痛風（gout）は，紀元前にヒポクラテスが記載して以来，ニュートンやダーウィン，歴代皇帝など多くの著名人を悩ませてきた．痛風は高尿酸血症によって誘発され，激痛を伴う関節痛が特徴である．血漿中の尿酸値が上昇して，尿酸塩が関節に沈着する（尿酸は 7.0 mg/dL を超えると不溶性となる）ことによりおこることは 1940 年代には知られていたが，その機序は長らく不明だった．尿酸結晶が関節腔内のマクロファージや滑膜細胞に貪食されて NLRP3 インフラマソームを活性化し，IL-1β の産生や好中球の浸潤を誘発することがわかったのは，2006 年である．古くから痛風治療薬として用いられているコルヒチンは，微小管機能を抑制する薬剤であるが，最近その痛風抑制の機序が詳細に解析された．尿酸結晶を取り込んだ細胞は NLRP3 インフラマソームが活性化されるが，微小管を介した経路により効率よく活性化される．コルヒチンはこの経路を抑制する．すなわち，コルヒチンは NLRP3 インフラマソームの活性化を抑制して，尿酸結晶に起因する痛風の疾患症状を緩和することが明らかとなった．
>
> [審良静男ら，*Nat. Immunol.*, **14**, 454 (2013)]

念に基づいて理解されてきた．しかしながら，最近新たな T 細胞サブセットとして Th17（T ヘルパー 17 細胞）が見いだされ，Th1，Th2 では説明できない疾患の理解が進んできた．

　Th17 は消化管などの粘膜に多く存在し，IL-17A，IL-17F，IL-21，IL-22 などの炎症性サイトカインを高産生することを特徴とする．Th17 は，細胞内外の細菌，真菌感染の防御にはたらく一方，Th17 からのサイトカインの過剰産生が多発性硬化症，関節リウマチ，慢性炎症性腸疾患などの自己免疫疾患においてその発症や増悪にかかわっている．

　そもそも Th17 の役割については，ヒト多発性硬化症の動物モデルである実験的アレルギー性脳脊髄炎（experimental alergic encephalomyelitis：EAE，15.1 節および COLUMN：15-1 参照）の発症にかかわるとされていた．従来，EAE の発症には Th1 が関与すると考えられてきたが，Th1 では説明できないことが遺伝子欠損マウスの実験からわかってきた．すなわち，Th1 細胞の分化に必須のサイトカインである IL-12（p40 と p35 のヘテロ二量体（ヘテロダイマー）からなる）と p40 を共有する IL-23（p40 と p19 のヘテロ二量体からなる）にそれぞれ特有の p35 あるいは p19 遺伝子の欠損マウスを用いて EAE の

11.8 炎症性サイトカインと炎症性疾患

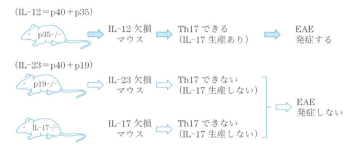

図 11.11　EAE 誘導における Th17 が必要であることの実験的な証明
ここでは示していないが，IL-12 は Th1 の分化に必要なサイトカインであり，IL-6，IL-23 はいずれも Th17 の分化に必要なサイトカインである．

実験を行った．その結果，p35 欠損（すなわち IL-12 欠損）のマウスでは EAE を発症するが，p19 欠損（IL-23 欠損）のマウスでは発症しなかった．このことから，EAE をおこすためには，IL-12 ではなく，IL-23 が必要であることが明らかとなったのである．IL-23 は，IL-6，IL-21 とともに，Th17 の分化に必要なサイトカインである（図 11.11）．さらに，別の研究で IL-17 の遺伝子欠損マウスでも同様に EAE の発症が抑制されるという実験データがある．したがって，EAE という自己免疫性疾患の発症には Th1 ではなく，Th17/IL-23 の経路が必須であることが判明した．その後，コラーゲン誘発性関節炎，乾癬，炎症性腸疾患などの自己免疫疾患の発症においても Th17/IL-23 の経路が関与することが明らかとなっている．

章末問題

1. **正誤を答えなさい.**

   1) インテグリンはレクチン様ドメインと補体結合タンパク質様ドメインをもつ接着分子である.
   2) L-セレクチンはリンパ球のホーミングに関与する.
   3) ヘルパーT（Th）細胞の一つであるTh2細胞はIL-2やIFN-γを産生する.
   4) Th細胞は産生するサイトカインの種類によって，Th1，Th2，Th17などに分類される.
   5) Th細胞が産生するIL-4，IL-5，IL-6はB細胞の増殖と分化を誘導する.
   6) IL-1はT細胞から産生され，内因性の発熱物質としても作用する.
   7) IL-6は腎臓にはたらいて，急性期タンパク質を誘導する.
   8) サイトカインは細胞内および核に存在するレセプターに結合して，作用を示す.
   9) マクロファージはIL-1やTNF-αを細胞外へ放出する.
   10) サイトカインの中には食細胞の遊走をひきおこす一群のものがある.
   11) 顆粒球コロニー刺激因子(G-CSF)はリンパ球減少症の患者に投与される.
   12) 顆粒球・マクロファージコロニー刺激因子（GM-CSF）は顆粒球や単球だけでなく，赤血球の分化増殖を誘導する.
   13) 明らかに別々の遺伝子産物であるサイトカインが，似たような生物学的機能を示すものがある.
   14) サイトカインは生体で常時産生されており，血液中でμg～mg/mLのレベルが検出される.
   15) サイトカインに対する特異的な抗体を利用して，エンザイムイムノアッセイ（ELISA）により微量のサイトカインを定量することが可能である.

2. **以下の語句はどのような現象なのか，あるいはどのようなものであるか，簡潔に説明しなさい.**

   1) リンパ球のホーミング
   2) ホーミングレセプターとアドレッシン
   3) セレクチンとそのリガンド
   4) 白血球インテグリン

免疫薬理学

12

今日の免疫学の進展とともに，自己免疫疾患や臓器移植の拒絶反応を抑制したり，逆に免疫を増強する薬，あるいは抗アレルギー薬など，免疫・アレルギーを制御する薬が多数開発されている．ここでは，代表的な免疫抑制薬，免疫賦活薬，ならびに抗アレルギー薬について解説する．

12.1 免疫抑制薬

免疫抑制薬（immunosuppressant）は，免疫系で主要な役割を果たすリンパ球の増殖や機能を抑制することにより，作用する．これには，免疫系に比較的選択的にはたらくものと，非選択的に作用するものがある．当初，臓器移植における拒絶反応の抑制のために用いられたアザチオプリンやメトトレキサートのような代謝拮抗薬は，核酸合成阻害作用をもつ非選択的な免疫抑制薬で，増殖している細胞にはたらく．シクロホスファミドは，アルキル化薬であり，抗悪性腫瘍薬であるが，免疫抑制薬としても用いられる．このような代謝拮抗薬やアルキル化薬は，非特異的に細胞に毒性を発揮することから，細胞毒性薬に分類される．

12.1.1 細胞毒性薬の例（図 12.1）

a. アザチオプリン（アザニン®，ノムラン®）

体内でグルタチオンなどと反応してメルカプトプリンに変換されると核酸合成を阻害する．移植拒絶反応の抑制，自己免疫疾患の治療に用いられる．

b. メトトレキサート（メトトレキセート®）

ジヒドロ葉酸レダクターゼの阻害を介して DNA 合成を阻害する．骨髄移植後

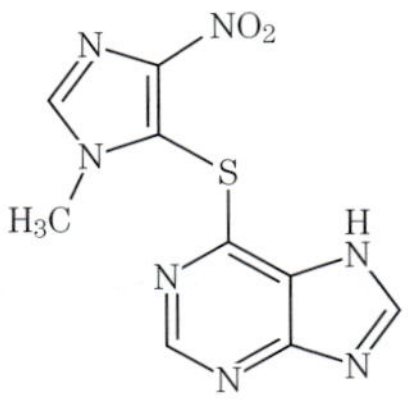

156　12章 ● 免疫薬理学

アザチオプリン
azathioprine

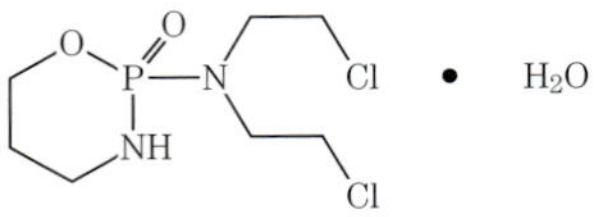

シクロホスファミド
cyclophosphamide

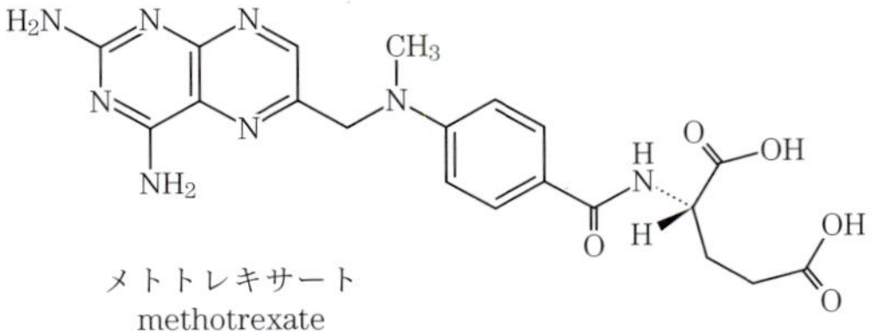

メトトレキサート
methotrexate

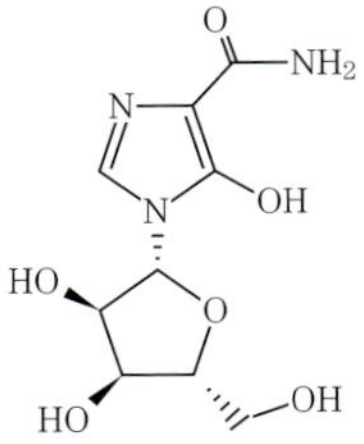

ミゾリビン
mizoribine（Bredinin）

図 12.1　細胞毒性薬の化学構造

の移植片対宿主病の予防，自己免疫疾患の治療に用いられる．

c.　シクロホスファミド（エンドキサン®）

アルキル化薬の一つ．骨髄移植前にリンパ系細胞を除去する目的で用いられる．

d.　ミゾリビン（ブレディニン®）

代謝拮抗薬．核酸合成阻害を介してリンパ系細胞の増殖を強く阻害する．

なお，これらの細胞毒性薬はいずれも増殖の速い細胞に作用するため，副作用として骨髄抑制があり，日和見感染が問題となる．

12.1.2　シクロスポリン，タクロリムス，シロリムス（ラパマイシン）

シクロスポリン（サンディミューン®，ネオラール®）は，土壌真菌から得られた 11 個のアミノ酸からなる環状ポリペプチドで，T 細胞のサイトカイン★産生を抑制して強力な免疫抑制作用を示す薬剤として見いだされた．この薬剤の登場によって，臓器移植の成績はそれまでに比べて，格段に改善された．さらに，**タクロリムス**（FK 506，プログラフ®）は，筑波の土壌放線菌から得られたマク

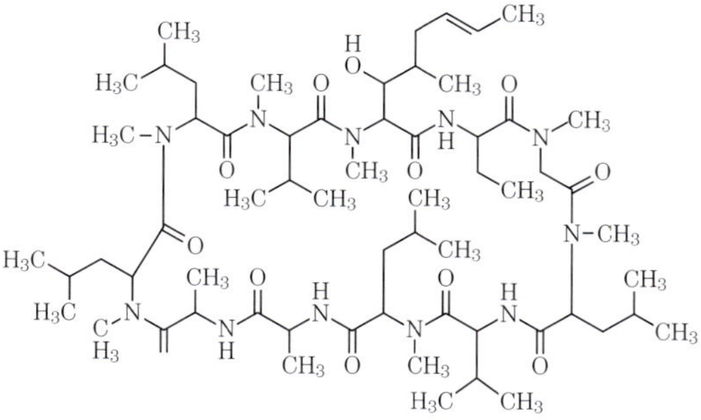

12.1 ● 免疫抑制薬　**157**

(a) シクロスポリン
cicrosporin

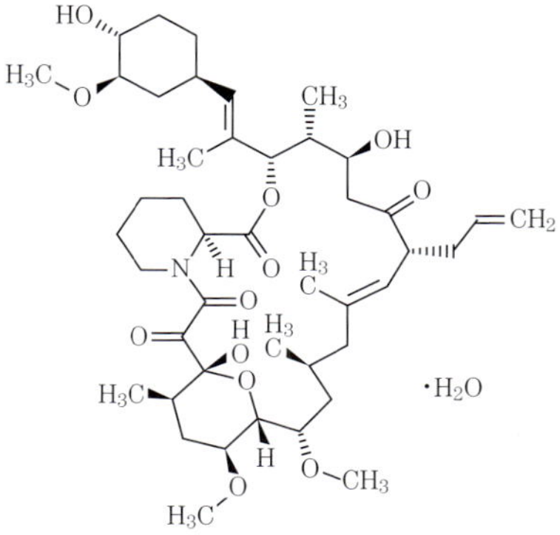

(b) タクロリムス水和物 tacrolimus hydrate

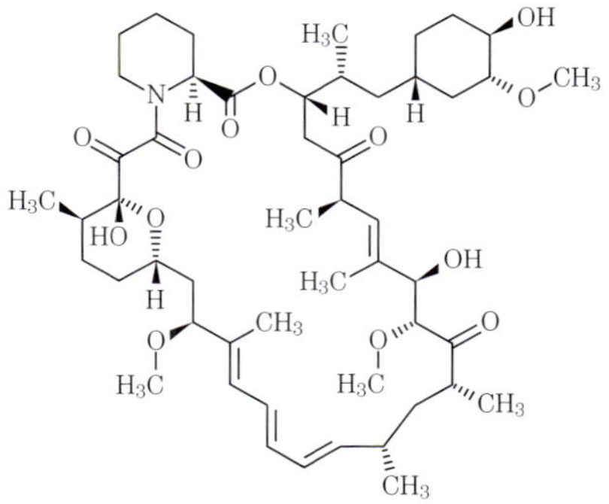

(c) シロリムス sirolimus（ラパマイシン）

図 12.2　**シクロスポリン，タクロリムス，シロリムス（ラパマイシン）の構造**
[KEGG DRUG Databese（http://www.kegg.jp/kegg/kegg1.html）の利用許諾を得て転載]

ロライド系化合物で，多員ラクトン環構造をもっている（図 12.2）．

　シクロスポリンとタクロリムスの T 細胞活性化阻害機構は類似している．す
なわち，シクロスポリンは，シクロフィリンとよばれる酵素に結合する．同様
に，タクロリムスは，FK 結合タンパク質（FKBP）に結合する．シクロフィリ
ンと FKBP を合わせてイムノフィリンとよぶ．シクロスポリンやタクロリムス
が結合したイムノフィリンは細胞内のセリン／トレオニンホスファターゼである
カルシニューリンに結合してその活性（脱リン酸化）を阻害する．カルシニュー
リンによる脱リン酸化はインターロイキン(IL)-2 の転写因子 NFAT の活性化
（すなわち，核への移行）に必要である．したがって，NFAT の活性化が阻害さ
れることにより，T 細胞からの IL-2 産生や増殖が停止する（図 12.3）．

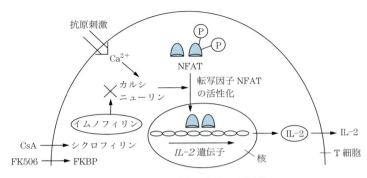

図 12.3　IL-2 遺伝子転写の活性化

　上記の免疫抑制薬が臓器移植にとって重要な薬剤となったことから，同様の選択性をもつ薬剤の探索が行われた．その中で，シロリムス（別名ラパマイシン）は土壌細菌から単離されたマクロライド化合物で，シクロスポリンやタクロリムス同様にイムノフィリンに結合する．ただし，シロリムスが結合したイムノフィリンはカルシニューリンでなく，別の標的タンパク質である TOR（target of rapamycin）に作用して，T 細胞の増殖を阻害する．シロリムスはシクロスポリンやタクロリムスなどの免疫抑制薬と併用できるうえ，これらの薬剤に比べて腎毒性がほとんどないという利点がある．

12.1.3　副腎皮質ホルモン（グルココルチコイド）-ステロイド系抗炎症薬

　グルココルチコイド（コルチゾン，ヒドロコルチゾン）は生体で産生され肝臓での糖新生を促進し，血糖値の上昇に関与しているが，さらに，抗炎症作用，免疫抑制作用がある．グルココルチコイドは細胞内に入ったあと，細胞質に存在するステロイドレセプターであるグルココルチコイドレセプター（GR）と結合する．グルココルチコイドの抗炎症作用，免疫抑制作用は，炎症性サイトカインやケモカイン，細胞接着分子の産生が抑制や毛細血管壁の透過性低下，炎症組織への白血球浸潤の抑制などの作用からも理解できる．

　現在，天然のグルココルチコイドあるいはその合成アナログであるステロイド系抗炎症薬が臨床的に幅広く用いられている．代表的な医薬品として，コルチゾール（ヒドロコルチゾン），プレドニゾロン，メチルプレドニゾロン，トリアムシノロン，デキサメタゾン，ベタメタゾンなどがある．それぞれ作用持続時間

および強度が異なるが，プレドニゾロンは中間的な持続時間・強度を示し，臨床においてよく用いられている．ヒドロコルチゾンの力価を1とした場合，プレドニゾロンは4，デキサメサゾンでは25ほどの違いがある．

　ステロイド系抗炎症薬は免疫抑制薬に比較して効果発現が早い特徴がある．ステロイド薬は通常内服薬であるが，内服では効果が不十分のときは，ステロイドパルス療法を行う．たとえば，全身性エリテマトーデス★によるループス腎炎，間質性肺炎の初期治療や臓器障害があるなど病勢が強く，炎症を早急に抑える必要があるときなどである．ステロイドパルス療法では，ステロイド薬（多くは，メチルプレドニゾロン1000 mg/日）を静脈より短期間（通常は3日くらい）に大量に投与したのち，徐々に減量していく治療である．後に，免疫抑制薬とステロイド薬の併用療法を行うこともあるが，免疫抑制薬はステロイド薬減量のために用いられる．

12.2　免疫賦活薬

　免疫応答を刺激増強したり，低下した免疫応答を回復させることで，疾患の治

表 12.1　**免疫賦活化作用のある薬剤**

菌体ならびに菌体成分	溶連菌製剤（ピシバニール®）	非特異的抗悪性腫瘍薬
	乾燥 BCG（膀胱内用，イムノブラダー®）	非特異的抗悪性腫瘍薬（外用抗がん薬）
多糖体	カワラタケ多糖体（クレスチン®）* レンチナン（シイタケの高分子グルカン） スエヒロタケ菌糸体（シゾフィラン®）*	非特異的抗悪性腫瘍薬
ペプチド	ウベニメクス（ベスタチン®，放線菌由来ジペプチド	非特異的抗悪性腫瘍薬
インターフェロン（IFN）・インターロイキン（IL）	インターフェロン製剤（IFN-α, IFN-β, IFN-γ, スミフェロン®，イントロンA®，フェロン®ほか）	抗ウイルス作用，抗腫瘍作用，免疫増強作用あり
	セルモロイキン（セロイク®，IL-2 製剤）テセロイキン（イムネース，IL-2 製剤）	T細胞，NK細胞の活性化による抗腫瘍効果あり
顆粒球コロニー刺激因子（G-CSF）	レノグラスチム，フィルグラスチム，ミリモスチム	顆粒球の増加作用（白血球減少症の治療薬）

［治療薬マニュアル 2016 に収載されている薬剤をもとに作成；なお，＊は製造販売が中止され，治療薬マニュアル 2020 からは削除されている］

療に役立てようとする薬剤として免疫賦活薬，あるいは生体応答調節薬（bio-logical response modifiers：BRM）がある．免疫賦活薬には，細菌由来の免疫刺激物質やインターフェロン（IFN），インターロイキン（IL），コロニー刺激因子（CSF），抗体，ワクチンなどが含まれる（表 12.1）．

12.2.1 細菌および菌類由来の免疫賦活薬

コーリー（Coley）が 1890 年代に，細菌由来の毒素の混合物（コーリーワクチン）をヒトがんの治療に用いて以来，多くの細菌由来の免疫賦活物質が見出されてきた．その多くは自然免疫系を刺激する物質であり，ナチュラルキラー（NK）細胞，マクロファージ，あるいは樹状細胞を活性化する．1970～80 年代には，溶連菌製剤である OK-432（ピシバニール®），カワラタケ由来の多糖体である PSK（クレスチン®）やシイタケ由来の多糖体であるレンチナンなどが免疫賦活活性をもつ BRM として見出され，抗悪性腫瘍薬として開発されてきた．細菌由来のリポ多糖（LPS），あるいは真菌由来の β-グルカンもマクロファージや樹状細胞の活性化を促す．LPS はエンドトキシンとして微量で発熱を誘導するため，医薬品としては利用されないが，その主成分であるリピド A の誘導体はアジュバントとして用いられている．

12.2.2 サイトカインとコロニー刺激因子

サイトカイン* の中で，IFN-α/β，IFN-γや腫瘍壊死因子（TNF）-α，IL-2，IL-12，IL-15 などは感染に対する免疫応答をたかめるほか，宿主介在性の抗がん作用を示す．1980 年代半ばには，これらのサイトカインの遺伝子組換え体が作製され，医薬品としてがんに対する効果が期待された．実際，IFN-α/β は元来の抗ウイルス作用として B 型および C 型肝炎ウイルス血症の治療に用いられるほか，一部のがん（腎臓がん，慢性骨髄性白血病，多発性骨髄腫）に対する抗がん薬として用いられている．IL-2 は限られたがん（血管肉腫，腎がん）ではあるが，NK 細胞や細胞傷害性 T 細胞の増殖・活性化を介して効果を示し，抗がん薬として認可されている．しかしながら，通常生体でのサイトカインの寿命は短く，がんを退縮できるほど十分量の細胞傷害活性を有するエフェクター細胞の生成には至らない．そこで，IL-2 は生体から取り出したエフェクター T 細胞や NK 細胞を試験管内で大量に増殖させたあと生体に戻すという，いわゆる養

子免疫（LAK（lymphokine-activated killer）療法，ANK（amplified natural killer）療法など）に利用されている（14章参照）.

　顆粒球コロニー刺激因子である G-CSF（レノグラスチム，フィルグラスチム）やマクロファージ・単球コロニー刺激因子である M-CSF（ミリモスチム）は，がん化学療法や腎移植時の免疫抑制療法時に減少した顆粒球の早期回復を目的として用いられる.

　TNF-α は試験管内では一部のがんに対する傷害性も認められたが，効果は限定的であり，全身投与のさいの副作用が大きいことから抗がん薬としては使われていない.　むしろ，TNF-α，IL-6，IL-1β などの炎症性サイトカインに対する抗体や受容体拮抗薬が関節リウマチ★ や炎症性腸疾患などに対して有効であり，抗体医薬として使用されている（12.3節）.

12.3　アレルギー治療薬

　アレルギー治療の基本は，起因するアレルゲンの除去・回避である.　しかしながら，その除去・回避の効果が不十分な場合は薬物治療が必要となる.　I型アレルギーの成立には，ヒスタミン，ロイコトリエン（LT），トロンボキサン（TX）A_2，血小板活性化因子（PAF）などのケミカルメディエーター★ が重要である（13.2.1項参照），アレルギー治療薬は，これらのメディエーターの合成・遊離を阻害したり，その作用に拮抗する薬剤である（表12.2）.

　アレルギー治療薬は大別すると，（1）アレルギー症状を軽減する抗ヒスタミン薬（第一世代）と，（2）マスト細胞や好塩基球からのメディエーターの産生・放出を抑制する抗アレルギー薬がある.　（1）の第一世代の抗ヒスタミン薬は，1980年代以前に開発された古典的な薬（ジフェンヒドラミン，クロルフェニラミンなど）が多く，マスト細胞から放出されたヒスタミンがヒスタミン H_1 レセプター（受容体）への結合を拮抗する薬である.　短時間作用型で効果も強いが，眠気など中枢神経抑制作用が強い.　その点，第二世代の抗ヒスタミン薬は中枢への作用は軽減されており，メディエーター遊離抑制薬とともに，臨床的にも多く使用されている.　ただし，第二世代の抗ヒスタミン薬（フェキソフェナジン，アゼラスチン，オロパタジンなど）は，メディエーター遊離抑制作用をもつことから，（2）の抗アレルギー薬に分類される.

162　12章 ● 免疫薬理学

表 12.2　アレルギー治療薬の分類

	一般名（市販名）	特　徴
1.　抗ヒスタミン薬		
a.　エタノールアミン系 b.　プロピルアミン系 c.　フェノチアジン系 d.　ピペラジン系 　　　　など	a.　クレマスチンフマル酸塩（タベジール），ジフェンヒドラミン（レスタミン，ベナ） b.　クロルフェニラミンマレイン酸（ポララミン） c.　アリメマジン酒石酸（アリメジン） d.　シクロヘプタジン塩酸塩（ペリアクチン）	ヒスタミンによる症状を軽減する第一世代の抗ヒスタミン薬．じん麻疹に有効．作用時間は短く，眠気などの副作用が強い．
2.　抗アレルギー薬		
① メディエーターの遊離抑制薬	クロモグリク酸ナトリウム（インタール），トラニラスト（リザベン），ペミロラストカリウム（アレギサール）	マスト細胞などからのメディエーター遊離抑制，基本的には予防薬である．
② 第二世代抗ヒスタミン薬	フェキソフェナジン塩酸塩（アレグラ），レボセチリジン塩酸塩（ザイザル），オロパタジン塩酸塩（アレロック），アゼラスチン塩酸塩（アゼプチン），エピナスチン塩酸塩（アレジオン），ケトチフェンフマル酸塩（ザジテン）	ヒスタミンによる症状を軽減する．第一世代に比べると，長期作用型であり，眠気など中枢神経系副作用は弱い．
③ トロンボキサン（TX）A_2 阻害薬	オザグレル塩酸塩水和物（ドメナン），セラトロダスト（ブロニカ）	TXA_2 合成酵素阻害薬，TXA_2 拮抗薬．
④ ロイコトリエン拮抗薬	プランルカスト水和物（オノン），モンテルカストナトリウム（シングレア）	気管支喘息，アレルギー性鼻炎に効果を示す．
⑤ Th2 サイトカイン阻害薬	スプラタストトシル酸塩（アイピーディ）	IgE，IL-4 産生の抑制，アレルギー疾患の予防薬
3.　アレルゲン免疫療法薬		
	スギ花粉エキス（シダトレン），コナヒョウヒダニ・ヤケヒョウヒダニエキス（アシテアダニ舌下錠）	スギ花粉症に対する舌下免疫療法，ダニアレルギーの減感作療法．

　（2）の抗アレルギー薬には，① マスト細胞からのメディエーター遊離抑制作用をもつ薬剤（クロモグリク酸ナトリウム，トラニラストなど）や，② 第二世代抗ヒスタミン薬が多数ある．さらに，③ TXA$_2$ 合成酵素阻害薬（オザグレル塩酸塩）や TXA$_2$ 阻害薬（セラトロダスト®），④ ロイコトリエン拮抗薬（ブラ

ンルカスト®，モンテルカスト®）などがあり，これらは気管支喘息やアレルギー性鼻炎に効果を示す．

これらのメディエーター遊離抑制薬は，アレルギー症状の発現を予防する薬であり，効果発現には通常 2〜4 週間かかる．したがって，急激な発作抑制の効果を期待するものではなく基本的には予防薬として用いられる．

近年，花粉症やダニアレルギーに対する，（3）アレルゲン免疫療法薬が登場した．スギ花粉エキス（シダトレン®），ダニアレルゲンエキス（アシテア®，ミティキュア®）であり，いずれも舌下に投与して減感作を試みる療法であるが，2 年以上連日投与しなければならず，治療効果がでるまでの期間は長い．ダニアレルゲンに対する鼻炎，気管支喘息に対してダニアレルゲンエキスを皮下注射する薬剤もある．これらの減感作療法の機序については，2 型ヘルパー T（Th2）細胞の増加の抑制や 1 型ヘルパー T（Th1）細胞の増加，Treg の誘導，あるいはアレルゲン特異的 IgG 抗体産生などが考えられている．

さらに，最近，従来の薬剤（高用量の吸入ステロイド薬や喘息薬）ではコントロールできない重症の気管支喘息や慢性じん麻疹の治療薬として，新たな抗体医薬が承認認可された．オマリズマブ（ゾレア®）はヒト IgE に対する抗体であり，喘息患者の血中 IgE を中和することによって，マスト細胞や好塩基球の FcεRI への結合を阻害する．メポリズマブ（ヌーカラ®）は，ヒト IL-5 に対する中和抗体であり，IL-5 による好酸球の増殖や活性化し，生存を抑制して血中の好酸球の増加が抑制するので，重症の気管支喘息患者に使用される．

12.4　抗体医薬の開発と臨床応用

現在，サイトカインや細胞表面抗原に対する非常に多くのモノクローナル抗体が作成され，免疫学や細胞生物学的な研究には必須の試薬となっている．これらのモノクローナル抗体はまた，免疫疾患やがんの診断や治療目的で用いられている．通常，モノクローナル抗体は抗原をマウスに免疫して，マウス骨髄腫細胞株との融合により得られる（2.3.5 項参照）．このようにして作成されたモノクローナル抗体はマウスの免疫グロブリン（Ig）であり，ヒトに対して抗原性を示す．したがって，このままヒトに投与するとマウスの Ig に対する抗体ができてしまい，くりかえし投与すると，アナフィラキシーショックをおこす可能性があ

る．また，抗体ができることにより，モノクローナル抗体の半減期が短くなり効果が減弱することになる．

そこで，マウスのモノクローナル抗体をヒト化する工夫がなされた（図 12.4）．最初に，マウスのモノクローナル抗体の可変領域は残して，定常領域をヒトの Ig の定常領域に置き換える ヒト/マウスのキメラ抗体 が作成された．このようなキメラ抗体でもまだ，30% 程度がマウスのタンパク質である．さらに，マウス抗体の抗原認識部位（CDR，CD 領域，図(a)）のみを残して，他の部分はすべてヒトの Ig に置き換えたヒト化抗体が作成された（図(b)）．なお最近では，以上のようなヒト化抗体ではなく Ig のすべてが完全なヒト抗体が主流となっている（COLUMN：12-1）．

すでに，多数のモノクローナル抗体が抗体医薬として，移植拒絶反応の抑制や白血病，がん，関節リウマチ，喘息などの治療薬として広く用いられている．現在国内において承認・認可されている抗体医薬の種類はすでに 50 種類を超えており（2018 年現在），その一部を表 12.3 に示した．炎症性サイトカインである TNF-α や IL-6 の作用を阻害する抗体が 関節リウマチ治療薬 として，また，が

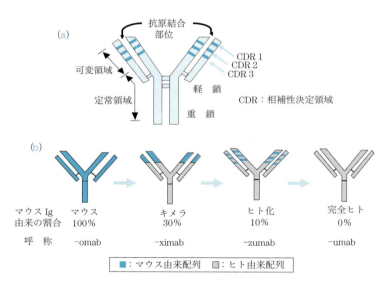

図 12.4 **マウスモノクローナル抗体のヒト化**
抗体の構造（a）とマウスモノクローナル抗体のヒトに対する抗原性低減技術の進展（b）．

12.4 抗体医薬の開発と臨床応用 **165**

表 12.3 **現在国内で承認・認可されている抗体医薬の例**

抗体医薬（市販名）	標的抗原	抗体の種類	おもな適応疾患	承認年（日本）
リツキシマブ（リツキサン）	CD20 抗原（B 細胞）	キメラ IgG1κ	悪性リンパ腫（非ホジキンリンパ腫）	2001
インフリキシマブ（レミケード）	TNF-α	キメラ IgG1κ	関節リウマチ	2002
バシリキシマブ（シムレクト）	CD25(IL-2 レセプター α 鎖)	キメラ IgG1κ	腎移植後の拒絶反応	2002
トラスツズマブ（ハーセプチン）	HER2（上皮増殖因子レセプター）	ヒト化 IgG1κ	転移性乳がん	2001
トシリズマブ（アクテムラ）	IL-6 レセプター	ヒト化 IgG1κ	関節リウマチ	2005
ベバシズマブ（アバスチン）	VEGF（血管新生因子）	ヒト化 IgG1κ	直腸，結腸がん	2007
オマリズマブ（ゾレア）	IgE	ヒト化 IgG1κ	難治性の喘息	2009
ナタリズマブ（タイサブリ）	α4-インテグリン	ヒト化 IgG4κ	多発性硬化症	2014
メポリズマブ（ヌーカラ）	IL-5	ヒト化 IgG1κ	難治性の喘息	2016
アダリムマブ（ヒューミラ）	TNF-α	ヒト IgG1κ	関節リウマチ	2008
ゴリムマブ（シンポニー）	TNF-α	ヒト IgG1κ	関節リウマチ	2011
ウステキヌマブ（ステラーラ）	IL-12/IL-23 の p40	ヒト IgG1κ	乾癬，クローン病	2011
ニボルマブ（オプジーボ）	PD-1	ヒト IgG4	悪性黒色腫	2014
アベルマブ（バベンチオ）	PD-L1	ヒト IgG1	メルケル細胞がん	2017
デュピルマブ（デュピクセント）	IL-4R（IL-4R/IL-13R に共通）	ヒト IgG4	アトピー性皮膚炎	2018

[国立医薬品食品衛生研究所生物薬品部の web サイト（2018 年 2 月 12 日）などを参照し作成]

ん細胞表面の抗原や上皮増殖因子（とそのレセプター）などに対する抗体が抗がん薬として開発され，治療効果も大幅に改善している（12.3 節および 14.3 節参照）．抗体医薬はその薬剤費が高額であるものが多く，近年医薬品売上高のトップ 10 の半数以上を占めるようになっている．

166   12章　免疫薬理学

　抗体医薬の作用機序はその抗体がなにを標的とするかにより異なる特徴がある．① TNF-α や IL-5 に対する抗体はそれぞれのサイトカインに結合し，レセプターへの結合を阻害することでその作用を阻害する．IL-6 レセプターや CD25 に対する抗体は，それぞれのサイトカインのレセプターへの結合を阻害する．いずれも免疫細胞や炎症細胞の機能を阻害する．② CD20 や HER2 などはがん細胞表面の抗原であり，抗体が結合したあと，抗体依存性細胞傷害（ADCC）による細胞傷害機序（14.1 節参照）あるいは補体を介した細胞傷害性により，がん細胞が傷害されて，抗がん活性を示す．③ ナタリズマブは接着分子 $\alpha_4 \beta_1$ インテグリンと VCAM-1 の結合を阻害することで炎症細胞の組織侵入を阻害し炎症性脱髄を防ぐ．なお抗体医薬は臨床で使用される疾患が定められている．

COLUMN：12-1　　ヒト化抗体および完全ヒト抗体の作製技術

　現在，臨床で用いられている抗体医薬には，キメラ抗体，ヒト化抗体，完全ヒト抗体がある．マウスモノクローナル抗体をヒト化するには，マウスで得られた抗体遺伝子の相補性決定領域（complementarity determining region：CDR 領域）を単離して，ヒト抗体遺伝子に組み込めばよい（CDR engraft）．しかし，抗体医薬としては，100％がヒト遺伝子由来である完全ヒト抗体のほうが安全性が高いと考えられている．完全ヒト抗体の作製方法は，① ファージディスプレイによるヒト抗体遺伝子クローニング法，② ヒト化トランスジェニックマウスに免疫して作製する方法，③ ヒト抗体産生細胞の EB ウイルスによる不死化法などがある．①のファージディスプレイ法では，毒素分子のような致死性の免疫原や低分子化合物などに対する抗体作製もできる．まず，繊維状大腸菌ファージに多数の抗体遺伝子を発現させたファージライブラリーを作製する．ファージの表面上には抗原結合能をもった抗体断片（Fab 型，scFv 型）が存在するので，この中から特定の抗原分子に結合する抗体ファージを選択する（パニング法とよばれる）．②は，マウスの Ig 遺伝子を酵母人工染色体（YAC）などを用いてヒトの Ig 遺伝子と置き換えたゼノマウスを利用するものである．このマウスに抗原を免疫すれば，ヒト型の抗体を産生する B 細胞をうることできる．また，ヒトの末梢血を in vitro で抗原刺激し，抗体産生する B 細胞を SCID マウスに移入し（こうして作製されたマウスを SCID-huPBL マウスとよぶ），抗原刺激をくりかえすことで，高親和性の抗体を産生する B 細胞をうる方法もある．このようなヒト B 細胞クローンから Ig 遺伝子（IgH 鎖，IgL 鎖）を得て，チャイニーズハムスター卵巣（CHO）細胞などの動物細胞でヒト抗体を大量に産生させることができる．

章 末 問 題

1. 正誤を答えなさい.
   1) シクロスポリンAは*IL-2*遺伝子の転写抑制により，T細胞の作用を抑制するが，副作用はほとんど問題にならない.
   2) メトトレキセートは葉酸拮抗薬としてはたらき，リンパ球の核酸合成を阻害する.
   3) アザチオプリンやシクロホスファミドは細胞毒性がほとんどない免疫抑制薬である.
   4) 免疫抑制薬はおもにリンパ球の作用を抑制する.
   5) 角膜の移植は免疫抑制薬を用いなくても成功する.
   6) 死体腎移植の生着率はシクロスポリンAやタクロリムス（FK 506）の使用によって上昇した.
   7) 免疫抑制薬は移植の際の拒絶反応を抑制するために用いられ，アレルギー疾患や自己免疫疾患に対しては用いられない.
   8) 細菌の菌体成分で抗原とともに投与すると，抗体産生が増強する物質がある.
   9) 抗ヒスタミン作用を有する抗アレルギー薬は，ケミカルメディエーターの遊離を抑制することはない.
   10) TNF-α に対するモノクローナル抗体は，関節リウマチや抗がん薬として臨床的に使用されている.

2. ケミカルメディエーターの生成・遊離を抑制する薬物の例を二つ以上あげなさい.

3. シクロスポリンとタクロリムスは，T細胞のどのような分子を標的とし，また，どのような機序でT細胞の活性化を抑制するのか，簡潔に説明しなさい.

4. 多くの抗体医薬が治療薬として用いられているが，現在はヒト化抗体あるいは完全ヒト抗体が主流となっている. なぜヒト化抗体，あるいは完全ヒト抗体にしたほうがよいのか，その理由を述べなさい. またどのような工夫がなされてきたのか，考えなさい.

免疫と疾病 I

アレルギー疾患と感染免疫

13

13.1 アレルギー反応（過敏症）の分類

　体液性免疫や細胞性免疫の結果産生される抗体や細胞傷害性 T 細胞が自己の細胞や組織に対して向けられると，生体に種々の細胞傷害がおきる．このように免疫反応が生体の傷害に向けられたとき，とくにアレルギー反応とよぶ．アレルギー疾患や自己免疫疾患の理解には，アレルギー反応のしくみを理解する必要がある．アレルギー反応の分類は，1963 年にクームズ（Coombs）とゲル（Gell）が提唱した分類法が現在でも有用である．すなわち，抗体が関与する I 型〜III 型と，T 細胞やマクロファージの関与する IV 型に分けられる．図 13.1 に I 型〜IV 型アレルギーの概略図を示す．

13.1.1 I 型アレルギー

　I 型は，即時型アレルギーで，アナフィラキシー反応ともよばれる．I 型アレルギーの詳細は，次節で述べる．この反応では，アレルゲンに対して産生される IgE 抗体とマスト細胞（肥満細胞）* の反応が重要である（13.2.1 項）．

13.1.2 II 型アレルギー

　II 型は，細胞傷害型のアレルギー反応である．細胞や組織に向けられた抗体（主として IgG と IgM）によっておきる組織傷害をさす．抗体としては，自己の細胞や組織成分に対する抗体（自己抗体）と，移植された組織や輸血血液などの非自己成分に対する抗体によるものがある．たとえば，赤血球膜に対する自己抗体ができる自己免疫性溶血性貧血では，補体の存在下で溶血がおきる．同種抗体

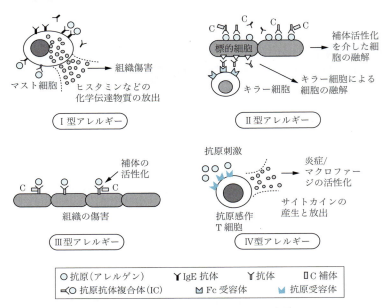

図 13.1　I 型～IV 型アレルギーの概略図

の例としては，血液型不適合妊娠による溶血反応がある．すなわち，Rh^- の母親が Rh^+ の児を出産し，そのさい Rh^+ の赤血球に対する抗体ができることがある．この状態で，再び Rh^+ の児を妊娠すると，その抗体が胎盤を通して胎児に入り，胎児の赤血球を破壊し貧血になる（新生児溶血性黄疸）．また，抗アセチルコリンレセプター抗体による重症筋無力症も自己抗体による例である．

図 13.2 に示すように，標的細胞に抗体が結合すると，赤血球が標的の場合，上記のように補体が活性化されて溶血がおきる．一方，抗体（とくに IgG）が結合した組織細胞に対しては，IgG の Fc 部分に対するレセプター（受容体）をもつ K 細胞（p.194 参照）による破壊がおきる．このような抗体依存性の細胞傷害は，ADCC（antibody dependent cell-mediated cytotoxicity，抗体依存性細胞媒介細胞傷害）とよばれる．自己免疫性肝炎では，自己の肝細胞膜に対する自己抗体ができ，ADCC を介した肝細胞の傷害がおきる．

なお，レセプターに対する自己抗体が産生され，その自己抗体がリガンド* と同様にレセプターを刺激することで，細胞から物質が分泌され続けるために起こるアレルギーはとくに，II 型と区別して V 型とよばれることがある．V 型も基

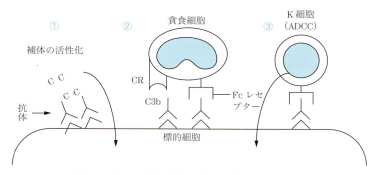

図 13.2　II 型アレルギーの機序（標的細胞の破壊）
自己の組織に対して抗体ができると，以下の機序で細胞傷害がおきる．①抗原抗体に補体（C）が結合して，補体を活性化，膜に穴をあける．②貪食細胞による Fc レセプターを介した食作用（オプソニン作用），③Fc レセプターをもつ K 細胞による細胞傷害（ADCC）．

本的な機序は II 型アレルギーと同じであり，刺激性という点だけが異なる．代表的疾患はバセドウ病がある（15.1 節参照）．

13.1.3　III 型アレルギー

III 型は，免疫複合体（immune complex）による組織傷害である．抗原抗体複合体ができると，通常は貪食細胞に貪食されるが，貪食されないで残り，肺や腎臓糸球体などの組織や毛細血管に沈着することがある．抗体としては，おもに IgG である．これにより，補体系や貪食細胞の活性化がおきて炎症細胞が動員され，炎症細胞からは血管活性アミン，プロテアーゼやリソソーム酵素などが放出され，周囲の組織を傷害する（図 13.3）．補体系が活性化されてできるアナフィラトキシン（C3a，C4a，C5a，ただしその強さは C5a＞C3a≫C4a である）は好中球を動員させ，また，好塩基球やマスト細胞に作用し，ヒスタミンやロイコトリエンを放出させる．

古典的な III 型アレルギーの例に，アルサス現象がある．これは，ある抗原で免疫し，抗体をつくらせた状態で，皮膚に抗原を再び注射したさい，注射部位に免疫複合体ができて，炎症反応がみられる現象である．ほかの例として，動物血清をくりかえし静脈注射することによりおきる血清病がある．たとえば，ジフテリア毒素に対するウマ抗毒素血清を注射することにより，ウマの血清タンパク質

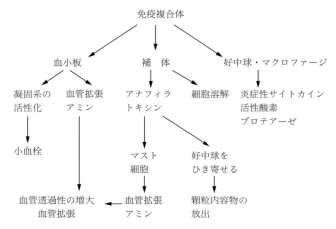

図 13.3　III 型アレルギーの機序
免疫複合体ができると，組織に沈着し，好中球やマクロファージの Fc レセプターに結合し，活性化する．活性化された細胞からは，活性酸素やプロテアーゼなどの組織傷害性物質が放出される．また，補体が活性化されたり，炎症性細胞の動員と炎症の拡大がおこる．さらに，血小板の活性化により，小血管の血栓などが形成される．

に対する抗体ができ，この抗体が，抗原であるウマ血清タンパク質と免疫複合体をつくり，腎基底膜などに沈着して，腎炎や関節炎，発疹などをおこすものである．くりかえしカビ抗原が呼吸器を介して侵入すると，できた抗体が免疫複合体をつくり，肺胞基底膜に沈着する過敏性肺臓炎も III 型アレルギーの例である．

13.1.4　IV 型アレルギー

　IV 型は，遅延型アレルギー，遅延型過敏症とよばれるもので，抗原と反応した T 細胞がおこす組織傷害をさす．IV 型アレルギー反応は，ほかの型のアレルギー反応と異なり，血清により免疫状態を動物から動物に移入することはできないが，感作された T 細胞で移入することができる．IV 型アレルギーには，ツベルクリン反応，接触性皮膚炎や結核菌の感染による肉芽腫形成などがある．ツベルクリン反応では，抗原の侵入から反応が最大になるまで，24～48 時間かかることから，遅延型とよばれる．多くの場合，感作 T 細胞が放出するサイトカインがひき金となる．サイトカインはマクロファージを集積させ，活性化したり，

血管透過性を亢進し，血漿成分の滲出をおこすなど多彩な作用を示す．抗原が皮膚を介して侵入する接触性皮膚炎では，その部分に浮腫をともなった湿疹を生じることになる．結核菌の感染によりマクロファージの活性化が遷延すると，しばしば，実質臓器において肉芽腫ができる（毛細血管の増生や線維芽細胞の増殖による）．移植片対宿主反応（graft versus host reaction：GVH 反応）のように細胞抗原に対する T 細胞によって傷害される場合も，IV 型アレルギーに分類される．

接触過敏反応について

皮膚での接触過敏反応（接触性皮膚炎）の発現には，ランゲルハンス細胞とケラチノサイト*（角化細胞）が重要である．ランゲルハンス細胞は図 13.4 に示すように，表皮基底細胞層上部にあり，抗原提示細胞（antigen presenting cell：APC）としての機能をもっている（図①）．表面マーカーとして，CD1，主要組織適合遺伝子複合体（MHC）クラス II，補体と Fc に対するレセプターをもつ．抗原と接触したランゲルハンス細胞は表皮から真皮へ移動し，さらに所属リンパ節へ移動して（図②），T 細胞と接触して抗原提示し，T 細胞（CD4$^+$ T 細胞）を活性化する（図③）．

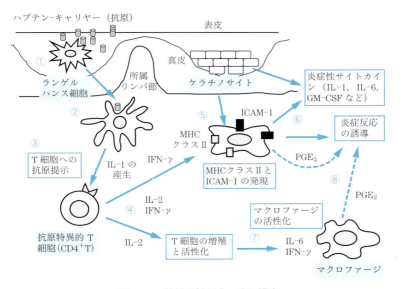

図 13.4　接触過敏反応の発現機序

174 13章 免疫と疾病Ｉ アレルギー疾患と感染免疫

ここで，活性化された T 細胞は，インターロイキン（IL)-2 やインターフェロン（IFN)-γ を産生する（図④）．IFN-γ はケラチノサイトにはたらき，MHC クラス II，接着分子の ICAM-1 の発現を誘導する（図⑤）．ケラチノサイトは，IL-1，IL-6，IL-8，腫瘍壊死因子（TNF)-α，顆粒球・マクロファージコロニー刺激因子（GM-CSF），トランスフォーミング増殖因子（TGF)-β などのサイトカインを産生誘導することにより，炎症反応を誘発する（図⑥）．一方，活性化 T 細胞から産生される IFN-γ は，マクロファージを活性化する（図⑦）．このようにして活性化されたマクロファージやケラチノサイトからはプロスタグランジン（PG）E_2 が産生するが，PGE_2 は炎症反応を抑制し，炎症の収束に向かうことになる（図⑧）．

13.2　アレルギー反応とアレルギー性疾患

免疫反応は異物を排除するという生体にとっては有益な反応ばかりではなく，個体にとって有害な反応，ときには致死的な組織傷害をもひきおこすことがある．ある物質が生体にとって不利な反応を生じる場合に過敏症あるいはアナフィラキシー＊ とよぶが，狭義の意味ではアレルギー（allergy）とよばれ，このような反応を惹起させる物質をアレルゲン（allergen）とよぶ．一方，生体は必ずしも外来の異物に対してだけでなく，自己の組織成分に対しても免疫反応をおこす（自己免疫反応，15 章参照）という，矛盾したはたらきもある．

アレルギー反応の 4 型のうち，本章では，Ｉ型アレルギーを中心にその機序と病態について述べる．

13.2.1　Ｉ型アレルギーとはなにか

a.　Ｉ型アレルギーと IgE 抗体

Ｉ型アレルギーはアナフィラキシー反応ともよばれ，抗原（アレルゲン）注入後，すみやかにおきる即時型の反応である．アナフィラキシーという用語は，ポルティエ（Portier）らがイソギンチャクの触手の毒を注射されて生き残った犬に再び同じ毒を注射するとその毒に抵抗性とならず，かえって毒性のショック死をすることを観察し（1902 年），この現象をアナフィラキシーと名づけたことにはじまる．1920 年代にはプラウスニッツ（Prausnitz）とキュストナー

（Küstner）は魚肉に過敏症をおこした人の血清を過敏症のない人の皮内に注射しておき，魚肉抽出液を注射すると，注射局所を中心に発赤と膨疹が数分以内に現れた．この現象は即時型過敏症が受身感作できることをはじめて示したもので，これをプラウスニッツ-キュストナー（Prausnits-Küstner：P-K）反応★とよぶ．P-K 反応にかかわる血清中の因子をレアギンとよんだが，これは後に石坂ら（1967 年）によって IgE 抗体であることが明らかにされた.

アナフィラキシー反応は生体側の反応の程度により，全身性と局所性の反応に大別される．アレルゲンと抗体（IgE 抗体）との反応が鼻粘膜や皮膚などの局所に限定される場合は局所性アナフィラキシーであるが，アレルゲンが経口もしくは非経口の注射により，全身に吸収されたときには急性の全身性アナフィラキシー症状を示し，ショック死をおこすことがある．後者の例として，ペニシリンに対し特異的な IgE 抗体をもつ人がペニシリンを静注された場合に，アナフィラキシーショックをおこすことがあげられる．この現象は，ペニシリンがハプテン（2 章参照）として血漿中のタンパク質と複合体をつくり，アレルゲンとなって，ヘルパー T（Th）細胞を活性化し，血中にペニシリンに対する特異的 IgE 抗体産生がつくられるためと考えられる.

b. IgE 抗体産生誘導の機序

I 型アレルギーは，すでにある抗原で感作された個体が再度同じ抗原に暴露されたときにおきる．たとえば，花粉症の人はアレルゲンとして，花粉の暴露をくりかえし受けることにより，アレルゲンに反応するヘルパー T 細胞（この場合，とくに Th2 細胞）が誘導されてくる．Th2 細胞は IL-4 をよく産生するサブセットであり，これが B 細胞に IgE 抗体の産生を誘導する（図 13.5）.

ある抗原に対して，IgG2a／1gG3 を産生するか，あるいは IgE または IgG1（マウスの場合．ヒトの場合は IgG4 に相当）を産生するかはその抗原が Th1 経路を活性化するのか，あるいは Th2 経路を活性化するのかに依存している．というのは，Th2 経路が活性化されると，IL-4，IL-5，IL-10，IL-13 などのサイトカインが産生され，IL-4 と IL-13 が活性化された B 細胞にはたらいて，IgE および IgG 1 へのクラススイッチを促すからである．なお，T，B 細胞との相互作用には IL-4 や IL-13 のようなサイトカインとともに，T 細胞上の CD40 リガンド（CD40L）が B 細胞上の CD40 と相互作用することが必要である.

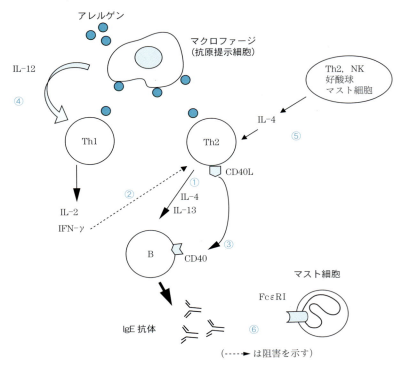

図 13.5　IgE 抗体産生とその制御
① IgE へのクラススイッチには，IL-4，IL-13 がはたらく．② 一方，Th1 サイトカインである IFN-γ は抑制的にはたらく．③ IgE の産生誘導には，サイトカイン以外に，B 細胞表面の CD40 分子に刺激を加えることが必要である．CD40 のリガンド（CD40L，CD154）は，Th2 細胞の活性化によって表出する分子量 40 000 の糖タンパク質である．④ なお，マクロファージ（抗原提示細胞）が産生する IL-12 は，Th1 の分化を促進する．⑤ Th2 細胞自身や NK 細胞などが産生する IL-4 は，Th2 細胞の分化を促進する．⑥ IgE のレセプターのうち，高親和性である FcεRI は，マスト細胞に発現しており，IgE とアレルゲンが結合すると脱顆粒がおきる．

c. IgE を介する脱顆粒

IgE 抗体はほかの抗体と異なり，組織に対する親和性が強く，とくに**マスト細胞(肥満細胞)**★ とよばれる細胞の IgE 特異的 **Fcε レセプター**★ **タイプ I（FcεRI）** と結合している．FcεRI と IgE 抗体の親和定数 K_a は 10^{10} $(mol/L)^{-1}$ におよぶ

高い親和性を示す．マスト細胞は腸管や気道など粘膜下組織や血管壁に沿った結合組織に存在する大型の細胞で，その細胞質は分泌顆粒に富んでいる．この顆粒は種々の炎症伝達物質，ケミカルメディエーター* を多量に含んでいる．

I 型アレルギーでは，アレルゲンがマスト細胞または好塩基球表面の FcεRI に結合して存在する IgE 抗体と特異的に結合することがひき金となる．すなわち，アレルゲンが IgE 抗体を架橋すると，即時にマスト細胞や好塩基球が活性化されて，分泌顆粒にたくわえられていたヒスタミンやセロトニンあるいは好酸球走化性因子（ECF-A）である LTB_4 などのケミカルメディエーターが放出される．

COLUMN：13-1　　FcεRI の構造について

IgE の Fc レセプター（FcεR）には IgE との結合が高親和性（$K_a = 10^{10}$ (mol/L)$^{-1}$）と低親和性（$K_a = 10^7$ (mol/L)$^{-1}$）のものがあり，前者は FcεRI，後者は FcεRII（CD23）とよばれ，その構造や機能が異なるレセプター分子である．FcεRI は $αβγ_2$ の四量体からなるが，CD23 は単鎖のレセプターである．FcεRI はマスト細胞や好塩基球，皮膚のランゲルハンス細胞に発現している．FcεRI の α 鎖は IgE 結合部位であって，シグナル伝達にかかわるのは β と γ 鎖のほうである．γ 鎖は FcεRI 以外の FcR，FcγRI，FcγRII，FcγRIII，FcαR にもシグナル伝達分子として会合している．なお，最近 α 鎖の細胞外ドメインの可溶性分子が IgE と FcεRI の結合を阻害することにより，I 型アレルギーを特異的に抑制することが示されている．

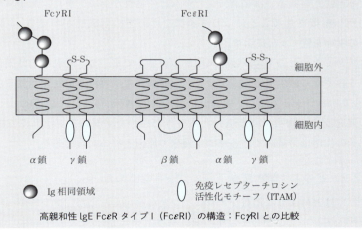

高親和性 IgE FcεR タイプ I（FcεRI）の構造：FcγRI との比較

178   13章●免疫と疾病Ⅰ　アレルギー疾患と感染免疫

表 13.1   Ⅰ型アレルギーのケミカルメディエーター

(A) マスト細胞，好塩基球由来	(B) 血小板由来
● 細胞内に貯蔵されているもの	トロンボキサン A_2（TXA_2）
活性アミン（ヒスタミン，セロトニン）	血小板第 4 因子（PF-4）
プロテオグリカン（ヘパリン）	(C) 好酸球由来
プロテアーゼ（α-トリプターゼ，β-トリプ	主要塩基性タンパク質（MBP）
ターゼ，キマーゼ）	好酸球陽イオンタンパク質（ECP）
リソソーム酵素（β-グルクロニダーゼ，カ	好酸球由来神経毒性物質（EDN, RNase-2）
テプシン D, β-ヘキソサミニダーゼ）	好酸球ペルオキシダーゼ（EPO）
● 刺激を受けて生成，遊離するもの	ロイコトリエン C_4, D_4（LTC_4, LTD_4）
ロイコトリエン B_4（LTB_4）	アリルスルファターゼ
ロイコトリエン C_4, D_4, E_4（LTC_4, LTD_4,	ヒスタミナーゼ
LTE_4）	ホスホリパーゼ D（PLD）
プロスタグランジン D_2（PGD_2）	プロテクチン D_1（PD_1）*2
血小板活性化因子（PAF）	レゾルビン E_3（RvE_3）
トロンボキサン A_2（TXA_2）	
サイトカイン（TNF-α, bFGF, IL-4）*1	

*1   一部は，すでに合成されたものが分泌顆粒に貯蔵されている．
*2 ω3 脂肪酸である EPA，DHA からそれぞれ生成する抗炎症性のメディエーター．

また，新たにロイコトリエン（LTC_4, LTD_4, LTE_4），プロスタグランジン（$PGF_{2\alpha}$, PGE_2, PGD_2），血小板活性化因子（PAF）★ などの合成も誘導されて，細胞外へ放出される．この現象を脱顆粒★ とよぶ．表 13.1 にⅠ型アレルギーに関与するケミカルメディエーターを示す．これらのメディエーターのうち，ヒスタミン，ロイコトリエンの LTC_4, LTD_4, LTE_4 は平滑筋収縮活性や血管透過性亢進あるいは粘液分泌亢進などの活性がある．また，血小板や好酸球を局所へ集積させることにより，急激な即時型の過敏症がおきる．Ⅰ型アレルギーの機序を図 13.6 に示す．

ヒスタミンやセロトニンは半減期が短い分子であって，それらの効果は脱顆粒後，すみやかに減少するが，アラキドン酸代謝生成経路が活性化されることにより，LT，トロンボキサン（TX）などを生成する．LTC_4, LTD_4, LTE_4 は別名，遅発反応性物質（SRS-A）とよばれたもので，気管支平滑筋の収縮をおこし，その作用は持続的であるため，喘息の原因となる物質である．

13.2.2　どのような物質がアレルゲンとなるのか

それではどのような物質がアレルゲンとなるのだろうか．アレルギー疾患をおこす起因アレルゲンとしては室内塵（ハウスダスト），とくにその中に含まれる

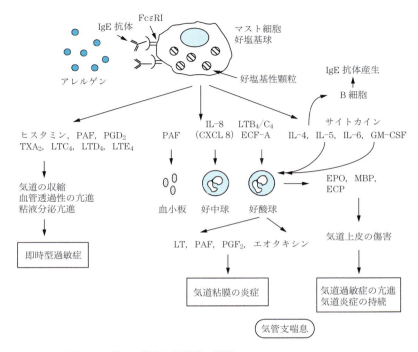

図 13.6　I 型アレルギーの機序と好酸球の役割
PAF：血小板活性化因子，PGD$_2$：プロスタグランジン D$_2$，TXA$_2$：トロンボキサン A$_2$，ECF-A：好酸球走化性因子，EPO：好酸球ペルオキシダーゼ，MBP：主要塩基性タンパク質，ECP：好酸球陽イオンタンパク質．

ダニの死骸や排泄物，あるいは真菌類（カビ）の胞子は最も重要なものである．アトピー性の子どもの多くはダニ抗原に対して感作されている．また，スギやヒノキ，ブタクサなどの花粉はアレルギー性鼻炎やアレルギー性結膜炎をおこすアレルゲンとして重要である．

通常種々のタンパク質を吸入しても，IgE 抗体の産生はみられず，必ずしもアレルゲンとして作用するわけではない．アレルゲンとしてはたらくタンパク質にはいくつかの特徴がある．すなわち，(1) 比較的低分子の可溶性タンパク質であって，粘膜から吸収されやすい性質をもつ（吸入性抗原）．花粉やダニの死骸のように乾燥した粒子として吸入されうる．また，(2) いくつかのアレルゲンはプロテアーゼであって，プロテアーゼ活性をもつことが IgE 産生にかかわっ

ているようである．さらに，（3）同じアレルゲンでも腸管から吸収されるより，粘膜から吸収されたほうが IgE 産生を誘導しやすい．

一方，寄生虫に感染すると IgE 抗体を産生しやすいことが知られている．細菌やウイルス感染では IgE 抗体を誘導することはほとんどないが，寄生虫感染はこの意味で特徴的である．寄生虫感染，とくに肺や皮膚，肝臓などの組織に寄生する場合に IgE の産生が強く，また末梢血での好酸球増加がみられるのであるが，寄生虫感染がなぜ IgE 産生の刺激をしやすいかについては不明な点も多い．

なお，アレルゲンの暴露を受けた人のすべてが IgE をつくるわけではなく，宿主側の要因が大きい．宿主側の要因としては，特定の HLA-DR ハプロタイプをもつ人が IgE を産生しやすく，一つまたは複数のアレルゲンに対して，IgE を産生しやすいことが知られている．これはアレルゲンペプチドが特定の MHC クラス II（HLA-DR）と結合し，Th2 細胞に抗原提示するためと考えられる．ただし，アレルギー症状の遺伝的素因をもつアトピー性疾患* は単一の遺伝子ではなく，多様である．最近の研究によれば，HLA だけでなく，IgE の高親和性レセプターである *FcεRI* 遺伝子や IgE 産生を制御するサイトカイン群（IL-4，IL-5，IL-13）および T 細胞レセプターの遺伝子などが関係するとされている．

13.2.3　食物アレルギー

1997 年以降，日本では食物アレルギーに関する大規模な調査が行われている．その結果，なんらかの食物に対するアレルギーをもつ人は，日本でも欧米でも全人口の 5% 程度と推定されている．食物アレルギーを示す乳幼児では全体の 5〜10% 程度であるが，学童期で 1〜2% 程度と低下する．食物アレルギーの原因となる食品は，図 13.7 に示すように，国内では鶏卵，乳製品，小麦が三大アレルギー食品である．食物アレルギーをおこす頻度はこの三大食品だけで 70% に及ぶ．ついで，落花生，いくら，えび，そばなどがあげられる．現在では，とくに，卵，乳，小麦，落花生，えび，かに，そばの 7 品目を加工食品に使用した場合には，食品のパッケージに必ずアレルギーの原因となる原材料の名称を表示しなければならなくなった（COLUMN：13-2）．食物アレルギーの症状は，乳児では，かゆみを伴う湿疹を示すことが多く，幼児，学童，成人では，じん麻疹，紅斑などの皮膚症状を示す．重症の場合は呼吸困難などのアナフィラ

キシーショックに至ることもある．

　小麦製品，魚介類（とくにえび），果物などを摂取後に運動をすることによってアレルギーが誘発される人は，"食物依存性運動誘発性アレルギー"とよばれる．すでに述べたように，小麦は食物アレルギーをおこす頻度が高い食品の一つ

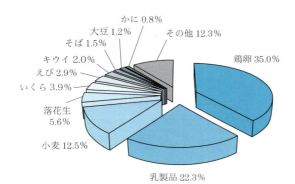

図 13.7　**食物アレルギーの実態**：即時型食物アレルギーによる健康被害 4644 例の実態調査（平成 27 年度）
[消費者庁ホームページ，http://www.caa.go.jp/foods/pdf/food_index_8_161222_0001.pdf]

COLUMN：13-2　アレルギー物質の表示制度

　図 13.7 にあるように，日本人では鶏卵，乳製品，小麦が三大アレルギー食品といわれ，食物アレルギーをおこす頻度が高い．とくに，卵，乳，小麦，落花生，えび，かに，そばの 7 品目を加工食品に使用した場合には，必ず食品のパッケージにアレルギーの原因となる原材料の名称を表示しなければならない（表示義務，消費者庁）．平成 14 年の食品衛生法で決められた当初は 5 品目であったが，平成 20 年に新たに"えび""かに"の表示義務が課され，現在，7 品目となっている．また，あわび，いか，いくら，オレンジ，カシューナッツ，キウイフルーツ，牛肉，くるみ，ごま，さけ，さば，ゼラチン，大豆，鶏肉，バナナ，豚肉，まつたけ，もも，やまいも，りんごの 20 品目は，食品のパッケージにできるだけ表示することが奨励されている（任意表示）．したがって，加工食品のアレルギー表示は，表示が義務づけられている特定原材料 7 品目と，必ずしも表示が義務となってはいないが，特定原材料に準ずるもの 20 品目と合わせて，27 品目となっている．

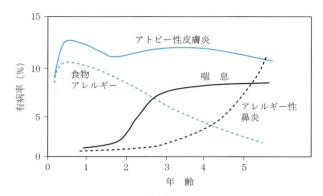

図 13.8　アレルギー疾患の自然歴の推移
[海老澤元宏 編, "小児アレルギーシリーズ. 食物アレルギー",
p.11, 診断と治療社（2007）]

であり，小麦を摂取後，運動することにより発症する場合，とくに，"小麦依存性運動誘発性アレルギー"として知られている．重症の場合，全身にじん麻疹，血圧低下と呼吸困難を伴う，アナフィラキシーショック状態になる．発症の原因として，以下の理由が考えられている．すなわち，通常の健康時は，小麦を食べても小麦アレルゲンは消化され，アレルゲンとしての性質を失う．しかし，運動により消化活動が低下すると，小麦アレルゲンが消化されないまま小腸まで運ばれ，血液中に吸収される．それにより発症すると考えられている．

　食物アレルギーのある患者の血清中には，特定の食品に対する特異的な IgE 抗体が検出され，IgE 抗体に依存した反応がみられる．ただし，必ずしも IgE 抗体価が上昇しないケースもある．

　ところで，乳児期のアトピー性皮膚炎には食物アレルギーが関与していることが知られてきた．食物アレルギーの関与するアトピー性皮膚炎は，アレルギーマーチ*の出発点としても重要である（図 13.8）．すなわち，乳児期のアトピー性皮膚炎から，将来喘息へ移行する例が高いとされている．

13.3　アレルギー反応における免疫制御：とくに好酸球の役割

　I 型アレルギーはアレルゲン暴露後ただちにおきるので即時型反応とよばれるが，その数時間後には遅発反応（遅発型アレルギー）を伴うことが多い．気管支

喘息，アトピー性皮膚炎，アレルギー性鼻炎などはⅠ型アレルギーにひき続いておきる慢性炎症に基づく疾患であって，この炎症反応には好酸球がエフェクター細胞として重要である．すなわち，気管支喘息においては抗原吸入後 3～8 時間後に再び気道の閉塞を認めるが，このとき気道粘膜には好酸球の浸潤がみられる．この現象にはマスト細胞などから産生される好酸球走化性因子（ECF-A，LTB₄，PAF，エオタキシンなど）が好酸球を炎症部位に集積させるのにはたらくものと考えられる．好酸球の特徴や役割をマスト細胞，好塩基球と対比して表13.2 に示す．

表 13.2　マスト細胞，好塩基球と好酸球の特徴と役割

	マスト細胞 mast cell	好塩基球 basophil	好酸球 eosinophil
存在場所と特徴	末梢血には存在しない．粘膜下組織中に多い．多数の分泌顆粒をもつ．粘膜型と結合組織型の二種がある．	通常，末梢血には <1%.炎症時，組織に集積する．好塩基性の大型分泌顆粒をもつ．	通常，末梢血中には <5%.Ⅰ型アレルギーで増加する．エオジン親和性の好酸性顆粒をもつ．
メディエーターの産生	ヒスタミン，LT，PAF，PG，プロテアーゼ（キマーゼ，トリプターゼ），サイトカイン（TNF-α，IL-4/IL-13）．ただし，トリプターゼの産生はマスト細胞のほうが多い．		MBP，ECP，EPO，シャルコー-ライデン結晶，ヒスタミナーゼ，アリルスルファターゼ，サイトカイン（TNF-α，IL-4/IL-13）．
アレルギー反応における役割	高親和性 IgE レセプター（FcεRI）をもち，IgE の結合で顆粒を放出する（脱顆粒），IL-4/IL-13 を産生して Th2 を誘導する．		腸管に多く存在し，寄生虫感染における防御反応にはたらく．アレルギー反応の終息に関与する．
	IgE 依存的なアナフィラキシーに関与する．	即時型（IgE 依存性）および慢性型（IgG 依存性）のアナフィラキシーに関与する．	
病態・疾病との関連	Ⅰ型アレルギーやじん麻疹，気道過敏症に関与する．寄生虫感染に対する防御．	Jones-Mote 型反応，マダニ刺症，癬癖症，じん麻疹，致死的な喘息に関与する．	気管支喘息，アトピー喘息，レフレル症候群，好酸球性食道炎，好酸球増多症．

LT：ロイコトリエン，PAF：血小板活性化因子，PG：プロスタグランジン類，MBP：主要塩基性タンパク質，ECP：好酸球酸性タンパク質，EPO：好酸球ペルオキシダーゼ．

184   13章　免疫と疾病Ⅰ　アレルギー疾患と感染免疫

　炎症部位に集積した好酸球はケモタキシス物質であるC5aや低親和性のIgE
レセプタータイプⅡ（FcεRII）を介して活性化を受けたり，血管内皮などとの
接着により活性化を受けて脱顆粒がおきる．その結果，血小板活性化因子PAF，
LTC$_4$などのケミカルメディエーターを放出するだけでなく，その特異顆粒中に
は主要塩基性タンパク質（major basic protein：MBP），好酸球陽イオンタン
パク質（eosinophil cationic protein：ECP），好酸球ペルオキシダーゼ
（eosinophil peroxidase：EPO），シャルコー-ライデン結晶，好酸球由来神経
毒性物質（eosinophil-derived neurotoxin：EDN）などのタンパク質があっ
て，これらが放出される．これらのタンパク質は気道過敏症を亢進させたり，活
性酸素を生成して，気道上皮などに強い傷害性を発揮する．好酸球は寄生虫感染
で増加することが知られているが，好酸球のもつこれらのタンパク質が寄生虫に
対しては傷害性を発揮し，感染防御にはたらく．一方，好酸球にヒスタミナー

COLUMN：13-3　　好塩基球の役割

　好塩基球は，130年以上前にエールリッヒ（Ehrlich）によってその存在が報告
されていたが，末梢血液中での数がきわめて少ないことからその役割・存在意義は
不明であった．最近，烏山一らは，好塩基球に対する抗体や遺伝子改変マウスを
作成して，好塩基球の炎症反応における役割を明らかにした．Ⅰ型アレルギーのう
ち花粉症などの即時型アレルギーは発症機序がかなり解明されているが，アトピー
性皮膚炎や喘息にみられるような慢性アレルギー炎症病態に関しては，いまなお未
知の部分も多い．さまざまな実験結果から，好塩基球がIgE依存的な慢性アレル
ギー炎症に関与することが明らかとなった．これは，マスト細胞やT細胞が存在し
ない変異マウスにおいても，IgE依存的慢性アレルギー炎症が観察されたことによ
る．また，食物，ハチ毒などのアレルゲンの暴露によって急性かつ激烈なアナフィ
ラキシーショックをおこすことがある．IgEが関与する全身性アナフィラキシーに
おいてはマスト細胞が関与するが，IgE非依存的で，IgGが関与する全身性アナ
フィラキシーにおいては好塩基球が重要であることを示した．さらに，マダニ感染
したマウスの皮膚局所には大量の好塩基球が浸潤していることを見いだし，マダニ
に対する抵抗性，すなわち，好塩基球がマダニに対する免疫の獲得に必須であるこ
とが示された．このように，最近，好塩基球の新たな役割が注目されるようになっ
ている．

［東京医科歯科大学免疫アレルギー学分野ホームページ，
http://immune-regulation.org/index.php?id=3 参照］

ゼ，アリルスルファターゼ，EDN（RNA 分解活性がある）ほか，プロテクチン，レゾルビンとよばれる抗炎症メディエーターが含まれており，増悪した炎症の収束にはたらくものと考えられている（表 13.1，COLUMN：13-3）.

13.4　経口免疫と免疫寛容

　食物アレルギーがどのようにしておきるか，近年その機序が明らかとなってきた．通常，経口的に摂取されたタンパク質に対しては，免疫寛容が成立していてアレルギー反応はおきない（経口免疫寛容　oral tolerance）．経口的に摂取されたタンパク質は，消化管で小ペプチド（ジペプチドからトリペプチド）あるいはアミノ酸にまで分解されて免疫原性を失うが，分解が不完全だと中小サイズのペプチドとなり，これらが消化管から吸収されうる．とくに，腸管粘膜バリア（バリアとは防御壁という意味）の異常があると，免疫原性をもった多量のペプチドが腸管を通過して，免疫反応が惹起される．腸管粘膜（MALT）では，M 細胞により取り込まれた抗原ペプチドが抗原提示細胞（APC）に受け渡され，近接する腸管リンパ節（パイエル板：PP）の T 細胞に抗原提示される．しかし，通常，腸管において Treg が正常にはたらくことにより免疫寛容を保つことができる．図 13.9 に食物タンパク質抗原に対する経口免疫寛容の機序を示す．すなわち，(a) 共刺激シグナルがはたらくとヘルパー T 細胞が活性化され，抗体産生に至る．一方，(b) 低用量の抗原では共刺激シグナルがいらなかったり（低用量免疫寛容），高用量ではアナジー，あるいは Fas/FasL を介した細胞死がおこり（クローンの消失），免疫不応答や免疫寛容となる．また，(c) 多くの経口タンパク質抗原に対しては，IL-10 を産生する樹状細胞（DC）により，ナイーブ Treg から Treg が誘導され（iTreg），Treg 自身も IL-10 や TGF-β を産生して，抗原応答が抑制されて免疫寛容となると考えられる．一方，Treg 機能が低下して局所，あるいは全身での免疫寛容が破綻した場合，アレルギー反応がおきる．

　ところで，タンパク質をあらかじめ経皮的に感作しておくと，その後同じタンパク質を経口摂取したとき IgE 産生がおきやすいことが知られている．たとえば，落花生油の皮膚への塗布は，その後の落花生摂取により IgE 産生が誘導される．2009 年頃から国内で，加水分解コムギ末を含有する石けん（"茶のしず

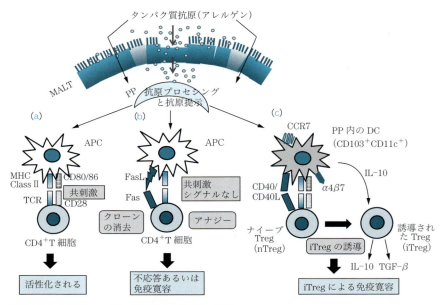

図 13.9　食物アレルギーと経口免疫寛容の機序
　食物タンパク質が腸管粘膜（MALT）から吸収，分解されて，近接する腸管リンパ節（PP）で，抗原提示細胞（APC）により T 細胞に抗原提示される．(a) 共刺激シグナルがはたらくとヘルパー T 細胞が活性化され，抗体産生に至る．しかし，(b) 低容量の抗原では共刺激シグナルがいらなかったり，高用量ではアナジー，あるいは Fas/FasL を介して細胞死がおこり（クローンの消失），免疫不応答や免疫寛容となる．一方，(c) 多くの経口タンパク質抗原に対しては，IL-10 を産生する PP 内の樹状細胞（DC）により，ナイーブ Treg から iTreg が誘導される．iTreg 自身も IL-10 や TGF-β を産生して，抗原応答を抑制して，免疫寛容となる．

く石鹸"）を使用した後，小麦製品を経口摂取するとアレルギー症状を示す女性が多数報告された．これはくりかえし石けんを使うことで，皮膚でのコムギアレルゲンへの感作が成立したものと考えられている．

13.5　感染免疫とワクチン

13.5.1　感染免疫の一般的特徴

　細菌，真菌，ウイルスなどの個別の病原体に対する感染防御機構については他書を参照されたい．本項では病原体に対する一般的な感染免疫の特徴を述べる．

通常，細胞外寄生性の病原体感染に対しては好中球やマクロファージなどの貪食細胞が集積し，自然免疫系が最初の防御の砦となり，抗原情報がT細胞やB細胞からの中和抗体の産生につながっていく（11.2節，11.3節参照）．一方，ウイルスや結核菌などの細胞内寄生性の病原体に対する免疫応答については，活性化マクロファージが感染防御に重要であり，ついでエフェクターT細胞が病原体排除にかかわる．このさいにも自然免疫系から獲得免疫系への連携が感染防御反応に重要な役割をもつ（10.3節参照）．

病原体に対する感染防御は，宿主の免疫機能に依存する．通常の免疫機能が低下した状態，たとえば，免疫抑制薬や抗がん薬の投与を受けたり，放射線治療を受けている場合，あるいは栄養状態の悪い乳幼児や高齢者では感染症に対する感受性が高く（易感染性），感染した場合に重症化することがある．このような状態をコンプロマイズドホスト（compromized host）とよぶ．先天的あるいは後天的な免疫不全症の場合も同様である．また，健常人では問題にならない病原体が強い病原性を示すことがあり，このような病原体による感染を日和見感染（opportunistic infection）とよぶ．日和見感染をおこす病原体として，たとえば，緑膿菌（*Pseudomonas aeruginosa*），セラチア（*Serratia*），カンジダ（*Candida*），ヘルペスウイルス（*Herpesviridae*），ニューモシスチス・イロベチイ（*Pneumocystis jirovecii*）などが知られている．

13.5.2　ワクチンとトキソイド

免疫学は感染症の防御を目的としてワクチンの開発から発展してきた歴史をもつ．すでに多くの細菌やウイルス感染症に対する防御ワクチンが開発され，各国で予防接種のプログラムが実施され，感染症の克服に大きく寄与している．現在日本で定期的な予防接種が定められているものとして，B型肝炎，BCG，四種混合ワクチン，麻疹・風疹混合ワクチン（MR），水痘ワクチンなど9種類あり，そのほか任意接種のワクチンが5種類ある（表13.3）．ワクチンには不活化ワクチン，生ワクチン，トキソイドがある．生ワクチンは毒性や病原性を弱めた病原体であるため，免疫を活性化する能力が高く1〜2回の接種で免疫を誘導できる（BCG，麻疹・風疹混合ワクチン，水痘ワクチンなど）．一方，不活化ワクチンは感染能力を失わせた死菌や菌体成分を用いているため感染力がなく，免疫刺激力は弱い．したがって，十分な免疫力を誘導するためには複数回の接種が必要

188   13 章　免疫と疾病 I　アレルギー疾患と感染免疫

表 13.3　日本で行われている予防接種ワクチン：種類と特徴

	接種回数	ワクチンの種類
(A)　定期接種ワクチン		
B 型肝炎	3 回	不活化ワクチン
ヒブ（Hib）	4 回	不活化ワクチン
小児用肺炎球菌	4 回	不活化ワクチン
四種混合（DPT-IPV）*	4 回〜5 回	不活化ワクチン
BCG	1 回	生ワクチン
麻疹，風疹混合（MR）	2 回	生ワクチン
水痘	2 回	生ワクチン
日本脳炎	4 回	不活化ワクチン
HPV（ヒトパピローマウイルス）	3 回	不活化ワクチン
(B)　任意接種ワクチン		
ロタウイルス	2〜3 回	生ワクチン
おたふくかぜ	2 回	生ワクチン
インフルエンザ	毎年秋	不活化ワクチン
A 型肝炎	3 回	不活化ワクチン
髄膜炎菌	1 回	不活化ワクチン

* DPT：Diphtheria, Pertussis, Tetanus（ジフテリア，百日ぜき，破傷風），IPV：inactivated polio vaccine（不活化ポリオワクチン）.

である（A 型肝炎，日本脳炎ワクチンなど）．さらに，感染防御抗原そのものを純粋に取り出してワクチンとしたものは，とくにコンポーネントワクチンとよばれ，肺炎球菌ワクチン，インフルエンザ菌 b 型（Hib）ワクチン，髄膜炎菌多糖体ワクチンなどがある．トキソイドは病原体がつくる毒素を分離し，弱毒化してワクチンとしたものであるが，不活化ワクチン同様，複数回の接種を必要とする（ジフテリア，破傷風毒素など）．なお，B 型肝炎ワクチンやインフルエンザワクチンは，感染防御抗原を組換え DNA によって作製し，アジュバントであるアルミニウム塩に吸着させたもので，組換え沈降ワクチンとよばれる．

13.6　粘膜免疫と感染防御

13.6.1　粘膜免疫が関与する場所

ヒトのからだは，口腔・鼻腔にはじまり肛門まで筒状であり，"内なる外"からなっている．その表面は粘膜で覆われ，これを構成する上皮細胞を介して常

時，膨大な数の抗原に暴露されている．呼吸器，消化器，泌尿生殖器などの粘膜は，粘膜免疫系（mucosal immunity）の重要な場であって，粘膜の上皮細胞層は感染防御の第一線での監視・バリア機能をもっている．

粘膜免疫系を司る場所としては，腸管ではパイエル板，腸間膜リンパ節，虫垂などであり，これらは腸管関連リンパ組織（gut-associated lymphoid tissue：GALT）とよばれる．一方，呼吸器系では，鼻腔粘膜，扁桃やアデノイド，気管支付属リンパ組織などで，鼻咽頭関連リンパ組織（nasopharynx-associated lymphoid tissue：NALT）とよばれる（5.1 節も参照）．これらを総称して，粘膜関連リンパ組織（mucosa-associated lymphoid tissue：MALT）とよんでおり，これらのリンパ組織には，リンパ球，マクロファージ，樹状細胞といった免疫担当細胞が豊富に存在している．気道粘膜における代表的な慢性炎症疾患として気管支喘息については，13.3 節で述べた．本節では消化管の粘膜免疫について以下に述べる．

13.6.2　消化管における粘膜免疫の重要性

消化管は大量の食物由来の動物性，植物性タンパク質と絶えず接していながら，通常，免疫反応をおこさない．また，膨大な数の微生物と共生していながら，病原微生物を排除することができる．このような消化管における生体防御機構は粘膜免疫系が担っている．消化管の粘膜全体は広く，小腸の粘膜面だけでも皮膚の 200 倍もの面積といわれる．消化管にはパイエル板などの二次リンパ組織があるが，消化管に存在するリンパ球は，末梢血中のリンパ球の 5 倍にも達する．とくに，二量体である分泌型 IgA は多くが粘膜組織で産生される．大腸では不要物がたくわえられ，圧縮，排泄されるが，この過程では細菌叢（腸内フローラ）＊のはたらきが重要である．

消化管の免疫系細胞は粘膜上皮層とその下層の粘膜固有層とよばれる結合組織に存在する（図 13.10）．小腸には腸管腔に向って隆起したドーム状にリンパ球が集積しているパイエル板とよばれる二次リンパ組織が存在する．腸の上皮には，吸収上皮細胞の間に，少数の M 細胞（microfold cell，腸管の吸収上皮にみられる微絨毛がなく，管腔面がひだ状になっていることによる）とよばれる細胞があり，管腔側から病原微生物や粒子状の抗原をそのまま取り込んでパイエル板に送ることができる．パイエル板には樹状細胞（DC）がいて，抗原を取り込

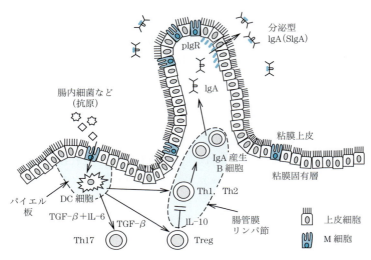

図 13.10　消化管におけるリンパ組織：粘膜免疫

み，T 細胞へ情報を伝える．

　小腸において，B 細胞は TGF-β と IL-5 の作用を受けて IgA 産生 B 細胞に分化する．二量体の IgA は，さらに上皮細胞に発現する pIgR（polymeric IgR）と結合して，分泌型の IgA（secretory IgA：SIgA）となる．SIgA は，風疹やポリオなどのウイルス感染における防御反応に欠かせない役割を担っている．

　最近，腸管粘膜固有層には IL-17 を産生する Th17 細胞が常時，多数存在することがわかってきた（腸間膜リンパ節やパイエル板にはほとんど存在しない）．Th17 細胞は，IL-17 ファミリーのサイトカインを産生することにより，細胞内・外の細菌や真菌感染に対して防御的にはたらく（11.8.3 項参照）．生後すぐにはほとんど存在せず，成育に伴って増加する．このさい，無菌マウスあるいは抗生物質を投与したマウスでは，腸管粘膜固有層の IL-17 の数が激減することから，腸管常在の菌叢により誘導されるものと考えられる．

　腸管粘膜固有層にはまた，制御性 T 細胞である Treg 細胞も多数存在する．Treg 細胞は TGF-β，IL-10 のような免疫抑制因子を産生して，活性化 T 細胞や活性化樹状細胞に対して抑制的にはたらく．したがって，潰瘍性大腸炎やクローン病といった炎症性腸疾患の発症を抑制すると考えられている．炎症性腸疾患については，自己免疫疾患の項（15.1.4 項）を参照されたい．

章末問題

1. 正誤を答えなさい.
   1) I型アレルギーでは IgE あるいは IgA 抗体がマスト細胞に結合することがひき金になる.
   2) アレルゲンは, IgE 抗体とは無関係にマスト細胞のレセプターに結合して, 種々のケミカルメディエーターを放出させる.
   3) 補体の成分である C5a は白血球の走化活性がある.
   4) 甲状腺刺激ホルモン（TSH）レセプターに対する抗体ができると, 甲状腺機能亢進症をおこす.
   5) じん麻疹にはアレルゲンに対する IgA と IgG 抗体が関与している.
   6) 糸球体腎炎は免疫複合体が補体を活性化することによってもたらされる組織傷害である.
   7) 新生児溶血性黄疸は IgA 抗体と補体の関与するアレルギーである.
   8) 通常, 経口から摂取する食物タンパク質に対しては免疫トレランスが成立している.
   9) マスト細胞も好酸球もどちらもヒスタミンやロイコトリエン B$_4$ を産生し, 炎症を惹起する.

2. I型アレルギーにおける IL-4 と IFN-γ の役割について述べなさい.

3. 2009 年頃から加水分解小麦末を含有する石けん（"茶のしずく石鹸", 小麦末を 0.3％含有する）を使用して, 眼のかゆみ, 皮膚のかゆみ, 鼻炎症状などのアレルギー反応がでたり, その後, 小麦製品を経口摂取するとアレルギー症状, ひどい場合はアナフィラキシーショックを示す女性が多数報告された. なぜ, この石けんを使用することで, このようなアレルギー反応がおきたかを考察しなさい.

4. 以下の設問に答えなさい.
   1) GALT, NALT, MALT とはなにか, その名称のフルネームを日本語と英語で書きなさい.
   2) 粘膜免疫系に関して, 以下の（ ）の中に適語を入れなさい.

   消化管における生体防御機構は粘膜免疫系が担っている. 消化管粘膜組織では, 分泌型 IgA の多くが産生される. 消化管の免疫細胞は粘膜上皮層とその下層の（1）とよばれる結合組織に存在する. 小腸には腸管腔に向かう隆起にリンパ球が集積している（2）とよばれる二次リンパ組織が存在する. 腸の上皮には吸収上皮細胞の間に少数の（3）とよばれる細胞があり, （3）は管腔側から微生物や粒子状の抗原をそのまま取り込んで（2）に送ることができる.

   小腸の B 細胞は（4）と IL-5 の作用を受けて IgA 産生 B 細胞に分化する. 2量体の IgA は, さらに上皮細胞に発現する polymeric IgR と結合して,（5）となる.（5）は, 風疹やポリオなどのウイルス感染における防御反応に役立つ.

   最近, 腸管（1）には IL-17 を産生する（6）細胞が多数存在することがわかってきた.（6）細胞は IL-17 というサイトカインを産生することにより, 細胞内・外の細菌や真菌感染に対して防御的にはたらく. 一方, 腸管（1）にはまた, 制御性 T 細胞である（7）も多数存在する.（7）細胞は（4）, IL-10 のような免疫

抑制因子を産生して免疫抑制的にはたらく．（７）細胞は，潰瘍性大腸炎やクローン病といった炎症性腸疾患の発症を抑制すると考えられている．

COLUMN：13-4　新型コロナウイルス感染症（COVID-19）

2019年12月に中国の武漢市で確認された肺炎患者から検出された新型コロナウイルス（severe acute respiratory syndrome coronavirus 2：SARS-CoV-2）の感染はその後，急速に全世界に広がり，2023年2月現在，世界の感染者数は6.7億人，死者は680万人を超えるパンデミック感染となっている（国内での感染者数は3300万人，死者数は7万人に達している）．この感染症は，2019年末には発生していたことから，新型コロナウイルス感染症（COVID-19）と名付けられた．コロナウイルスは直径約100 nmの球形で，表面には突起（電子顕微鏡でこれが"コロナ＝王冠"のように見える）があり，脂質二重膜のエンベロープの中にヌクレオカプシド（N）とこれに巻きついたプラス鎖の一本鎖RNAのゲノム（39 kb）があり，エンベロープ表面にはスパイク（S）タンパク質，エンベロープ（E）タンパク質，膜（M）タンパク質が配置されている（図）．ウイルスは増殖や感染を繰り返す中で変異していくが，新型コロナウイルスも多くの変異（多くはSタンパク質部位の変異）が認められており，当初のアルファ株（B.1.1.7系統）から現在では，オミクロン株（B.1.1.529系統）が主流となっている．変異株によっては，感染・伝播性，重症化リスクが異なり，ワクチン・治療薬，診断法などに影響する．

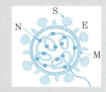

(+)ssRNAウイルス

新型コロナウイルス感染の診断には，被検者からの鼻咽頭ぬぐい液および唾液からPCR検査（厳密にはRT-PCR）や抗原定量検査，抗原定性検査などが行われる．ワクチンの開発も急速なスピードで進展し，すでにmRNAワクチンやアデノウイルスベクターワクチンが臨床試験を経て，全世界で接種されている．治療薬も既存あるいは新規の抗ウイルス薬（レムデシビル，モルヌピラビル，ニルマトレルビル/リトナビル），中和抗体薬（カシリビマブ/イムデビマブ）や肺炎の重症化を防ぐ抗炎症薬（デキサメサゾン，アクテムラ）など，国内でも10種類が承認されている．ワクチン接種と治療薬の開発により，本感染症の発症と重症化が早急に防御・克服されることが期待されている．

免疫と疾病 II
がん（腫瘍）の免疫学

14

14.1　免疫監視機構とがん免疫のしくみ

　生体はその成長の過程で，DNA の複製や細胞分裂時に異常がおきたり，外界からの発がん刺激（紫外線，活性酸素，あるいは食物中の発がん物質など）によって多数の遺伝子に変異がおきる．大多数の遺伝子異常は生体がもつ修復機能で修復されるが，一部の細胞は複数の遺伝子異常により，無秩序な増殖を続けるがん細胞となる．生体にはがんに対する免疫監視機構が備わっており，通常はがんとして成長する前に排除されると考えられており，この考えは，1950 年代にオーストラリアの免疫学者バーネット（M. Burnet，1960 年にノーベル賞受賞）により提唱された．実際，生体には免疫監視機構が存在すると考えられる証拠がある．たとえば，① 免疫不全のマウスやヒトでは発がんの頻度が高い，② 移植などで免疫抑制薬を長期に使用すると発がんの頻度が高まる，③ がん組織にはリンパ球の浸潤が認められ，この浸潤リンパ球はがんに対する傷害性を示す，④ がん細胞では変異したがん遺伝子産物を発現しており，免疫系はこれらを認識して反応する，などがあげられる．しかしながら，通常，生体のがん免疫の力はいったん免疫監視機構を逃れて成長したがんを排除できるほど強くはなく，また，がん細胞自身が免疫系から巧妙に逃れるしくみを発展させている．

　がんに対する免疫のしくみとして，最初に自然免疫系がはたらき，ナチュラルキラー（NK）細胞やマクロファージががん組織周辺に集積して，非特異的にがん細胞を破壊する．破壊されたがん細胞の細胞片は樹状細胞あるいはマクロファージ（抗原提示細胞）に取り込まれ分解されて，"がん抗原ペプチド"として T 細胞に提示される．すなわち，獲得免疫系が作動する（図 14.1）．抗原提

14章 ● 免疫と疾病Ⅱ　がん（腫瘍）の免疫学

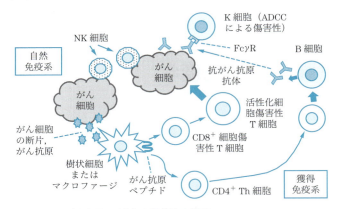

図 14.1　がん細胞に対する傷害性の機序
NK 細胞による傷害（自然免疫系），ならびに CD8$^+$ 細胞傷害性 T 細胞と K 細胞の抗体依存性細胞傷害（ADCC）によるがん細胞傷害（獲得免疫系）を示した．

示細胞によりがん抗原ペプチドが CD8$^+$ 細胞傷害性 T 細胞に抗原提示されると，CD8$^+$ 細胞傷害性 T 細胞は活性化細胞傷害性 T 細胞に分化して，がん細胞を傷害し，排除することができる（10.2 節参照）．CD8$^+$ T 細胞への抗原提示には，抗原提示細胞上の MHC クラス I 分子が関与し，一方，CD4$^+$ ヘルパー T（Th）細胞への抗原提示には MHC クラス II 分子が関与する（抗原提示の詳細については，7.3 節参照）．細胞傷害性 T 細胞ががん細胞を攻撃するには，活性化した細胞傷害性 T 細胞ががん組織へと遊走し，腫瘍微小環境へ浸潤すること，さらに，がん細胞を認識し結合することが必要である．がん細胞に結合した細胞傷害性 T 細胞は，細胞傷害性物質を注入し，がん細胞に細胞死（アポトーシス）を誘導しがん細胞を退縮させる．

　一方，CD4$^+$ Th 細胞からのヘルプにより B 細胞から抗体産生が誘導される．がん細胞表面抗原に対する抗体はがん細胞の増殖を抑制したり，直接傷害したり，K 細胞が抗体を介して傷害を示す抗体依存性細胞媒介細胞傷害（ADCC，たんに抗体依存性細胞傷害とよぶ）の機序により効果的にがん細胞を破壊したりできる．K 細胞とは，免疫グロブリン IgG の Fc 部分に対する受容体（Fcγ レセプター）をもつ細胞で，NK 細胞，マクロファージあるいは T 細胞の一部がこれに相当する．図 14.2 に，抗体を介した ADCC によるがん細胞傷害の例として，

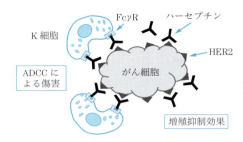

図 14.2 抗体によるがん細胞傷害 (ADCC) と増殖抑制：ハーセプチン（抗 HER2 抗体）によるがん細胞傷害の例

ハーセプチンによるがん細胞の傷害の機序を示す．ハーセプチンとは，ヒト上皮増殖因子レセプター 2 型（HER2）に対するモノクローナル抗体（トラスツズマブ，表 12.3 参照）である．HER2 は，乳がん細胞などで過剰に発現している場合があり，この抗体により，乳がん細胞は ADCC の機序により傷害される．リツキシマブによる CD20 陽性のリンパ腫細胞に対する傷害性も同様の機序があるとされる．

このように，自然免疫系で傷害を受けたがん細胞断片の情報は，ひき続いて獲得免疫系，すなわち，がん抗原特異的な細胞傷害性 T 細胞によるがん細胞傷害性の誘導や抗体を介した ADCC による傷害性の誘導にひきつがれ，がんの排除にはたらくと考えられる．

14.2　がん抗原とがん免疫療法

14.2.1　がん抗原とは

がんに対する免疫を考えるには，がん抗原を知る必要がある．一般的に，紫外線，がんウイルスあるいは化学発がん物質によって誘導されたがんは免疫原性が強いが，自然発生したがんは免疫原性が弱い．がん細胞にはがんに特有の抗原性をもつものがあり，"がん特異抗原（あるいは腫瘍特異抗原，tumor specific antigen：TSA）"とよばれる．TSA ががん細胞表面に発現している場合，がん関連表面抗原（tumor-associated cell surface antigen：TASA）とよばれる．がん抗原としては，発がん物質や放射線などによって突然変異した自己のタンパク質，なかでもがん遺伝子やがん抑制遺伝子の変異による産物，がんウイルスによって発現する抗原がある．また，通常成人ではみられないがん胎児抗原が発現してくる場合，あるいは正常人でもみられるが過剰に発現している抗原などがあ

196   14章 ● 免疫と疾病 II　がん（腫瘍）の免疫学

表 14.1　がん特異的な細胞傷害性 T 細胞（CTL）によって認識されるがん抗原

抗原のタイプ	ヒトでの腫瘍抗原の例
突然変異した自己のタンパク質	発がん物質，放射線照射による突然変異によるもの．メラノーマ抗原（MART2）など
がん遺伝子あるいは突然変異したがん抑制遺伝子の産物	突然変異した Ras（10％*），突然変異した p53（50％*），Bcr/Abl 融合タンパク質など
過剰あるいは異常発現した自己のタンパク質	メラノーマのチロシナーゼ，gp100，MART，転移性乳がん細胞の HER2/neu など
腫瘍ウイルス抗原	乳頭腫ウイルス E6，E7 タンパク質，EBV の EBNA-1 タンパク質，C 型肝炎ウイルス（HCV）など

*　ヒトのがんでみられる割合を示す．
HER2：human epidermal growth factor receptor 2

表 14.2　T 細胞が認識するがん特異抗原の例

種類	ペプチド抗原の由来	発現のみられるがん細胞の例	HLA 拘束性	ペプチド抗原*
突然変異による	MART2	黒色腫	A1	[446]FLEGNEVGKTY
	ME1	非小細胞性肺がん	A2	[224]FLDEFMEGV
	KIAA0205	膀胱がん	B44	[262]AEPINIQTW
	p53	頭頸部扁平上皮がん	A2	[217]VVPCEPPEV
がん胎児抗原	MAGE	がん共通抗原	A1，A2，A3 など	[161]EADPTGHSY 他
過剰発現	HER2/neu	転移性乳がん	A2	[369]KIFGSLAFL [654]IISAVVGIL 他
	FGF5	脳，腎がん	A3	[172]NTYASPRFK

*　青色の太字は点変異により変化したアミノ酸を示す．
[Cancer Antigenic Peptide Database, https://caped.icp.ucl.ac.be/Peptide/list ほかを参照のうえ作成]

る（表 14.1）．

　ヒトでは組織特異的ながん抗原として，T 細胞が認識する悪性黒色腫（メラノーマ）抗原ペプチドなどがこれまでに多数（1000 種類以上）同定されている（表 14.2）．これらのがんペプチドはがんワクチンとしてがん免疫療法に用いられる（14.2.3 項）．

14.2.2　非特異的免疫療法と細胞免疫療法

　通常，がんに対する免疫療法は，非特異的あるいは特異的がん免疫療法があ

り，多くの手技や薬剤の開発が行われてきた．がんを排除するためにはがんに対する免疫能を強化することが重要である（非特異的がん免疫療法）．これまでに免疫を賦活化する物質が細菌の菌体や菌体成分，きのこ類の多糖類などで探索され，非特異的抗悪性腫瘍薬として開発されてきた（表 12.1 参照）．これらの物質は，試験管内ではマクロファージを活性化して，インターフェロン（IFN）や腫瘍壊死因子（TNF）-α などのサイトカイン，ケモカインを産生誘導したり，ナチュラルキラー（NK）細胞，細胞傷害性 T 細胞の活性化を誘導する．しかしながら，生体でのがんを退縮させるほど強くはなく，化学療法との併用療法などに用いられていて，主として国内での認可にとどまり，国際的に評価されるまでには至っていない．ただし，BCG（ウシ型弱毒結核菌）注入療法は一部の膀胱がんや上皮内がんに対して欧米でも行われている．

　一方，がん患者の末梢血中あるいはがん組織に浸潤している細胞傷害性 T 細胞（tumor infiltrated lymphocytes：TIL）を取り出し，試験管内でインターロイキン（IL）-2 を加えて大量に増殖させてから生体に戻す LAK(lymphokine-activated killer) 療法は活性自己リンパ球移入療法とよばれる細胞免疫療法として期待されたが，効果は限定的であった．さらに，NK 細胞は多くのがん細胞を非特異的に傷害することから，IL-2 を用いて，体外で NK 細胞を大量に増殖させたのち，生体に戻す NK 細胞免疫療法（amplified natural killer：ANK 療法）も一部の施設で行われている．

14.2.3　特異的がん免疫療法

　特異的がん免疫療法としては，試験管内でがんペプチドを樹状細胞などに結合，あるいは強制的に発現させることで効率的に抗原提示させることにより，細胞傷害性 T 細胞を誘導する試みが行われている（図 14.3）．これも一種の細胞免疫療法（エフェクター細胞療法ともよばれる）である．ただし，それぞれのヒト白血球抗原（HLA）に結合できるがんペプチドは配列が異なり，HLA が異なるすべての患者に共通のがんペプチドは存在しない．HLA-A2 や A24 抗原は日本人に多く（それぞれ 20％ と 60％ 程度），これらの HLA により抗原提示できるペプチドは比較的共通性が高い．このような HLA に共通性をもつペプチドをカクテル（3～4 種程度）としてペプチドワクチンを用いた臨床試験（メラノーマ，肺がん，膵臓がんなどを対象）が進められている．

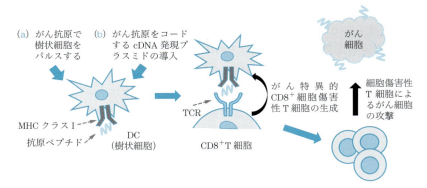

図 14.3 がんペプチドワクチンによる細胞傷害性 T 細胞の生成と腫瘍細胞の攻撃のしくみ.
腫瘍ペプチドを, (a) または (b) の方法で DC に発現し, MHC クラス I 分子に抗原提示させ, CD8$^+$ T 細胞を活性化する. ペプチド抗原を認識した CD8$^+$ T 細胞は, 細胞傷害性 T 細胞となり, 腫瘍細胞を攻撃し, 破壊するようになる.

しかしながら, 細胞傷害性 T 細胞にはがん抗原に対するレセプター (受容体) をもつものが必ずしも多くはなく, 効果は限定的である. そこで, 最近は人為的にがん抗原に対するキメラ抗原レセプターを細胞傷害性 T 細胞に遺伝子導入してがん細胞を効率的に傷害する試み (chimeric antigen receptor, [キメラ抗原レセプター] 導入 T 細胞療法：CAR-T 療法) も行われており, 急性リンパ性白血病や骨髄腫に対する治療法として注目されている.

14.3 がん免疫療法の新たな展開

通常, がんに対する治療法として, ① がん組織を外科的に摘出する, ② 放射線照射により縮小させる, ③ 抗がん剤を投与する, ことが一般的である. さらに, ④ 14.2 節に述べたがん免疫療法が行われてきた. 抗がん剤については, 近年がん遺伝子の変異や融合遺伝子などを標的とした, 分子標的抗がん剤が多数開発されており, がん治療において大きな進歩を遂げてきている.

これまでの免疫療法は, がんに対する攻撃力の増強をめざした特異的, あるいは非特異的免疫療法であった. しかしながら, がん細胞自身には免疫を回避する機構があり, 免疫療法が必ずしも有効ではないことも多かった. その理由として, がん細胞はがん抗原やそれをリンパ球に対して提示する HLA 抗原分子を消

失させたり，トランスフォーミング増殖因子（TGF）-β や IL-10 などの免疫抑制物質を産生すること，また，免疫を抑制する T 細胞（Treg）を誘導することなどにより，宿主からの免疫学的攻撃から回避していることがあげられる．

最近，がん細胞が免疫を回避する機構について大きな進展がみられた．すなわち，ある種のがん細胞（メラノーマや小細胞肺がんなど）では免疫チェックポイントとよばれる機構によって，活性化細胞傷害性 T 細胞からの攻撃を回避していることが明らかとなった．活性化 T 細胞には PD-1（プログラム細胞死-1 programmed cell death-1：CD279）とよばれるレセプターが発現している．一方，PD-1 のリガンドである PD-L1（CD274）は，通常抗原提示細胞に発現しており，PD-1/PD-L1 経路により，T 細胞の機能を抑制する．この PD-1/PD-L1 経路は，免疫チェックポイント経路の一つでブレーキの役割を果たしている．ある種の腫瘍細胞には，PD-L1 分子が発現しており，これが T 細胞からの免疫監視機構としてはたらき，T 細胞による傷害性を阻止する．したがって，PD-1 あるいは PD-L1 分子を阻害する抗体分子や薬剤は，免疫チェックポイント経路を阻害して，T 細胞のがん細胞傷害性をたかめることが期待される（図 14.4）．実際に，PD-1 に対する抗体（ニボルマブ，ペンブロリズマブ）や PD-L1 に対する抗体（アベルマブ，アテゾリズマブ）が根治切除不能なメラ

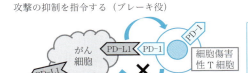

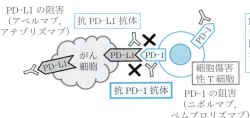

図 14.4　**免疫チェックポイントによる T 細胞機能の抑制ならびに免疫チェックポイント阻害薬による T 細胞傷害性の回復**

200 14章 免疫と疾病 II がん（腫瘍）の免疫学

ノーマおよび進行・再発性の非小細胞肺がん，転移性の腎細胞がんなどに対して有効であることが示され，2014年以降，新たながん免疫治療薬として臨床的に注目されている．ただし，PD-1抗体やPD-L1抗体単独で十分な抗がん効果が得られるとは限らず，どのようながんの種類に有効であるのか，また，ほかの薬剤との併用効果など，現在検討が進められている段階である．ただし，通常の抗がん剤に比べれば低いが，疲労・倦怠感，悪心・嘔吐，発熱，発疹などの一般的な副作用のほか，間質性肺炎，甲状腺機能障害，筋炎・重症筋無力症，劇症1型糖尿病など免疫関連副作用がみられることがある．これは免疫抑制系の解除にかかわる薬剤であることから注目される副作用である．

章 末 問 題　　*201*

章 末 問 題

1.　正誤を答えなさい.

1) NK 細胞は抗体依存性に標的細胞を破壊する細胞である.

2) IFN-γ は抗ウイルス活性だけでなく, マクロファージの活性化因子でもある.

3) LAK 細胞はある種の腫瘍細胞に対して細胞傷害性を示すが, これはリンパ球を IL-2 を含むサイトカインで活性化した細胞である.

4) 細胞傷害性 T 細胞がウイルス感染細胞を破壊するためには, ウイルス抗原と自己の MHC クラス II 分子を認識する必要がある.

5) 免疫賦活活性のある菌体や菌体成分を投与して免疫機能の増強を図る治療法は, 特異的免疫療法とよばれる.

6) ハーセプチンは HER2 抗原をもつがん細胞に対して, 抗体が補体依存的な作用で傷害する.

2.　以下の設問に答えなさい.

1) K 細胞とは, どのような細胞をいうか.

2) がんペプチド抗原にはどのようなものがあるか, 例をあげて説明しなさい.

3) 免疫チェックポイント阻害とはなにか, また薬剤にはどのようなものがあるか.

3.　がんに対する免疫療法は近年多くの進歩があり, さまざまな方法が試みられている. しかしながら, すべてのがんに対して必ずしも満足がいく治療法となっているわけではない. どのような問題点があるか, また問題点をどのように克服すべきか, まとめなさい.

免疫と疾病 III
自己免疫と免疫不全

15

15.1　自己免疫疾患とはなにか

　自己免疫とは，免疫寛容機構の破綻によって本来自己の構成成分に対してはおきないはずの抗体産生や細胞性応答が誘導されることである．この結果，自己の細胞や組織に対して損傷を与えることで，自己免疫疾患の発症に至る．自己免疫疾患は全人口の 5〜7% に及ぶという．

　自己抗体によってもたらされる免疫反応が自己組織に対して傷害的に作用するとき，自己免疫疾患となるが，傷害の機序には I 型アレルギーを除くすべてのアレルギー型，とくに II，III 型アレルギーが関与している．自己抗体が自己の抗原と結合することのみにより傷害が現れる疾患がある．これはレセプター（受容体）に対する抗体が出現する疾患であり，アセチルコリンレセプターに対する抗体のできる重症筋無力症や甲状腺刺激ホルモン（TSH）レセプターに対して抗体のできるバセドウ病（欧米はグレーブス病 Graves' disease とよぶ）がその例で，II 型アレルギーである．同様に，赤血球膜抗原に対する自己抗体による自己免疫性溶血性疾患，抗血小板自己抗体による血小板減少性紫斑病，抗基底膜自己抗体によるグッドパスチャー症候群などでは自己抗体が結合した細胞が Fc レセプターをもつ K 細胞（13.1 節および 14.1 節参照）によって傷害を受けるタイプで，II 型アレルギーである．一方，全身性エリテマトーデス（SLE)＊ の糸球体傷害（ループス腎炎）や血管炎の原因として，DNA-抗 DNA 抗体の複合体が腎糸球体や血管壁に沈着してひきおこされる免疫複合体病（III 型アレルギー）などがある．

15.1.1 自己に対する免疫反応はなぜおきるのか

1960 年代までは自己に反応するリンパ球クローンは出生時までにはすべて消去されてしまう（クローン消失 clonal deletion）と考えられていたが，その後の研究で，健常な個体でも少数の自己反応性の T，B クローンが残存していることが明らかとなっている．これらのクローンはあったとしてもごく少数で，自己抗原に対する親和性が低く，アナジー（無反応，9.1 節参照）の状態にある．通常制御されているこれらの自己反応性のクローンがなんらかの原因で活性化を受けると，免疫寛容が破綻し，自己免疫病が発症してくるものと考えられる．

自己反応性の T 細胞が健常な個体でも実際に存在することは，マウスにおいて主要組織適合遺伝子複合体（MHC）クラス II 分子に結合したミエリン塩基性タンパク質（MBP）のペプチドに特異的に反応する T 細胞クローンが存在することなどからも明らかである．通常このようなクローンは中枢神経内に浸潤しないが，人為的に免疫刺激を与えることにより，中枢神経内に遊走し，MBP・MHC クラス II 複合体を認識して反応し，脳内で髄鞘やニューロンを破壊し，中枢の炎症を誘発することが確かめられている．

一方，薬物によって化学的に修飾されたり，部分的に変化した自己成分（これを“修飾された自己抗原”とよぶ）が免疫原性を示すようになることがある．たとえば，α-メチルドーパ，ヒドララジン，プロカインアミドなどの投与を受けて抗赤血球抗体や抗核抗体ができ，SLE 様の症状がでたり，ペニシラミンで重症筋無力症，天疱瘡様の症状がでることなどの例がある．

15.1.2 臓器特異的自己免疫疾患と全身性自己免疫疾患

自己免疫疾患はさまざまな臓器に対しておきうるが，一般的に特定の臓器に限定される（臓器特異的な）場合と，複数の臓器が侵される（臓器非特異的な）場合があり，後者では病変と自己抗体は特定の臓器に限局せず，多臓器が侵される．

a. 臓器特異的自己免疫疾患

代表的な臓器特異的自己免疫疾患として橋本病（橋本甲状腺炎）がある．この疾患では甲状腺に単核球の浸潤があり，甲状腺チログロブリンやミクロソームに対する自己抗体が産生される．一方，重症筋無力症ではアセチルコリンレセプ

15.1 自己免疫疾患とはなにか **205**

表 15.1 **自己免疫疾患の分類と出現する自己抗体**

分類	疾患名	出現する自己抗体
臓器特異的	橋本病	抗チログロブリン抗体 抗ミクロソーム抗体
	バセドウ病	抗 TSH レセプター抗体
	アジソン病	抗副腎抗体
	悪性貧血	抗内因子抗体
	1 型糖尿病	抗膵ランゲルハンス島 β 細胞抗体
	天疱瘡	抗表皮細胞間抗体
	重症筋無力症	抗アセチルコリンレセプター抗体
	特発性血小板減少性紫斑病	抗血小板抗体
臓器非特異的	全身性エリテマトーデス（SLE）	抗 DNA，核タンパク質抗体
	慢性活動性肝炎	抗 DNA，核抗体
	原発性胆汁性肝硬変	抗ミトコンドリア抗体
	関節リウマチ	抗 IgG 抗体（リウマチ因子） 抗環状シトルリン化ペプチド抗体
	強直性脊椎炎	抗椎骨抗体
	シェーグレン症候群	抗外分泌腺，腎，肝，甲状腺抗体
	多発性硬化症	脳と白質に対する抗体
	グッドパスチャー症候群	腎と肺の基底膜に対する抗体

ターに対する自己抗体ができ，これによって，運動神経終板で神経インパルスの伝達が遮断される．このほか膵ランゲルハンス島（膵島）の β 細胞に対する抗体ができる 1 型糖尿病，胃の壁細胞や内因子に対する抗体のできる悪性貧血，赤血球や血小板に対する抗体のできる自己免疫性溶血性貧血，特発性血小板減少性紫斑病などの例がある（表 15.1）.

b. 臓器非特異的自己免疫疾患

特定の臓器に限ることなく，多くの臓器や組織に共通する抗体ができ，組織を傷害する機序は III 型アレルギーである．すなわち，血中の自己抗原と自己抗体の免疫複合物が皮膚や血管系，とくに腎臓などに沈着して病変をおこす．たとえば，DNA や核抗原に対する抗体のできる全身性エリテマトーデス（systemic lupus erythematosus：SLE）では，腎糸球体の傷害が重要である．関節リウマチ（rheumatoid arthritis：RA）での関節病変はリウマチ因子（rheumatoid factor：RF）を含む免疫複合体の沈着がみられる（表 15.1）.

206 15章　免疫と疾病 III　自己免疫と免疫不全

15.1.3　自己免疫疾患と遺伝

　自己免疫疾患は，多くは多因子性疾患，すなわち多遺伝子疾患であり，特定の MHC ハプロタイプとの相関がある．特定の MHC ハプロタイプに拘束されているということを自己抗原の認識という観点からみれば，一つにはある特定の MHC クラス II 分子とプロセスされた自己抗原とが複合体を形成しやすいこと，もう一つは CD4⁺ 自己反応性 T 細胞がこの複合体を認識しやすい TCR をもつということになる．すなわち，MHC クラス II 分子と TCR 分子をコードしている遺伝子が自己免疫疾患の素因となる遺伝子ということになる．自己免疫疾患の発症が遺伝的支配を受けていることを明確に示す例はモデル動物がある．たとえば，NZB×NZW F₁ マウスでの SLE 発症モデルや，NOD マウス系に代表される 1 型糖尿病自然発症モデルにみられる（15.1.4 項）．

　ヒトの自己免疫疾患のうち，特定のヒト白血球抗原（HLA）ハプロタイプと相関している例を表 15.2 に示す．オッズ比（相対危険率とほぼ同じ）とは特定の HLA ハプロタイプをもっているヒトがその HLA をもっていないヒトに比べてどの程度その疾患に罹患しやすいかを示す指標である．

15.1.4　自己免疫疾患各論

a.　バセドウ病と橋本病

　内分泌器官は自己免疫のおこりやすい臓器であり，内分泌疾患の原因としても自己免疫は重要である．自己免疫疾患は女性に多いが，自己免疫性の内分泌疾患も女性に多い．

　バセドウ病（Basedow disease，グレーブス病ともいう）は自己免疫性甲状腺疾患であって，患者血清中には甲状腺刺激ホルモン（TSH）レセプターに対する自己抗体が見いだされる．この抗体は TSH レセプターを刺激し，アデニル酸シクラーゼ活性を促進することにより甲状腺ホルモンの産生を高め，甲状腺機能を亢進させる．なお，バセドウ病は，レセプターに対する自己抗体がレセプターを刺激することで，甲状腺機能を亢進させることから，とくに，II 型と区別して V 型とよばれることがある（13.1.2 項参照）．

　一方，橋本病は患者血清中にチログロブリンに対する自己抗体が証明される代表的な臓器特異的自己免疫疾患である．中年女性に多く，約半数の患者が甲状腺

15.1　自己免疫疾患とはなにか　**207**

表 15.2　**HLA ハプロタイプと相関する自己免疫疾患の例**

疾患名	HLA ハプロタイプ	オッズ比[a]
リウマチ性疾患		
強直性脊椎炎	B27	208[b]／＞1.000[c]
関節リウマチ	DR4(DRB1＊0405)；	3.4[b]／4.4[c]；
	DQB1＊0401	4.4[c]
皮膚疾患		
尋常性乾癬	Cw6	8.5[b]／1.7[c]
ベーチェット病	B51	7.9[b]／9.3[c]
膠原病		
全身性エリテマトーデス	B39；DR2(DRB1＊1501)	2.9[b]／6.3[c]；3.0[c]
混合結合組織病	DR4(DRB1＊0401)	5.0[c]
消化器疾患		
原発性胆汁性肝硬変	DR2(DRB1＊1602)	5.9[c]
潰瘍性大腸炎	B52；DPB1＊0901	4.1[c]；4.8[c]
内分泌疾患		
インスリン自己免疫症候群	DR4(DRB1＊0406)	56.6[b]／＞1.000[c]
1 型糖尿病	B54；DR4(DRB1＊0405)	4.8[c]；4.0[c]
バセドウ病（グレーブス病）	A2；DPB1＊0501	2.0[c]；4.2[c]
橋本病	A2；DRw53	2.1[c]；4.5[c]
神経疾患		
多発性硬化症	DR2(DRB1＊1501)	3.4[b]／3.1[c]
（西洋型：大脳・小脳型）		
多発性硬化症	DP5(DPB1＊0501)	4.6[b]／9.0[c]
（アジア型：眼神経・脊髄型）		
重症筋無力症	DR13(DRB1＊1302)	7.1[b]

[a] オッズ比とは，ある疾患に連関するとされる HLA ハプロタイプを有する個人が，その HLA ハプロタイプをもたない個人に比べ，その疾患に実際に罹患する確率の比を示す．

$$\text{オッズ比} = \frac{P(\text{有})}{C(\text{有})} \bigg/ \frac{P(\text{無})}{C(\text{無})} = \frac{P(\text{有}) \times C(\text{無})}{P(\text{無}) \times C(\text{有})}$$

ここで，$P(\text{有})$は一定の HLA ハプロタイプを有する患者数，$C(\text{無})$は一定の HLA ハプロタイプをもたない正常対照数，$P(\text{無})$は一定の HLA ハプロタイプを有さない患者数，$C(\text{有})$は一定の HLA ハプロタイプを有する正常対照数を示す．数字が大きいほど，オッズ比が高いことを示す．

　日本人における各種疾患と HLA ハプロタイプとの相関については，下記のホームページ[b,c]を参照した．なお，オッズ比の違いは，それぞれの調査した母集団の違いによる．

[b] 熊本大学大学院生命科学研究部，HLA と疾患，http://www.medic.kumamoto-u.ac.jp/dept/immunoge/frame/HLA-D.html

[c] HLA 研究所，HLA と日本人の病気の相関表，http://hla.or.jp/about/hla/

機能低下症をきたす．血中自己抗体としてはチログロブリンに対してだけでなく，甲状腺ミクロソームに対する抗体も証明されている．これらの自己抗体は直接的にあるいは抗体依存性細胞傷害（ADCC）を介した機序により，甲状腺濾胞細胞を破壊し，その結果，甲状腺機能低下症の症状を示すものとされる．

b. 1型糖尿病

　糖尿病は，インスリン供給の不全または作用の不足に基づく全身性の代謝疾患である．1型糖尿病（日本人の年間発症率は1.5～2.8人/10万人と少なく，2型が日本人糖尿病患者の95%を占める）は，膵ランゲルハンス島（膵島）β細胞の破壊，あるいは分泌機能不全により，インスリン欠乏がその成因となっている．β細胞の破壊の多くは，自己免疫機序によるもので，実際，抗膵島β細胞抗体（islet cell antibody：ICA）や抗インスリン自己抗体，抗グルタミン酸デカルボキシラーゼ（GAD）抗体などが検出されることが以前より知られている．ICAなどは1型糖尿病の発症以前より出現し，1型糖尿病発症の予知マーカーとなっている．これらの自己抗体は細胞性免疫異常により，膵島β細胞の破壊に伴い二次的に出現するもので，これが原因であるとは考えられていない．1型糖尿病の発症要因としては，遺伝的素因（*HLA*遺伝子）ならびにコクサッキー，サイトメガロウイルスなどのウイルス感染が注目されている．

　なお，インスリン抵抗性を示す2型糖尿病のうち，まれにインスリンレセプターに対する自己抗体のできるタイプがある．患者は成人女性に多く，甲状腺炎や関節痛など他の自己免疫様疾患を伴うことが多い．このタイプはインスリンレセプターが自己抗体で阻害されるため，インスリンを投与しても有効でなく，強いインスリン抵抗性を示す．

　このほかインスリン注射歴がないにもかかわらず，大量の抗インスリン自己抗体が証明されるインスリン自己免疫症候群がある．これは低血糖の発作を伴う症候群で，メチマゾール，チオプロニル，ペニシラミンなどSH基を有する薬剤の投与によって，インスリンに抗原性が現れ，自己抗体が産生されると想定されている．

c. 全身性エリテマトーデス

　全身性エリテマトーデス（SLE）* は多臓器を傷害する代表的な自己免疫性疾患で，若年女性に多い．患者は頬から鼻にかけて，皮膚の発赤（狼瘡 lupus）を認めるのでこの名があるが，関節炎を伴うことが多い．通常RA（関節リウマ

チ）に比べて，より多くの臓器が傷害をうける．RA とは異なり，リウマチ因子（RF）の陽性率は約 30% である．

　SLE で出現する自己抗体は多彩であり，核酸や核タンパク質，細胞質，細胞膜成分，血清成分などに対する抗体が検出される．SLE のほとんど全例で抗核抗体を認めるが，とくに抗二本鎖 DNA（dsDNA）抗体，抗ポリ ADP-リボース抗体，非ヒストンタンパク質中の Sm 抗原に対する抗 Sm 抗体は SLE に特徴的である．また，SLE では LE 細胞が高頻度で出現する．LE 細胞とは破壊された白血球の核に対して抗 DNP（DNA-ヒストン複合体）抗体が反応し，できた免疫複合体を好中球や単球が貪食した細胞で，SLE の活動期には 80〜90% で陽性となる．リンパ球に対する抗体もできるが，とくに T 細胞傷害性自己抗体（natural T-lymphocytotoxic autoantibody：NTA）は SLE の活動期には全例陽性となり，このため SLE では T 細胞が減少する．

　SLE の病理像は多彩であるが，多くの病変には免疫複合体の沈着が関与していて，全身の血管系，腎糸球体，表皮-真皮接合部などでみられる．とくに，免疫複合体が腎糸球体に沈着した場合（図 15.1），ループス腎炎とよばれ，腎不全の原因となる．

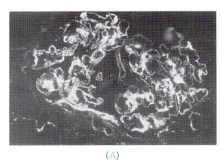
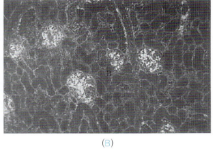

(A)　　　　　　　　　　　　　　　　(B)

図 15.1　**膜性糸球体腎炎（ループス腎炎）**
　　　　腎糸球体毛細血管壁に沈着した免疫グロブリン複合体の検出（蛍光抗体法による）．
　　　　(A) SLE 患者の腎生検材料を FITC 標識抗ヒト IgG 抗体で免疫染色したもの（×200）．(B) ループス腎炎マウス（MRL/*lpr*，4 カ月雌）の腎凍結切片を FITC 標識抗マウス IgG 抗体で免疫染色したもの（×200）．
［新潟大学医学部腎研究施設清水不二雄教授の好意による］

d. 関節リウマチ

関節リウマチ（rheumatoid arthritis：RA）★ は代表的な免疫・炎症性疾患である．RA の症状は手指のこわばり，関節の炎症や腫れ，痛みなどが現れ，進行すると関節に障害がおきる．病理学的には，RA の炎症の中心は関節滑膜であって，細胞の浸潤と血管新生を伴う増殖性滑膜炎（パンヌス★ の形成）から，骨・軟骨の破壊に至る．免疫組織学的には，滑膜が肥厚し，滑膜組織に CD4$^+$ T 細胞，B 細胞，マクロファージなどの著明な細胞がみられる．関節滑液中には，インターロイキン（IL）-1，腫瘍壊死因子（TNF）-α，IL-6，IL-8（CXCL 8）などの炎症性サイトカインやケモカイン，抗原抗体複合体が検出される（図 15.2）．また，RA 患者の血清中には自己抗体として，リウマチ因子（RF，自己の IgG の Fc 部分に対する自己抗体）や抗 CCP 抗体（抗環状シトルリン化ペプチド抗体 anti-cyclic citrullinated peptide antibody）が高率に見いだされる．

炎症性サイトカインである IL-1，TNF-α は，関節の滑膜線維芽細胞に IL-6 や IL-8（CXCL8），MCP-1（CCL2），RANTES（CCL5）などのケモカインを産生誘導させることにより好中球や単球を浸潤させる．また，IL-1，TNF-

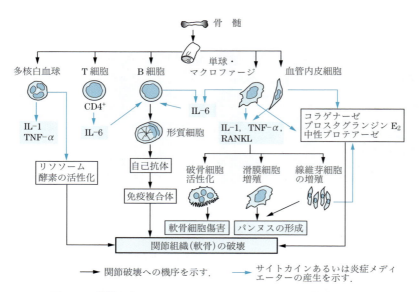

図 15.2 　関節リウマチにおけるサイトカインの関与と関節組織破壊

α，IL-6 は直接的，あるいは RANKL という骨破壊性のサイトカイン* を誘導し，骨破壊を誘導することから，これらの炎症性サイトカインが病態の増悪に関与しているものと考えられている（図 15.2）.

従来，RA の薬物療法では抗炎症薬や免疫抑制薬が中心で，抗リウマチ薬を中心に非ステロイド性抗炎症薬（NSAID）と副腎皮質ステロイドを補助的に用いて疾患をコントロールすることが多かったが，骨破壊の進行を止めることが困難であった. 近年，TNF-α を中和する抗体（インフリキシマブ，アダリムマブ），IL-6 レセプターに対する抗体（トシリズマブ）や TNF-α 拮抗薬（エタネルセプト）などが抗体医薬あるいは生物学的製剤として続々と開発され（12.4 節参照），RA 患者の病態改善に著明な効果を示すことがわかった. 実際，2000 年代初頭から多くの生物学的製剤が RA 治療薬として用いられて，RA の治療法が格段に改善している.

e. 多発性硬化症

多発性硬化症（mutiple sclerosis：MS）は原因不明の中枢神経の脱髄疾患で，多くは成人に発症し，寛解，再発をくりかえしながら，慢性進行性の経過をとる脱髄性疾患である. 病理学的には実験的アレルギー性脳脊髄炎（experimental allergic encephalomyelitis：EAE，COLUMN：15-1）に類似しており，中枢神経系の脱髄，血管周囲への単核球の浸潤，グリア増殖がみられる. 患者血清および髄液中にはミエリン構成タンパク質やガラクトセレブロシド，ガングリオシドに対する自己抗体が証明される. MS 患者では，ある特定の T 細胞レセプター（TCR）V_β レパートリーをもつ T 細胞クローンが増加していることが知られている.

f. 炎症性腸疾患：潰瘍性大腸炎とクローン病

すでに，13.6.2 項で述べたように，消化管における生体防御の機構は粘膜免疫とよばれるシステムが担っている. 潰瘍性大腸炎とクローン病はともに若年者に好発し，発症すると再燃と緩解をくりかえすことが多い難治性の炎症性腸疾患（inflammatory bowel disease：IBD）である. IBD は，なんらかの原因によって腸管粘膜における免疫寛容の破綻をきたしている自己免疫疾患であり，粘膜免疫系の破綻により，炎症性サイトカインの異常産生がみられる.

潰瘍性大腸炎は，持続性または反復する下痢と下血と発熱，腹痛を主症状とし，粘血便を示すことが特徴である. 潰瘍性大腸炎の病変は基本的に大腸に限局

212　15 章 ● 免疫と疾病 III　自己免疫と免疫不全

> ### COLUMN：15-1　　実験的アレルギー性脳脊髄炎（EAE）
>
> 　狂犬病ワクチン接種のさいの合併症として，まれに脳脊髄炎がおきることが昔から注目されていた．これはワクチンに含まれる異種動物の神経組織に対する免疫学作用機序によるものと考えられた．実験的にサル，ウサギ，モルモットなどに同種あるいは異種脳組織乳剤をフロイントの完全アジュバントとともに免疫すると脳脊髄炎をおこすことができる．脳神経組織のかわりにミエリン塩基性タンパク質（MBP）でも同様の病気を発症させることができ，これを実験的アレルギー性脳脊髄炎（experimental allergic encephalomyelitis：EAE）とよぶ.
>
> 　EAE の病理組織像は血管周囲のリンパ球浸潤，脳髄のグリア増殖があり，ヒトの多発性硬化症，種痘後脳炎とよく似ていることから，これらの疾患モデルとされる．EAE は，感作 T 細胞の移入によって正常動物に病気をおこすことができるので，細胞性免疫が主役を果たしている例である.

し，病理組織学的には大腸の粘膜から粘膜下層まで非特異的な炎症像を示す．炎症部位には，CD4$^+$ T 細胞や形質細胞の細胞浸潤があり，活動期には好中球や好酸球，肥満細胞，樹状細胞やマクロファージもみられる．炎症部位では，IL-5，IL-13 のような Th2 サイトカインの異常産生や抗大腸抗体がつくられるなど液性免疫の異常が指摘されている．一方，クローン病では，下痢，腹痛，体重減少，発熱，肛門病変などの症状で発症することが多く，腹部症状とともに関節炎，結節性紅斑などの消化管外合併症所見がみられることもある．病変は回盲部に好発するが，小腸にも及ぶ．病理学的な特徴は，単球の浸潤であり，類上皮細胞がつくる肉芽腫がみられる．炎症部位での TNF-α などの過剰産生と，これに伴うインターフェロン（IFN）-γ，IL-12，IL-18 などの Th1 サイトカインの異常産生がみられる．このため，炎症性腸疾患の治療には，抗炎症薬（サラゾスルファピリジン）や免疫抑制薬（経口ステロイド薬）が用いられるほか，生物学的製剤である抗 TNF-α 抗体や TNF-α 拮抗薬が効果的に用いられている.

　最近，腸管粘膜固有層には IL-17 を産生する Th17 細胞（T ヘルパー 17 細胞）が多数存在することがわかってきた（13.6.2 項参照）．Th17 は，IL-17 ファミリーのサイトカインを産生することにより，炎症性サイトカインを誘導するとともに，細胞内・外の細菌や真菌感染に対して防御的にはたらく．腸管粘膜固有層にはまた，制御性 T 細胞である CD4$^+$CD25$^+$ の Treg 細胞も多数存在す

る．Treg 細胞は TGF-β，IL-10 のような免疫抑制因子を産生して，活性化 T 細胞や活性化樹状細胞に対して抑制的にはたらく．潰瘍性大腸炎やクローン病といった炎症性腸疾患の病態には Th1，Th2，Th17 が関与しているが，これらの作用を制御する Treg 細胞の機能が低下していることも指摘されている．

15.1.5 自己免疫疾患の疾患モデル

自己免疫疾患の疾患モデルとして，いくつかの自然発症の動物モデルがあり，ヒトでみられる疾患の理解に有用である．

ヒトの SLE のモデル動物として，NZB×NZW F$_1$（NZB/W F$_1$）マウスがある．ニュージーランドホワイトマウス NZW 自身は疾患を発症しないが，NZB マウスと交配した F$_1$ マウスは，抗 DNA 抗体の産生が著しく，腎臓には典型的なループス腎炎がみられ，高度に SLE を発症する．SLE の発症には MHC（H-2）や TCR β 鎖遺伝子が関与していることが明らかとなっている．

MRL/l（MRL/Mp-lpr/lpr）マウスは全身にリンパ節の異常増殖（リンパ増殖症）と，高度の SLE 様病変がみられる．このマウスでは高頻度に SLE に特徴的な抗 Sm 抗体が出現する．また，IgM と IgG クラスのリウマチ因子が出現し，60～70% のマウスで関節リウマチおよびシェーグレン症候群を発症する．リンパ節の異常増殖は劣性遺伝子 lpr に支配されているが，この遺伝子は Fas 抗原の構造遺伝子の変異によることが明らかとなっている．

NOD マウスは非肥満糖尿病マウスともいい，1 型糖尿病のモデルマウスである．このマウスの膵島 β 細胞には T 細胞の浸潤があり，膵島炎を必ず発症するが，糖尿病の発症率は雌で 80%，雄で 20% 程度である．NOD マウスでの糖尿病発症の遺伝子は最低三つの遺伝子の支配を受けているが，その一つは MHC（H-2）上にある．

15.2 免疫不全症

15.2.1 免疫不全症とはなにか

免疫不全症とは生体の免疫機能がなんらかの異常によって欠陥を示し，その結果，易感染性など生体防御機能の低下を示す症候群である．免疫システムは液性免疫，細胞性免疫，食細胞機能および補体系により成り立っているが，それぞれ

における欠損または機能の低下による免疫不全症が実際にみられる（表 15.3）. ただし，T 細胞の機能は抗体産生にも重要であるため，細胞性免疫の異常を示す疾患では抗体産生の低下もみられることが多い．免疫不全症はその不全が出生時からみられる原発性免疫不全症（15.2.2 項）と生後二次的に免疫系の機能障害がでてくる後天性免疫不全症，あるいは続発性免疫不全症とに分けられる．ヒト免疫不全ウイルス（HIV）感染による AIDS は後天性免疫不全症の代表的な疾患であるが，これについては 15.3 節で後述する．原発性免疫不全症はその多くが遺伝性であるため，先天性免疫不全症ともよばれる．先天性免疫不全症は免疫系の発達分化におけるさまざまなステップで障害がみられるが，最近分子遺伝学的解析が進み，その病因となる遺伝子群が次々と同定されてきている．とくに，1993 年以降リンパ球系に障害をきたす三大免疫不全症（XLA，HIM，XSCID，後述）の原因遺伝子が明らかとなった．これらの原因遺伝子はシグナル伝達にかかわる分子の欠損であった．このような解明によって疾患の病態の本質を分子レベルで解釈できるようになり，免疫不全症の分類が明確になるとともに，遺伝子治療への可能性が開くものとして，臨床免疫学に大きな影響を与えている.

15.2.2　原発性免疫不全症

a.　B 細胞不全

（ⅰ）　X 連鎖無 γ-グロブリン血症（X-linked agammaglobulinemia：XLA）
1952 年にブルトン（Bruton）によって報告された，X 染色体連鎖免疫不全症である．XLA は原発性免疫不全症の中では最も頻度の多い疾患で，発症例は全例男児である．この患児の血清中免疫グロブリンは 200 mg/dL 以下で，IgM，IgG，IgA のいずれも高度に減少している．すなわち，液性免疫が完全に欠損するのに対し，細胞性免疫は正常に保たれており，B 細胞の成熟傷害が原因であると考えられる．最近本疾患における病因遺伝子として，X 染色体長腕 22 番（Xq22）に存在する非レセプター型チロシンキナーゼである Bruton's tyrosine kinase（Btk）の変異であることが明らかとなった．このことは，Btk が正常な B 細胞の分化に必須であることを示すものである．なお，種々の免疫不全症のうち，X 染色体連鎖しているものを図 15.3 に示す.

（ⅱ）　高 IgM 症候群（hyper IgM syndrome：HIM あるいは immunodeficiency with increased IgM）　血清免疫グロブリンについて，IgM は正常な

15.2 免疫不全症 **215**

表 15.3 **おもな原発性免疫不全症とその特徴**

種 類	病 態	遺伝形式	国内での症例	病因／その他
B 細胞不全症（抗体産生の低下または欠損による免疫不全）				
X 連鎖無 γ-グロブリン血症（XLA）	血中 B 細胞全 Ig の低下	X 染色体	男 137／女 1	*BTK* 遺伝子の異常
高 IgM 症候群（HIM）	IgM の増加，他の Ig クラスは減少する	X 染色体	男 37／女 12	一部は常染色体劣性遺伝あり．CD40 リガンドの遺伝子異常
選択的 IgA 欠損症	IgA が選択的に欠損する	常染色体	男 59／女 51	IgM や IgG は産生しうるが，IgA のみ産生できない
複合免疫不全症				
重症複合免疫不全症（SCID）X 連鎖（XSCID）	T，B 細胞の分化成熟の障害で，T，B 細胞ともに著減する	X 染色体	男 97／女 28	γc 鎖の遺伝子異常によるXSCIDはSCIDの約半数を占める
常染色体劣性型 ADA 欠損症 PNP 欠損症	T，B 細胞ともに著減する T，B 細胞ともに著減する	常染色体 常染色体	男 6／女 3 国内 1	遺伝子治療を開始
免疫系以外の異常を伴う免疫不全症候群				
ウィスコット-オルドリッチ症候群	T 細胞機能障害,抗体産生能異常,血小板減少，湿疹	X 染色体	男 86／女 2	悪性腫瘍高発現
毛細血管拡張性運動失調症	T 細胞機能障害，抗体産生能異常（IgA，IgE，時に IgG の減少）	常染色体	男 44／女 37	小脳性運動失調，毛細血管拡張，悪性腫瘍高発現
胸線低形成（ディジョージ）症候群	胸腺欠損による細胞性免疫（心血管奇形を合併）	常染色体	男 31／女 16	染色体 22q11 領域の欠失
食細胞機能異常症				
慢性肉芽腫症（CGD）	殺菌能に欠陥	X 染色体／常染色体	男 165／女 22	NADPH オキシダーゼを構成する gp 91-phox などの遺伝子異常
シェディアック-東症候群	遊走，殺菌能の低下，ナチュラルキラー活性の低下	常染色体	男 9／女 9	部分白子症，神経症状，悪性リンパ腫高発現
白血球粘着不全症	接着，遊走能の低下	常染色体		CD18 の遺伝子異常
先天性補体欠損症				
C1, C2, C4 欠損症	SLE 様,リウマチ様症状	常染色体	⎫	免疫複合体の除去の低下
C3 欠損症	反復性化膿性感染		⎬ 30 例	すべての補体活性経路の欠損
C5～C9 欠損症	ナイセリア感染をくりかえす	常染色体	⎭	殺菌能の低下

厚生省特定疾患「原発性免疫不全症候群」調査研究班の調査（2007 年, http://pidj.rcai.riken.jp/public_shoureisu.html）などをもとに作成.

いしは増加しているが，IgG と IgA は低下している免疫不全症である．この疾患では感染防御の主体である IgG が低下しているため，上気道炎，肺炎，中耳炎などの細菌感染を反復する．高 IgM 症候群は **X 染色体型（X 連鎖性）劣性型**（XLHM）が主であるが，常染色体遺伝型のものもある．本疾患では B 細胞における IgM から IgG，IgA へのクラススイッチを誘導させるために活性化 T 細胞に発現し，B 細胞上の CD40 分子に結合する膜糖タンパク質 gp39 分子（CD40 リガンド，CD154）の異常によるものと考えられている．

　（iii）　**選択的 IgA 欠損症**　　IgA 濃度が 7 mg/dL 未満で，IgG および IgM の濃度は正常である．最も頻度の高い原発性免疫不全症で，多くは無症状であるが，一部の患者では反復性感染症および自己免疫疾患を発症する．

b．複合免疫不全症

（ⅰ）　**重症複合免疫不全症**(severe combined immunodeficiency：SCID)★

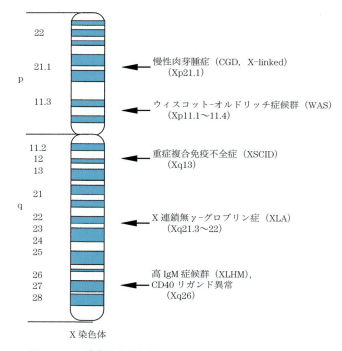

図 15.3　X 染色体連鎖免疫不全症のマッピング
[塚田 聡，"免疫不全の分子医学"，p.18，羊土社（1996）より改変]

T，B 細胞に先天的な欠陥があるため，抗体産生および細胞性免疫ともに傷害がみられ，生後まもなくから細菌，ウイルス，真菌による重症の感染症をくりかえし，予後不良な免疫不全症である．SCID は 10〜100 万人に 1 人の割合で発症する．SCID の成因は多様であるが，X 染色体型（X 連鎖性）と常染色体劣性型がある．

（ⅱ）　X 連鎖重症複合免疫不全症　　SCID の過半数を占める X 連鎖重症複合免疫不全症（X-linked severe combined immunodeficiency：XSCID）の原因遺伝子は T 細胞系の免疫反応を制御する IL-2 や IL-4，IL-7，IL-9，IL-15 の各サイトカインレセプターに共有されるコモン γ 鎖（IL-2 レセプター γ 鎖）の異常であることが明らかとなっている．XSCID 患者におけるコモン γ 鎖の変異部位は多様であるが，いずれの異常によっても T 細胞の発達が著しく障害される．サイトカインレセプターが T，B 細胞の分化成熟に重要であることを明らかに示す例である．

（ⅲ）　アデノシンデアミナーゼ（ADA）欠損症・プリンヌクレオシドホスホリラーゼ（PNP）欠損症　　常染色体劣性重症免疫不全症として，症例数は少ないが，ADA 欠損症と PNP 欠損症がある．

（1）ADA 欠損症：　ADA はプリン代謝の再利用経路において，アデノシンをイノシン，デオキシアデノシンをデオキシイノシンへ脱アミノ化させる酵素である．ADA はヒトのほとんどすべての組織，細胞に存在するが，とくに胸腺やリンパ組織などでリンパ球での発現が高い．したがって，ADA 欠損症ではデオキシアデノシン-5′ 三リン酸が蓄積し，T，B 細胞の増殖・分化異常によるリンパ球減少と低 γ-グロブリン血症を認める．ADA 欠損症の臨床像は生後まもなくより易感染性を示し，1 歳前後で重症感染症のため，死の転帰となる．ADA 欠損症に対しては酵素補充療法が行われる．欧米ではすでに ADA 遺伝子導入法が行われており，ヒトにおける遺伝子治療の幕開けとなった．

（2）PNP 欠損症：　PNP はグアノシンからグアニン，イノシンからヒポキサンチンを生じる反応の両方を触媒する酵素である．この酵素が欠損すると，プリンを分解することができなくなり，それによって蓄積された産物がリンパ球に毒性をもつために，免疫不全をひきおこす．

ただし，国内での症例は 2007 年までの調査では，ADA 欠損症は 9 例，PNA 欠損症は 1 例しか報告されていないまれな疾患である（表 15.3）．

COLUMN：15-2　アデノシンデアミナーゼ（ADA）欠損症の遺伝子治療

　ADA 欠損は主としてデオキシアデノシン代謝産物の細胞内蓄積をきたして（図参照），T 細胞の増殖，分化が障害され，重症免疫不全症（SCID）を発症する．ADA 遺伝子は 20 番染色体上（20q13.11）にあるが，ADA 欠損の遺伝子解析から，多くはミスセンス変異であることがわかった．ADA 欠損症の患者は低 γ-グロブリン血症を認め，T，B 細胞とも減少し，治療を受けなければ，1 歳前後で重症感染症で死亡する．これまでは骨髄移植や，ウシ腸管由来の ADA をポリエチレングリコール（PEG）で修飾した PEG-ADA の筋注による ADA の補充療法がなされてきた．ADA の遺伝子治療は 1990 年に米国国立衛生研究所（NIH）で初めて行われ，ヒトにおける遺伝子治療の幕開けとなり，これまでに 10 例以上の治療が行われている．これは患者の末梢血単核細胞に ADAcDNA を組み込んだレトロウイルスベクターで遺伝子導入し，患者に投与する方法で，日本でも NIH と同様なプロトコールで，1995 年に北海道大学小児科が遺伝子治療を開始した．

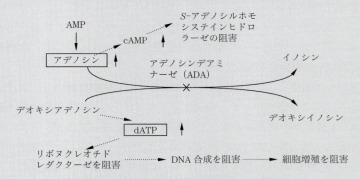

ADA 欠損によるリンパ球増殖阻害の機序

ADA 欠損ではアデノシン，デオキシアデノシンの脱アミノ化が阻害されて，dATP の濃度が正常人の 50 倍以上になる．高濃度の dATP はリボヌクレオチドレダクターゼを阻害して，ほかの dNTP の合成を妨げ，DNA 合成が抑制される．この影響はデオキシアデノシンのリン酸化活性がとくに強いリンパ組織に現れる．また，アデノシンの増加は細胞内 cAMP 濃度を増加させ，S-アデノシルホモシステインヒドロラーゼを不活化し，メチル化を抑制する．

c.　免疫系以外の異常を伴う免疫不全症候群

（ⅰ）　ウィスコット-オルドリッチ症候群（Wiskott-Aldrich syndrome）
血小板減少による出血傾向とアトピー性湿疹を伴う原発性の，X 染色体連鎖免疫不全症である．T 細胞の CD43 の発現異常などがあり，進行性の T 細胞機能障

害による細胞性免疫不全，ならびに抗体産生低下がみられる．この疾患では，リンパ球や血小板の細胞骨格の形成に重要なウィスコット-オルドリッチ症候群タンパク質（WASP）の遺伝子の変異がある．そのため，細胞骨格の形成不全やT細胞で微絨毛が消失する．

（ii）　毛細血管拡張性運動失調症（ataxia-telangiectasia）　　眼球結膜，皮膚などの毛細血管の拡張があり，1歳過ぎに小脳性運動失調症がみられる疾患で，細胞性免疫機能の低下と，血清IgA，IgE，ときにはIgGサブクラスの低下をみる原発性免疫不全症である．上下気道の感染を反復する特徴があり，リンパ腫を主体とする悪性腫瘍の合併も多い．原因として，DNA修復に障害があるとされる．

d.　食細胞機能異常症

好中球や単球・マクロファージなどの食細胞が十分に機能できないために易感染性を示す病態が食細胞機能異常症* である．接着，遊走，貪食および殺菌の過程のどこに異常が生じても食細胞機能異常となりうる．食細胞機能異常症には多くの病態があるが，大別して，食細胞自身に異常がある場合と食細胞を活性化させる補体などの因子に異常がある場合がある．ここでは食細胞機能異常として代表的な疾患，慢性肉芽腫症と白血球粘着不全症について述べる．

（i）　慢性肉芽腫症（chronic granulomatous disease：CGD）　　原発性貪食機能異常症の中で，最も頻度の高い疾患である．食細胞の接着能，走化性（遊走能），貪食能などには異常はないが，活性酸素産生機構（NADPHオキシダーゼ）に欠陥があり，殺菌能が低下しているため，貪食した細菌を殺菌することができない．このため，乳児期から難治性の反復する化膿性感染症に罹患する．遺伝形式は約4分の3のケースがX染色体連鎖性で，残りの4分の1が常染色体劣性である．

（ii）　白血球粘着不全症（leukocyte adhesion deficiency：LAD）*　　食細胞上には血管内皮細胞などに接着するための分子が発現するが，LADではこの機能分子（LFA-1，Mac-1など）に異常があるため，食細胞の接着（あるいは粘着）ができず，食細胞が血管外へ遊走できない．このため，炎症部位に好中球が遊走せず，症状は無顆粒球症に類似して，細菌感染を反復する．

e.　先天性補体欠損症

補体系は制御因子を含めると約20種類のタンパク質で構成される．補体欠損

症は補体成分に対する自己抗体によるものを除き，基本的には先天性の遺伝性疾患である．補体は異物のオプソニン化，炎症の惹起，免疫複合体の除去など生体防御で重要な役割を果たしているため（4章参照），その成分の欠損は再発性の感染症に罹りやすくなるばかりでなく，自己の細胞・組織の障害をひきおこす．ほとんどの補体成分の欠損症が知られているが，欠損する成分により特徴のある病態を呈する．補体第3成分（C3）欠損症，C5欠損症，I因子欠損症（factor I deficiency），P因子欠損症（プロパージン欠損症），D因子欠損症では易感染性が認められる．また，C5〜C9欠損症ではナイセリアなどの再発性感染症をおこしやすい．一方，C1，C2，C4の欠損では免疫複合体が沈着し，自己免疫疾患の合併例が多い．C9欠損症は日本人に多く，1000人に1人の割合で見いだされる．そのほかの例として，発作性夜間血色素尿症（paroxysmal nocturnal hemoglobinuria：PNH）がある．これは補体の活性化による溶血（したがって貧血となる）と血色素尿を特徴とする疾患である．本症の赤血球は補体の溶血作用に対する抵抗性が低下していて，夜間に補体が活性化されたとき，血管内溶血をおこし，血色素尿がひきおこされる．正常人の赤血球表面には補体制御因子DAF（decay accelerating factor, CD55）とCD59が存在し，溶血から保護しているが，本症の赤血球ではこの両因子が同時に欠損しており，補体により容易に溶血する．DAFとCD59はグリコシルホスファチジルイノシトール（glycosylphosphatidylinositol：GPI）とよばれる糖脂質を介して細胞膜上に発現しているタイプのタンパク質（GPIアンカー型タンパク質）である．このGPIアンカーの生合成に重要な*PIG-A*遺伝子の変異が原因であることが明らかになっている．

15.3　後天性免疫不全症候群

　後天性免疫不全症候群（acquired immunodeficiency syndrome：AIDS）は，ヒト免疫不全ウイルス（human immunodeficiency virus：HIV）の感染が原因となる免疫不全症候群であるので，ほかの続発性免疫不全症と区別している．1981年に米国において，カリニ肺炎を伴う数例の男性のAIDSの患者が報告されたのが最初であったが，その後世界的な大流行となった．2018年7月の国連合同AIDS計画（UNAIDS）の報告によると，世界のHIV感染者は2017

年末には 3690 万人であった．地域別の感染者数では東・南アフリカが 1960 万人と世界の半数以上を占め最も多く，ついで西・中央アフリカの 610 万人となっている．HIV 感染では後述するように，数年の無症候期間を経て AIDS の発症に至るため，HIV 感染者のすべてが AIDS 患者というわけではない．

AIDS は従来の免疫不全症の範疇とは明らかに異なる疾患群である．この免疫不全症はカリニ肺炎ばかりでなく，カンジダやサイトメガロウイルスなどによる日和見感染★，全身性リンパ節症，カポジ肉腫★などを併発し，これらが直接の死亡原因となる．HIV 感染の多くは性交渉によっておこるが，1980 年代に汚染血液または血液製剤によって感染したケースも多く，血友病患者の HIV 感染が社会問題となった（現在，輸血用血液はすべて，HIV の検査がなされている）．

15.3.1　ヒト免疫不全ウイルス

HIV はレトロウイルスの一種であるレンチウイルス（lentivirus）に属する．直径約 110 nm の RNA 型ウイルスで，エンベロープ糖タンパク質に包まれている．内部に 2 コピーの（＋）鎖 RNA ゲノムや逆転写酵素（reverse transcriptase：RT），インテグラーゼなどのウイルスタンパク質を含むコア構造と，それを取り囲む球状エンベロープで構成される（図 15.4）．エンベロープには，糖タンパク質 gp120 と gp41 の三量体からなる 5〜10 個程度のスパイクが外側に突き出ており，標的細胞であるヘルパー T 細胞やマクロファージ表面の CD4 レセプターとケモカインレセプター CCR5 または CXCR4 に結合して感染・侵入する．*HIV* 遺伝子は，約 9.5 kb の塩基で，両端に存在する LTR(long terminal repeat) とよばれる遺伝子領域と，主要な 3 個の構造遺伝子 *gag*, *pol*, *env*，2 個の調節遺伝子 *tat*, *rev*，4 個のアクセサリー遺伝子 *nef*, *vif*, *vpr*, *vpu* から構成され，複雑かつ精巧な遺伝子発現調節機構によって制御されている．*gag* 遺伝子はマトリックス（MA，p17），キャプシド（CA，p24），ヌクレオキャプシド（NCA，p7）のコアタンパク質をコードし，*pol* 遺伝子はプロテアーゼ（PR，p11），逆転写酵素（RT，p66/51），インテグラーゼ（IN，p32）を，また，*env* 遺伝子はエンベロープの gp120 と gp41 をコードしている．HIV はウイルスの RT によって，構造遺伝子である RNA から DNA を生成するが，この段階で読み違いがおこりやすく，とくにエンベロープ糖タンパク質に変異がおきやすい．このため，有効なワクチンができにくい原因となっている．

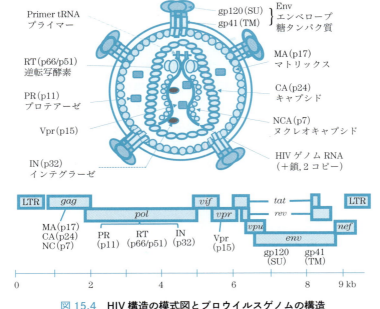

図 15.4　HIV 構造の模式図とプロウイルスゲノムの構造
[国立感染症研究所, 感染症情報, https://www.niid.go.jp/niid/ja/diseases/alphabet/aids.html；F. Kirchhoff, "Encyclopedia of AIDS", pp.1-9, Springer Science+Business（2013）を参照して作成]

15.3.2　HIV 感染の過程と AIDS にみられる免疫低下

　HIV は主として $CD4^+$ T 細胞に感染するが，マクロファージや脳のグリア細胞などにも感染する（マクロファージやグリア細胞も CD4 を少量発現している）．HIV の $CD4^+$ 細胞への侵入は，HIV の 120 kDa のエンベロープ糖タンパク質（gp 120）が CD4 と特異的に結合することにより，成立する（ただし，CD4 と結合するだけでは不十分である．COLUMN：15-3）．近年，HIV 感染の詳細な過程が明らかとなった（図 15.5）．すなわち，HIV が T 細胞の CD4 と CXCR4 に結合，吸着（1）したあと，脱殻（2），逆転写（3），インテグラーゼによる細胞内 DNA への組込み（4），RNA への転写（5），翻訳—ウイルスタンパク質の合成（6），集合と粒子形成（7），ウイルスの細胞外への放出（8），成熟—プロテアーゼによる切断（9）の過程である．このような過程が明

COLUMN：15-3　　HIV 感染とケモカインレセプター

ヒト HIV は CD4 陽性 T 細胞のみならず，単球・マクロファージあるいはグリア細胞などにも感染する．HIV の感染は従来，エンベロープ糖タンパク質である gp120 が細胞表面タンパク質である CD4 と融合し，宿主に侵入するものとされていた．その後，HIV の感染には CD4 だけでは不十分で，これ以外にケモカインレセプターをコレセプター（co-receptor）として必要とすることが明らかにされた．HIV には，マクロファージ指向性 HIV（R5 ウイルス）と T 細胞指向性の HIV（X4 ウイルス）があり，R5 ウイルスは CCR5 に結合する．一方，X4 ウイルスは CXCR4 に結合する．さらに，両方を利用することができる二重指向性 HIV もある．HIV の侵入阻害薬としてマラビロク（MVC）が開発され，すでに認可されている．しかしながら，MVC は HIV が宿主細胞の CCR5 と結合するのを阻害する薬剤であり，X4 ウイルスまたは二重指向性 HIV による感染を阻止できない．したがって，MVC を用いる場合は，HIV の指向性をジェノタイプ（genotype）検査で確認する必要がある．

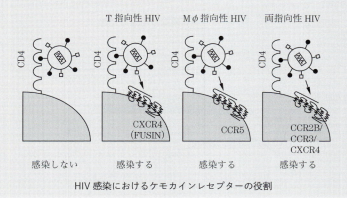

HIV 感染におけるケモカインレセプターの役割

らかになることにより，抗 HIV 薬がどの過程を阻害するかが明らかになり，また，新たな薬物の設計が可能となっている．HIV の増殖は比較的ゆっくりであるが，感染細胞は細胞同士が融合をくりかえし，やがて破壊されていく．

CD4$^+$ T 細胞が 1 μL あたり，200 個以下になると免疫不全となる．脳でのグリア細胞への感染は，HIV 脳症（認知症など精神神経障害）を発症させるために臨床的には重要である．HIV 感染後の HIV 量の変化と臨床的な経過を図 15.6 に示す．HIV の感染は感染後，数カ月から数年の無症候性感染（キャリ

15章 免疫と疾病 III　自己免疫と免疫不全

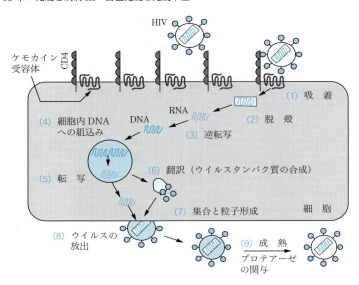

図 15.5　**HIV 感染と増殖の過程**

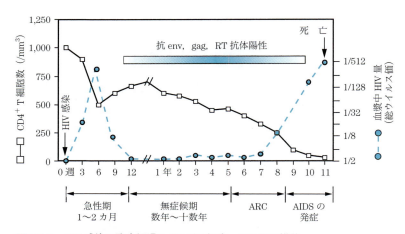

図 15.6　**HIV 感染の臨床経過と CD4+T 細胞，HIV 量の推移**
　　　　HIV 量は総ウイルス価を示す．CD4+ T 細胞数は HIV 感染後徐々に低下するが，これに対し CD8+ T 細胞はほとんど変化しない．
[G. Pantaleo, *et al*., *N. Engl. J. Med*., **328**, 327（1993）より改変]

ヤー）の時期がある．このキャリヤーの段階では典型的な AIDS の症状は示さないが，p24，gp41 などに対する抗 HIV 抗体（抗 gag 抗体，抗 env 抗体）は陽性である．そのあと，持続的な全身のリンパ節腫脹が出現し，これは AIDS 関連症候群（ARC）の特徴である．最終的に AIDS の発症となるのは感染した人の 20～30% であるとされる．この段階では CD4$^+$ T 細胞は 200個/μL 以下と非常に低下している．

　HIV 感染では極端な免疫低下をきたすことによって，カポジ肉腫* やほかのウイルス，細菌，真菌，原虫などの二次感染，すなわち日和見感染が直接の死亡原因となることが多い．日和見感染としては，カリニ肺炎（現在は，ニューモシスチス肺炎とよばれる）やサイトメガロウイルス感染が頻度的に高い．

15.3.3　HIV 感染症の薬物治療

　今日の HIV 感染症の治療法（antiretroviral therapy：ART）は，3 剤以上の抗 HIV 薬（antiretroviral drug：ARV）を組み合わせて服用する多剤併用療法が原則である．ART は 1996 年のプロテアーゼ阻害剤の実用化とともに始まり，大きな治療業績をあげてきた．この 22 年間に多くの ARV が開発されており，現在までに核酸系逆転写酵素阻害薬（nucleoside analogue RT inhibitor：NRTI），非核酸系逆転写酵素阻害薬（non-nucleoside RT inhibitor：NNRTI），プロテアーゼ阻害薬（protease inhibitor：PI），インテグラーゼ阻害薬（integrase strand transfer inhibitor：INSTI），侵入阻害薬（CCR5 阻害薬）が実用化されている．

　現在，使用可能な抗 HIV 薬は，単剤，合剤を合わせると約 30 種類となり，服薬が簡便な薬剤（1 日 1 回投与，少ない剤数，配合剤，食事の影響なしなど）や耐性ウイルスにも有効な新薬の開発など，さまざまな改善が行われているが，いずれも HIV 複製を抑制するものの HIV の排除はできていない．他方で，早期の治療開始が良好な予後につながり，さらに二次感染の阻止に寄与することから，近年になって早期治療あるいはすべての感染者への治療薬投与が推奨されるようになってきている．また新しいクラスの治療薬が ART に加わるなどして，最適と考えられる HIV 感染症の治療の方針はいまだに年々変化しており，かつ流動的である．ART による治療目標は，血中ウイルス量（HIV RNA 量）を検出限界以下に抑え続けることである．そのためには，治療は原則として 3 剤以

226 15 章 ●免疫と疾病 III　自己免疫と免疫不全

上からなる ART で開始すること，また，治療により免疫能のいくつかの指標が
改善しても治療を中止してはならないのが，原則とされている．現在，日本で承

表 15.4　**現在国内で承認されている抗 HIV 薬**（一部のみ，／：配合剤）

クラス	一般名	略　語
インテグラーゼ阻害薬 （INSTI）	ドルテグラビル ラルテグラビル	DTG RAL
インテグラーゼ阻害薬 （INSTI）／核酸系逆転写酵 素阻害薬（NRTI）	エルビテグラビル／コビシスタット／テノホビル 　アラフェナミドフマル酸塩／エムトリシタビン 　配合剤 エルビテグラビル／コビシスタット／テノホビル 　ジソプロキシルフマル酸塩／エムトリシタビン 　配合剤 ドルテグラビル／アバカビル／ラミブジン配合剤	EVG／COBI／ TAF／FTC EVG／COBI／ TDF／FTC DTG／ABC／3TC
プロテアーゼ阻害薬（PI）	アタザナビル ダルナビル ダルナビル／コビシスタット配合剤 ホスアンプレナビル ロピナビル／リトナビル配合剤 ネルフィナビル リトナビル	ATV DRV DRV／COBI FPV LPV／R NFV RTV
核酸系逆転写酵素阻害薬 （NRTI）	ラミブジン アバカビル アバカビル／ラミブジン配合剤 ジドブジン ジドブジン／ラミブジン配合剤 サニルブジン ジダノシン エムトリシタビン テノホビル／アラフェナミドフマル酸塩／エムトリ 　シタビン配合剤 テノホビル テノホビル／ジソプロキシルフマル酸塩／エムトリ 　シタビン配合剤	3TC ABC ABC／3TC AZT（ZDV） AZT／3TC d4T ddI FTC TAF／FTC TDF TDF／FTC
非核酸系逆転写酵素阻害薬 （NNRTI）	エフェビレンツ エトラビリン ネビラピン リルピビリン	EFV ETR NVP RPV
核酸系逆転写酵素阻害薬 （NRTI）／非核酸系逆転写 酵素阻害薬（NNRTI）	リルピビリン／テノホビル／エムトリシタビン配合 　剤	RPV／TDF／ FTC
侵入阻害薬（CCR5 阻害薬）	マラビロク	MVC

［2017 年 11 月現在］

認されている抗 HIV 薬（一部のみ）を表 15.4 に，また，HIV 感染症治療に用いられる抗 HIV 薬の推奨される組合せの例を表 15.5 に示す．

　日本エイズ学会 HIV 感染症治療委員会によって"HIV 感染症「治療の手引き」第 21 版"（2017 年）における初回治療患者に推奨される ART の組み合わせは，キードラッグ（INSTI）とバックボーン（TAF/FTC，TDF/FTC あるいは ABC/3TC のいずれか）から一つずつ選択する．加えて，治療開始に関する患者の考え，アドヒアランス，服薬剤数・服薬頻度・食事などの条件，HIV 感染症の重症度，副作用，合併症，妊娠，薬物相互作用，コストなどを考慮し，個々の患者に応じて選択する．

表 15.5　**HIV 患者の初回治療に推奨される治療薬の組合せ**（一部のみ，/：配合剤）

ベース	キードラッグ[a]	バックボーン[b]
INSTI ベース	DTG	/ABC/3TC +TAF/FTC +TDF/FTC
	EVG/COBI	/TAF/FTC /TDF/FTC
	RAL	+TAF/FTC +TDF/FTC
臨床状況に応じて推奨される組合せ		
INSTI ベース	RAL	+ABC/3TC
PI ベース	ATL+RTV	+ABC/3TC +TAF/FTC +TDF/FTC
	DRV/COBI	+ABC/3TC +TAF/FTC +TDF/FTC
	DRV+RTV	+ABC/3TC +TAF/FTC +TDF/FTC
NNRTI ベース	EFV	+TAF/FTC +TDF/FTC
	RPV	+TAF/FTC /TDF/FTC
TAF，TDF および ABC 使用不可時	RAL+DRV+RTV LPV/R+3TC	

[a,b]　キードラッグとは，HIV 治療薬の中で，とくに HIV の増殖を強力に抑制する薬剤であり，バックボーンとはキードラッグを補足してウイルス抑制効果を高める薬剤をいう．
[2017 年 11 月現在]

228   15章 免疫と疾病 III 自己免疫と免疫不全

章末問題

1. 正誤を答えなさい.

1) リウマチ因子は補体に対する抗体である.

2) 赤血球に対する自己抗体が赤血球に結合しても凝集することはないが，これに抗ヒト免疫グロブリン血清を加えると凝集する.

3) 自己免疫疾患と HLA ハプロタイプが連関する例は，とくに HLA-B27，B8，DR3 に認められる.

4) 自己免疫疾患でみられる自己抗体は通常モノクローナル抗体である.

5) 全身性エリテマトーデス（SLE）では腎臓は免疫複合体が沈着しにくい臓器である.

6) X 連鎖無 γ-グロブリン血症は B 細胞の異常があり，グラム陽性菌の反復感染がみられる.

7) ウイルス感染の防御には多核白血球による貪食が重要である.

8) 粘膜から侵入するウイルスに対する防御免疫では，IgE 抗体が重要である.

9) HIV 感染における日和見感染源として，カリニ原虫，トキソプラズマ原虫，サイトメガロウイルスなどがある.

10) AIDS の症状が出ていない患者では HIV に対する抗体は検出不可能である.

11) HIV はヘルパー T 細胞，細胞傷害性 T 細胞の両方だけでなく，樹状細胞やグリア細胞にも感染する.

12) HIV の感染には細胞表面に CD4 が発現していれば十分である.

2. 関節リウマチ（RA）に関して，以下の（ ）の中に適語を入れなさい.

　RA は関節の炎症や腫れ，痛みなどが現れ，進行すると関節に障害がおきる代表的な免疫・炎症性疾患である. RA は関節滑膜に細胞浸潤と血管新生を伴う増殖性滑膜炎がみられ，骨・軟骨の破壊に至る. 免疫組織学的には滑膜が肥厚し，滑膜組織に（1），B 細胞，マクロファージなどの細胞がみられる. 滑液中には，（2），（3）などの炎症性サイトカインが検出される. また，RA 患者血清中には自己抗体として（4），（5）（抗環状シトルリン化ペプチド抗体）が高率に見いだされる.（2）や（3）は滑膜線維芽細胞にケモカインを産生誘導したり，（6）という骨破壊性のサイトカインを誘導することから，これらの炎症性サイトカインが病態の増悪に関与しているとされる.

　従来，RA の治療は抗炎症薬や免疫抑制薬が中心であり，骨破壊の進行を止めることが困難であった. 近年，（2）を中和する抗体（7）や（2）の拮抗薬（8），（3）のレセプターに対する抗体（9）が生物学的製剤として続々と開発され，RA 患者の病態を著明に改善させることが明らかとなった.

3. 原発性免疫不全症で，原因遺伝子が明らかになっているものをあげなさい.

4. HIV が T 細胞に感染して増殖する機序について，述べなさい.

章末問題の解答

1章

1. （1）抗原　（2）記憶　（3）急速
   （4）多量　（5）T

2章

1. 1）IgE　2）IgM　3）IgG　4）IgA
   5）IgE
2. それぞれのクローンの培養上清を未精
   製の酵素標品に加えたあと，抗マウス
   抗体を結合したセファロースと結合さ
   せて，抗原抗体複合体を除去する．そ
   のあと残る活性を測定する．あるいは
   それぞれのクローンの培養上清を未精
   製の酵素標品に加えて直接酵素活性を
   測定する．酵素活性を阻害する培養上
   清には抗体が産生されている可能性が
   ある．
3. （1）ハプテン　（2）キャリヤー
   （3）抗原　（4）免疫原
   問1　反応する
   問2　フロイントの完全アジュバント
   おもな作用
   ・抗原をゆっくり放出させる
   ・マクロファージを刺激する
   ただしアジュバント一般には後者
   の作用はない．
4. 1）正　2）誤　3）誤　4）誤
   5）誤　6）誤　7）誤　8）正
   9）誤　10）正　11）誤

3章

1. 1）ELISA
2. グラフは縦軸が細胞数，横軸が蛍光強
   度である．（1）のグラフは，二つの山，
   （2）のグラフはそのうちの右側の山だ
   け，あるいは二つの山のうち左側の山
   が小さくなっていればよい．なお，

（1）のグラフの左側の山が未染色のと
きと同じと指摘してあればなおよい．

3. 1）正　2）正　3）正　4）正

4章

1. （1）抗原抗体
   （2）C1（または C1qC1rC1s）
   （3）Fc　（4）C1r　（5）C3b
   （6）C4b　（7）C5
2. 1）正　2）誤　3）誤　4）誤
   5）正　6）正

5章

1. リンパ球が分化発生する器官である骨
   髄や胸腺を一次リンパ器官あるいは中
   枢性リンパ器官といい，分化を終えた
   リンパ球が免疫応答を行う場である脾
   臓，リンパ節，扁桃，粘膜付属リンパ
   組織などを二次リンパ器官あるいは末
   梢性リンパ器官という．
2. （d）　　　3. （c）
4. （a）好酸球　（b）好塩基球
   （c）マクロファージ　（d）好中球

6章

1. （1）造血幹細胞　（2）IgM
   （3）H または重　（4）C_μ
   （5）RNA スプライシング
   （6）スイッチまたは S
   （7）クラススイッチ　（8）抗原提示
   （9）主要組織適合遺伝子複合体また
   は MHC　（10）MHC の拘束
   問　V 領域をコードする遺伝子は，H
   鎖では V, D, J 遺伝子，L 鎖で
   は，（κ 鎖 λ 鎖のそれぞれに）V,
   J 遺伝子が存在する．各遺伝子は
   多種類存在し，遺伝子の再構成の

際に，各遺伝子の任意の一つがつながって，H鎖では *V-D-J*，L鎖では *V-J* 結合ができる．各遺伝子の結合はランダムにおこるので，H鎖，L鎖ともに各遺伝子の積の組合せが可能であり，免疫グロブリンとしてはH鎖，L鎖の組合せの積の多様性が可能となる．

2. 1) 誤：γ鎖とδ鎖のヘテロダイマーからなるT細胞レセプターもある．
   2) 正　3) 誤：B細胞抗原レセプター，T細胞抗原レセプターともにそれに会合している分子からシグナルが伝達される．レセプター自身はシグナルを伝えることができない．　4) 正

7章

1. (1) マクロファージ　(2) II
   (3) CD4　(4) ヘルパー
   (5) プロテアソーム　(6) I
   (7) TAP　(8) CD8
   (9) 細胞傷害性
   問　クラスI抗原（分子）は，H鎖（または α鎖）と β_2-ミクログロブリン（β_2m）が非共有結合で結合したヘテロ二量体（ヘテロダイマー）からなっているのに対し，クラスII抗原（分子）は，α鎖とβ鎖からなるヘテロダイマーである．ともに，S-S結合により生じるループによってドメインを形成し，クラスI分子H鎖の α_1，α_2 ドメインおよびクラスII分子の α_1 と β_1 ドメインによって形成される溝に抗原ペプチドが結合する．

2. 1) 誤　2) 正　3) 誤

8章

1. (c) と (d)
2. (a) IL-12　(b) IL-6　(c) IL-4

   (d) IL-2

9章

1. アナジーとは，自己反応性T細胞が末梢器官（二次器官）において示す抗原特異的不応答性をいい，細胞内シグナル伝達系の関与が示唆されている．二つの機構に大別される末梢性免疫寛容のうちの一つであり，アポトーシスにより自己反応性クローンが除去されて生じる免疫寛容と区別される．

2. 1) Th1　2) IFN-γ
3. 本文（p. 113）を参照．
4. 本文（p. 117）を参照．

10章

1. 1) Aの脾細胞
   2) Thy-1（CD3も可）
   3) 細胞の増殖を抑制するため．
2. (1) IgE　(2) 即時　(3) 血清
   (4) 体液　(5) T
   (6) ツベルクリン　(7) 遅延
   (8) リンパ球　(9) 細胞
3. パーフォリンの欠損したマウスでは，ウイルス発がんや化学発がんにかなり抵抗できなくなっていることから，T細胞とNK細胞のパーフォリン依存性細胞傷害反応がこれらの防御にきわめて重要であると述べている．
4. 1) 誤　2) 誤　3) 正
   4) 正　5) 誤　6) 誤

11章

1. 1) 誤：これはセレクチンのことである．　2) 正　3) 誤：IL-2やIFN-γを産生するのはTh1である．
   4) 正：Th1はIL-2やIFN-γを，Th2はIL-4やIL-5などのサイトカインを産生する．　5) 正
   6) 誤：IL-1はT細胞からではなく，マクロファージから産生される．

7) 誤：IL-6 は腎細胞にもはたらくが，急性期タンパク質（C 反応性タンパク質（CRP）や α_1-アンチトリプシンなど）は肝臓でつくられる． 8) 誤：サイトカインは一般には細胞表面のレセプターに結合して，JAK，STAT などのシグナル伝達物質を介して，情報を核に伝える． 9) 正 10) 正：たとえば，好中球走化性因子として，IL-8，単球走化性因子として，MCP-1 などがあり，ケモカインとよばれている． 11) 誤：G-CSF（一般名，フィルグラスチム）は顆粒球前駆細胞に作用して顆粒球（好中球）への分化増殖を刺激する因子．がん化学療法や免疫抑制薬投与における好中球減少症のさい，投与される． 12) 誤：赤血球にははたらかない． 13) 正 14) 誤：サイトカインは微量生理活性物質であり，通常 mg レベルは産生されない．また多くのサイトカインは常時産生されているわけではない． 15) 正

2. 1) ナイーブリンパ球が血管から二次リンパ組織に移行すること．T，B 細胞はそれぞれ，リンパ組織の T 細胞領域ならびに B 細胞領域（濾胞）に移動してとどまる．この現象には，T 細胞と B 細胞，ならびに内皮細胞に発現している接着分子とケモカインレセプターが関与している． 2) ホーミングレセプターとは，リンパ球に発現する接着分子のことである．これには，L-セレクチン，VLA-4 のようなインテグリン，ならびに免疫グロブリンスーパーファミリーの三つのファミリーメンバーがある．また，血管内皮上に発現するリガンドをアドレッシン（ムチン様血管アドレッシン）とよぶ． 3) セレクチンには，L-セレクチン，E-セレクチン，P-セレクチンがある．

L-セレクチンのリガンドは活性化された血管内皮細胞に発現する糖鎖分子である CD34 やシアロムチン GlyCAM-1（シアリル Le^x）である．E-セレクチンのリガンドは，白血球上に発現するシアリル Le^x，Le^a ならびに，P-セレクチンでは，シアリル Le^x，Le^a，ならびにスルファチドである． 4) インテグリンファミリーのうち，白血球にのみ発現するもので，β_2-インテグリンに属するものをいう．たとえば，LFA-1（CD11a/CD18；$\alpha L\beta_2$），Mac-1（CD11b/CD 18；$\alpha X\beta_2$）などである．

12 章

1. 1) 誤：シクロスポリン A の副作用として腎毒性が問題となる． 2) 正 3) 誤：細胞毒性を有する薬剤である． 4) 正 5) 正：角膜移植ではリンパ球は移植片に直接接触しない． 6) 正 7) 誤：アザチオプリン，シクロホスファミド，メトトレキセートなども自己免疫疾患に対して用いられる． 8) 正：このようなアジュバント作用をもつ物質として，結核菌の細胞壁成分やグラム陰性菌のリポ多糖などがある． 9) 誤：ヒスタミン H_1 拮抗薬でフマル酸ケトチフェンのように，メディエーター遊離を抑制する薬もある． 10) 誤：抗がん薬としては認可されていない．

2. たとえば，クロモグリク酸ナトリウム，トラニラスト，ペミロラストカリウムやフマル酸ケトチフェンなどがある（表 12.2 参照）．

3. シクロスポリンは，シクロフィリンとよばれる酵素を標的に結合する．同様に，タクロリムスは，FK 結合タンパク質を標的とする．これらの標的分子はイムノフィリンとよばれる．シクロ

スポリンやタクロリムスが結合したイムノフィリンは細胞内のセリン／トレオニンホスファターゼであるカルシニューリンに結合してその活性（脱リン酸化活性）を阻害する．カルシニューリンの脱リン酸化活性は IL-2 の転写因子 NFAT の活性化（すなわち，核への移行）に必要である．したがって，NFAT の活性化が阻害されることにより，T 細胞からの IL-2 産生や増殖が停止する．

4. マウス Ig は，ヒトにとって異物であることに留意せよ（12.4 節，図 12.4 参照）．ヒト化および完全ヒト抗体の作製法については COLUMN：12-1 も参照せよ．

13 章

1. 1) 誤：IgA は関与しない．
   2) 誤：アレルゲンはマスト細胞の FcεRI に結合している IgE に結合する． 3) 正 4) 正：甲状腺機能亢進症では，抗甲状腺刺激ホルモン（TSH）レセプター抗体が産生される例があり，この抗体によって甲状腺が刺激され，甲状腺ホルモンが放出されている． 5) 誤：じん麻疹は I 型アレルギーであり，IgE 抗体が関与する． 6) 正：III 型アレルギーで，細胞傷害には補体の活性化によってよび寄せられた好中球が関与する．
   7) 誤：血液型不適合妊娠の場合，たとえば Rh$^+$ 抗原で感作された母親の IgG が胎盤を通過して胎児に侵入すると，胎児の赤血球が破壊され，新生児は貧血および黄疸をおこす．これは II 型アレルギーの反応である．
   8) 正 9) 誤：好酸球ではなく，マスト細胞と好塩基球である．

2. Th2 細胞から産生される IL-4（および IL-13）は B 細胞からの IgE 産生

を誘導する．一方，Th1 細胞から産生される IFN-γ は，Th2 細胞の分化を抑制し，IgE 産生は抑制される（図 13.5 参照）．

3. "茶のしずく石鹸"には加水分解小麦末，すなわち，小麦の主要タンパク質である小麦グルテンを加水分解したペプチドが含まれると考えられる．この石けんを頻回使用することにより，加水分解小麦ペプチドに対して過敏性（I 型アレルギー）を獲得してしまい，その結果，経口摂取による通常の小麦成分に対しても過敏性を示すようになったと考えられる．石けんは界面活性剤を含んでおり，洗顔により皮膚のバリア機能が失われやすいので，小麦ペプチドが容易に皮膚から侵入し，皮膚感作されやすい．このような状態で，パンやうどんなどの小麦を含んだ食品を食べることにより，消化管からペプチドとして吸収され，血中に移行して，I 型アレルギーが生じたと考えられる．

4. 1) GALT：腸管関連リンパ組織（gut-associated lymphoid tissue）
   NALT：鼻咽頭関連リンパ組織（nasopharynx-associated lymphoid tissue）
   MALT：粘膜関連リンパ組織（mucosa-associated lymphoid tissue）
   2) (1) 粘膜固有層 (2) パイエル板 (3) M 細胞 (4) TGF-β (5) 分泌型 IgA (6) Th17 (7) Treg

14 章

1. 1) 誤：NK 細胞は抗原感作を必要としないでウイルス感染細胞などの標的細胞を破壊することができ，抗体を必要とはしない（抗体があると ADCC

活性となる). 　2）正：IFN-γは抗ウイルス活性ばかりではなく，マクロファージ活性化因子（MAF）としても重要である． 　3）正 　4）誤：細胞傷害生T細胞はMHCクラスI分子を認識する． 　5）誤：非特異的免疫療法である． 　6）誤：おもにADCCによる障害性による．

2. 1）FcγRをもつ細胞で，NK細胞，マクロファージあるいはT細胞の一部がこれに相当する． 　2）メラノーマや肺がんなど，がん細胞表面の抗原が突然変異により，アミノ酸の一部が変異して抗原性をもつようになったもの．メラノーマのMART2や非小細胞性肺がんのME1などがある．
3）PD-1/PD-L1のシグナル系はT細胞の機能を阻害するシグナル系であり，免疫チェックポイント経路とよばれる．PD-1阻害する抗体として，ニボルマブ，ペンプロリズマブがある．また，PD-L1を阻害する抗体として，アベルマブ，アテゾリズマブがある．

3. 14.2.2項，ならびに14.3節を参照せよ．

15章

1. 1）誤：IgGに対する自己抗体である． 　2）正：これを直接クームス試験といい，自己免疫性溶血性貧血症などでみられる． 　3）正：B27は強直性脊椎炎，ライター病と，B8，DR3シェーグレン症候群，慢性活動性肝炎，1型糖尿病などとの連関があ

る． 　4）誤：通常ポリクローナル抗体である．抗DNA抗体であっても，ホスホリルコリンやカルジオリピン，細胞膜抗原，核抗原など種々の抗原に対する抗体を含んでいる．
5）誤：腎臓の糸球体には免疫複合体が沈着しやすく，損傷を受けやすい臓器である． 　6）正 　7）誤：ウイルス感染の防御にはT細胞による細胞傷害性やB細胞から産生される中和抗体の関与が重要である．
8）誤：粘膜免疫ではIgAが重要である． 　9）正 　10）誤：図15.4参照．無症候状態，いわゆるキャリヤーでも，抗 *gag*（p24），抗 *env*（gp41）抗体が検出できる．
11）誤：細胞傷害性T細胞（CD8+）には通常感染しない．樹状細胞やグリア細胞には感染し，AIDS脳症（ADC）をひきおこす．
12）誤：CD4の発現だけでは不十分で，コレセプターとしてCXCR4やCCR5の発現が必須である．

2. （1）CD4+ T細胞 　（2）TNF-α 　（3）IL-6 　（4）リウマチ因子（RF） 　（5）抗CCP抗体 　（6）RANKL 　（7）インフリキシマブあるいはアダリムマブ 　（8）エタネルセプト 　（9）トシリズマブ

3. 本文ほか，難病情報センターの「原発性免疫不全症候群」を参考にせよ．(http://www.nanbyou.or.jp/entry/95)

4. 15.3.2項を参照せよ．

索　引

あ

Ia 抗原　78
ISS → 免疫刺激性 DNA 配列
INSTI → インテグラーゼ阻害
　薬
ILC → 自然リンパ球
ILC1　55
ILC2　55
IκB　116
ICAM-1　137
Ig → 免疫グロブリン
Igα　63, 96
IgA　16, 21
　分泌型——（SIgA）　189,
　190
　——欠損症　215, 216
Igβ　63, 96
IgD　17
IgE　6, 17, 21, 175, 180
　——抗体産生とその制御
　175, 176
IgG　16, 17
IgM　16
　膜結合型——　63
ICA → 膵島 β 細胞抗体
　208
iC3b　39
ITAM（アイタム）→ 免疫レセ
　プターチロシン活性化モ
　チーフ
ITIM（アイティム）　98, 113
IP$_3$ → イノシトール三リン酸
IBD → 炎症性腸疾患
I 領域　83
悪性貧血　205
アザチオプリン　155, 156
アジュバント　19
　フロイントの完全——　20

アデノシンデアミナーゼ
　（ADA）　218
アデノシンデアミナーゼ欠損症
　215, 217, 218
アトピー性疾患　xiii, 180
アドレッシン　xiii, 136, 145
アナジー　54, 71, 109
アナフィラキシー　xiii, 7,
　174
アナフィラキシー反応　174,
　169
アナフィラトキシン　40,
　148, 171
アフィニティマチュレーション
　75
アポトーシス　xiii, 50, 110
アラーミン　xiii, 132
RA → 関節リウマチ
RSS → 組換えシグナル配列
アルキル化薬　155
アルサス現象　171
RT → 逆転写酵素
$\alpha\beta$ 型 T 細胞　47, 65
アレルギー　174
　I 型——　6, 119, 169, 174,
　179
　II 型——　169, 203
　III 型——　171, 203
　IV 型——　6, 120, 172
　細胞傷害型の——　169
　食物依存性運動誘発性——
　181
　即時型——　6, 119, 169
　遅延型——　7, 120, 172
アレルギー性炎症　131
アレルギー性結膜　179
アレルギー性鼻炎　179
アレルギー反応　169
アレルギーマーチ　xiii

アレルゲン　174, 178
アレルゲン免疫療法薬　163
アロ抗原　77, 122

い

EAE → 実験的アレルギー性脳
　脊髄炎
移植　85
Ikaros　55
移植片拒絶　84, 86
移植片対宿主（GVH）反応
　85, 173
1 型 ILC → ILC1
I 型アレルギー　6, 119, 169,
　174, 179
　——のケミカルメディエー
　ター　178
1 型糖尿病　205, 208, 213
一次シグナル　113
一次免疫応答　19
一次リンパ器官　45
一酸化窒素（NO）　123
遺伝子座　66
イノシトール三リン酸（IP$_3$）
　95
イムノフィリン　157
インスリン自己免疫症候群
　208
インターフェロン（IFN）　54
IFN-α　54
IFN-β　54
IFN-γ　124, 148, 174
インターロイキン（IL）　52,
　100
IL-1　139, 147, 210
IL-2　100, 160
IL-4　100
IL-5　100
IL-6　102, 139, 210

IL-7　　*52*

IL-8　　*140, 145, 210*

インテグラーゼ阻害薬(INSTI)　　*225*

インテグリン　　*xiii, 136*

β_2-インテグリン　　*137*

インテグリンファミリー　　*134, 136*

イントロン　　*xiv, 69*

インバリアント鎖(Ii 鎖)　　*82*

インフラマソーム　　*149, 150, 152*

う

ウィスコット-オルドリッチ症候群　　*215, 218*

ウェスタンブロット　　*30*

え

ART → HIV 感染症の治療法

ARV → 抗 HIV 薬

AIDS → 後天性免疫不全症候群

ASC　　*150*

易感染性　　*187*

エキソン　　*xiv, 69*

SIgA → 分泌型 IgA

SH2 領域　　*94*

SLE → 全身性エリテマトーデス

SL 鎖 → 代替軽鎖

SCID → 重症複合免疫不全症

SP 細胞　　*48*

Syk　　*96*

XSCID → X 連鎖重症複合免疫不全症

XLA → X 連鎖無 γ-グロブリン血症

X 染色体連鎖免疫不全症　　*214*

X 連鎖無 γ-グロブリン血症(XLA)　　*98, 214, 215*

X 連鎖重症複合免疫不全症(XSCID)　　*215, 217*

HIM → 高 IgM 症候群

HIV → ヒト免疫不全ウイルス

HIV 感染　　*223*

HIV 感染症の治療法(ART)　　*225*

HIV 構造　　*222*

HLA　　*78*

HLA タイピング　　*xiv*

HLA 遺伝子座　　*78*

HLA ハプロタイプ　　*206, 207*

H 鎖　　*13, 66, 70*

H-2 遺伝子座　　*77, 78*

H-Y 抗原　　*50*

ADA → アデノシンデアミナーゼ

ADA 欠損症 → アデノシンデアミナーゼ欠損症

ADCC → 抗体依存性細胞媒介細胞傷害

NRTI → 核酸系逆転写酵素阻害薬

NALT → 鼻咽頭関連リンパ組織

NZB×NZW F1(NZB/W F1)マウス　　*213*

NADPH オキシダーゼ　　*124*

NNRTI → 非核酸系逆転写酵素阻害薬

NFAT　　*95*

NF-κB　　*xiv, 75, 95*

NLR → NOD 様レセプター

NLRP3　　*151, 152*

NOD マウス　　*213*

NOD 様レセプター(NLR)　　*149*

NK 細胞 → ナチュラルキラー細胞

NKT 細胞 → ナチュラルキラー T 細胞

ANK 療法 → ナチュラルキラー細胞免疫療法

NTA → T 細胞傷害性自己抗体

ABO 式血液型　　*27*

エフェクター細胞　　*xiv, 45*

エフェクター T 細胞　　*122*

Fcε レセプター(FcεR)　　*xiv, 17, 177*

FcεRI　　*58, 176*

——の構造　　*177*

FcεRII　　*184*

Fcγ レセプター(FcγR)　　*58*

Fyn　　*94, 96*

MRL/*l*(MRL/Mp-*lpr*/*lpr*) マウス　　*213*

MALT → 粘膜関連リンパ組織

MS → 多発性硬化症

MHC → 主要組織適合遺伝子複合体

——の構造　　*79*

——の拘束　　*68*

MHC クラス I 分子　　*79, 92*

MHC クラス II 分子　　*79, 92*

MHC 拘束性　　*49*

MHC ハプロタイプ　　*49, 206*

M 細胞　　*189*

MCP → メンブレンコファクタープロテイン

MCP-1　　*141*

MBL → マンノース結合レクチン

MBP → 主要塩基性タンパク質

ELISA(エライザ)　　*32*

LE 細胞　　*209*

LAD → 白血球粘着不全症

L 鎖　　*14, 67, 70*

L 鎖アイソタイプ遺伝子排除　　*69*

Lck　　*94*

LPS → リポ多糖

Lyn　　*96*

炎症　　*129*

——の五徴　　*129*

炎症性サイトカイン　　*139, 140, 146*

炎症性細胞　　*131*

炎症性腸疾患(IBD)　　*211*

炎症反応　　*130, 131*

エンドクリン作用　　*99*

エンドサイトーシス　　*xiv, 82*

env 遺伝子　　*221*

索 引　　**237**

お

オートクリン作用　　*99*
オートファジー　　*xiv, 132*
オプソニン化　　*57, 120, 148*
オマリズマブ　　*163*

か

潰瘍性大腸炎　　*211*
核酸系逆転写酵素阻害薬
　　（NRTI）　　*225*
獲得免疫　　*5, 117*
カスパーゼ　　*110*
カスパーゼ-1　　*151*
活性化起因性アポトーシス
　　109
活性化レセプター　　*55*
活性酸素　　*123*
活性酸素依存的殺菌　　*147*
κ 鎖　　*67*
カドヘリン　　*133*
花粉症　　*175*
可変領域（V 領域）　　*14, 63*
カポジ肉腫　　*xiv, 88*
顆粒球・単球系幹細胞（CFU-
　　GM）　　*57*
カルシニューリン　　*95, 157*
がん関連表面抗原（TASA）
　　195
がん抗原　　*195, 196*
がん抗原ペプチド　　*193*
間接同種認識　　*86*
関節リウマチ（RA）　　*xiv,*
　　205, 210
関節リウマチ治療薬　　*164*
がん特異抗原　　*195, 196*
がんペプチド　　*196, 197*
γδ 型 T 細胞　　*47, 65*
がん免疫治療薬　　*200*
がん免疫療法　　*196, 198*

き

起炎物質　　*130*
記憶 B 細胞　　*52*
気管支喘息　　*183*

ギムザ染色　　*57*

キメラ抗体　　*164*
gag 遺伝子　　*221*
逆転写酵素（RT）　　*221*
キャリヤー　　*11*
急性炎症　　*131*
急性期タンパク質　　*141*
急性拒絶反応　　*86*
吸入性抗原　　*179*
共刺激シグナル　　*113*
共刺激分子　　*112, 113*
凝集反応　　*27*
胸腺依存性抗原（TD 抗原）
　　98
胸腺内分化（T 細胞の）　　*47,*
　　48
胸腺非依存性抗原（TI 抗原）
　　98

く

グッドパスチャー症候群
　　203
クッパー細胞　　*57*
組換えシグナル配列（RSS）
　　72
組換え沈降ワクチン　　*188*
クラス I　　*4*
クラス II　　*4*
クラススイッチ　　*64, 74*
グランザイム　　*121*
グリコシルホスファチジルイノ
　　シトール（GPI）　　*220*
グルココルチコイド　　*158*
グレーブス病 → バセドウ病
クローニング　　*22*
クロマチンリモデリング
　　110
クローン　　*3*
クローン消失　　*185, 186, 204*
クローン選択説　　*xiv, 3, 4*
クローン病　　*212*

け

経口免疫寛容　　*185, 186*
形質細胞　　*51*

形質細胞様樹状細胞（pDC）

　　59
K 細胞　　*194*
血液型不適合妊娠　　*170*
血小板活性化因子　　*xv*
血清病　　*171*
ケミカルメディエーター
　　xv, 161, 177, 178, 184
　　I 型アレルギーの――
　　178
ケモカイン　　*xv, 140, 141,*
　　142
ケモカインレセプター　　*143,*
　　223
ケモタキシス　　*xv, 139*
ケラチノサイト　　*xv, 173,*
　　174
ゲル内沈降反応　　*29, 30*
減感作療法　　*163*
原発性免疫不全症　　*214, 215*

こ

高 IgM 症候群（HIM）　　*214,*
　　215
抗アレルギー薬　　*161*
抗 Sm 抗体　　*209*
抗 HIV 薬（ARV）　　*225, 226*
好塩基球　　*58, 183*
　　――の役割　　*184*
抗原決定基　　*12, 13*
抗原性　　*xv, 11*
抗原提示　　*81*
抗原提示細胞　　*59, 68*
抗原プロセシング　　*80*
抗原レセプター　　*91*
交叉反応　　*123*
好酸球　　*58, 179, 183*
　　――の浸潤　　*183*
好酸球走化性因子　　*183*
甲状腺刺激ホルモン（TSH）レ
　　セプター　　*206*
酵素免疫測定法　　*32*
抗体　　*2, 13*
　　――のクラス　　*14*
　　――の構造　　*14*

——のサブクラス　14
——の特異性　32
抗体依存性細胞媒介細胞傷害
　（ADCC）　54, 170, 194
抗体産生細胞　51
抗体医薬　164
好中球　57, 137
後天性免疫不全症　214
後天性免疫不全症候群（AIDS）
　xv, 220
抗ヒスタミン薬　161
　第二世代の——　161
骨髄移植　88
骨髄球系細胞　56
骨髄腫　22
古典経路　37
小麦依存性運動誘発性アレル
　ギー　182
コルヒチン　152
コロニー形成単位（CFU）
　43
コロニー刺激因子（CSF）
　141
混合リンパ球培養　123
コンプロマイズドホスト
　187
コンポーネントワクチン
　188

さ

細菌叢　xv
サイトカイン　xv, 52, 99,
　139, 140, 160, 210
　——の作用　101
　——の特徴　99
サイトカインレセプター
　102
細胞外寄生性の病原体　187
細胞死　132
細胞傷害型のアレルギー
　169
細胞傷害性 T 細胞　xv, 4,
　47, 68, 121, 197
細胞性免疫　120
細胞毒性薬　155

細胞内寄生性細菌　123
細胞内寄生性の病原体　187
細胞免疫療法　197
細胞融合（法）　xv, 22
III 型アレルギー　171, 203
三大アレルギー食品　180
三大免疫不全症　214

し

CR → 補体レセプター
CR1　40
CR3　40
CR4　40
CRP → C 反応性タンパク質
GALT → 腸管関連リンパ組織
CSF → コロニー刺激因子
CXCR5　146
CXCL8　140, 145
CXC ケモカイン　142, 144
CX$_3$C ケモカイン　142, 144
CAD → DNA 切断酵素
シェディアック-東症候群
　215
CAR-T 療法　198
CFU → コロニー形成単位
J 領域　66
CLIP　82
ジェンナー（Jenner, E.）　2
C 型レクチン様レセプター
　55
シグナル伝達　94
シクロスポリン　156, 157
シクロフィリン　157
シクロホスファミド　156
C ケモカイン　142, 144
自己抗体　205
自己免疫　203
自己免疫疾患　203, 206, 207
自己免疫性溶血性貧血　169,
　205
CCR5 阻害薬　225
CCR7　146
CCL2　141
CC ケモカイン　142, 144
CGD → 慢性肉芽腫症

C$_3$a　40
C$_3$b　58
C3 転換酵素　39
自然免疫　5, 117, 137, 193
自然リンパ球（ILC）　55
実験的アレルギー性脳脊髄炎
　（EAE）　152, 212
CD（分類）　xv, 48
CD3　92
CD4　47
CD4$^+$ヘルパー T 細胞　110
CD4 陽性 T 細胞　223
CD8　47
CD19　97
CD21　97
CD28　113
CD40 リガンド（CD40L）
　113, 175
CD44 ファミリー　134
CD80　113
CD86　113
CDR → 相補性決定領域
CTLA4　113
CD 抗原　59, 60
CD 領域　164
C 反応性タンパク質（CRP）
　xv, 141
GPI → グリコシルホスファチ
　ジルイノシトール
GPI アンカー型タンパク質
　220
CpG 配列　20, 115
C5a　40
C5a レセプター　40
GVH 反応 → 移植片対宿主反
　応
C4a　40
C4b　58
JAK（ジャック）ファミリー
　104
充血　130
重症筋無力症　170, 204
重症複合免疫不全症（SCID）
　xvi, 215, 216
樹状細胞（DC）　59, 185, 186

腫瘍壊死因子（TNF） 54,
　161
主要塩基性タンパク質（MBP）
　58
主要組織適合遺伝子複合体
　（MHC） 77, 79
受容体編集 → レセプターエ
　ディティング
腫瘍特異移植抗原 xv
腫瘍特異抗原（TSA） 195
傷害関連分子パターン
　（DAMP） 132
食細胞機能異常症 xvi, 215,
　219
食物アレルギー 180, 185,
　186
食物依存性運動誘発性アレル
　ギー 181
C 領域 → 定常領域
シロリムス 157, 158
Cl インヒビター 41
新生児溶血性黄疸 170
腎臓移植 87
侵入阻害薬 225

す

スイッチ領域（S 領域） 74
膵島 β 細胞抗体（ICA） 208
STAT（スタット） 104
ステロイド系抗炎症薬 158
ステロイドパルス療法 159
スーパーオキシドアニオン
　（O₂⁻） 56
Smad（スマッド） 105

せ

制御性 T 細胞 → Treg 細胞
成熟 B 細胞 52, 64
正の選択 xvi, 5, 49, 72
接触過敏反応 173
接触過敏症 125
接触性皮膚炎 172
接着分子 xvi, 52, 133
セレクチン xvi, 134
　——のリガンド 136

E-セレクチン 135
L-セレクチン 135
P-セレクチン 135
セレクチンファミリー 134
全身性エリテマトーデス（SLE）
　xvi, 203, 205, 208
先天性補体欠損症 215, 219
先天性免疫不全症 → 原発性免
　疫不全症
発熱物質 139

そ

臓器移植 88
臓器特異的自己免疫疾患
　204
臓器非特異的自己免疫疾患
　205
造血幹細胞 43
創傷治癒 130
相補性決定領域（CDR） 164
即時型アレルギー 6, 119,
　169
組織球 57

た

体液性免疫 120
体細胞遺伝子組換え 69
体細胞超変異 75
代謝拮抗薬 155
代替軽鎖（SL 鎖） 52, 64
第 2 経路 37
第二世代の抗ヒスタミン薬
　161
対立遺伝子排除 53, 71
タクロリムス 156
多形核白血球 57
脱顆粒 xvi, 7, 17, 58, 131,
　176, 178
ダニ抗原 179
多発性硬化症（MS） 211
単芽球 57
単球 56
単球走化性因子 141

ち

遅延型アレルギー 7, 120,
　124, 172
遅発反応 182
中枢性寛容 107
中枢性リンパ器官 → 一次リン
　パ器官
腸管関連リンパ組織（GALT）
　189
腸管粘膜 185
腸管粘膜固有層 190, 212
腸管粘膜バリア 185
超急性拒絶反応 86
直接同種認識 86
チログロブリン 206
チロシンキナーゼ 94, 98
チロシンリン酸化 94
沈降反応 28

つ

痛風 152
ツベルクリン反応 120, 124,
　172

て

TIR ドメイン（領域） 116
TI 抗原 → 胸腺非依存性抗原
TRAF 105
TASA → がん関連表面抗原
DAF → 崩壊促進因子
TSA → 腫瘍特異抗原
TSH レセプター → 甲状腺刺激
　ホルモンレセプター
Th 細胞 → ヘルパー T 細胞
Th1 細胞 47, 111
Th2 細胞 47, 111
Th17 細胞 47, 111, 152,
　190, 212
DNA 切断酵素（CAD） 110
TNF → 腫瘍壊死因子
TNF-α 54, 139, 161, 210
DNA ワクチン 20
DN 細胞 48
TAP xvi, 81

240 ● 索 引

TLR → Toll 様レセプター
T 細胞　*44, 46*
　――の胸腺内分化　*47, 48*
　――の抗原認識　*67*
　$\alpha\beta$ 型――　*47, 65*
　$\gamma\delta$ 型――　*47, 65*
T 細胞抗原レセプター(TCR)　*65, 92*
T 細胞傷害性自己抗体(NTA)　*209*
T 細胞レパトア　*65*
DC → 樹状細胞
TCR → T 細胞抗原レセプター
TCR 遺伝子の再構成　*72*
TCR-CD3 複合体　*65*
定常領域(C 領域)　*14, 63*
ディジョージ症候群　*215*
TD 抗原 → 胸腺依存性抗原
DP 細胞　*48*
低用量免疫寛容　*185*
D 領域　*66*
Treg 細胞　*47, 108, 190, 212*
適応免疫　*5, 43*
デスドメイン　*110*
テタリング　*138*

と

トキソイド　*3, 187*
特異的がん免疫療法　*197*
特異的防御反応　*147, 149*
トランスサイトーシス　*17*
トランスジェニックマウス　*xvi*
Toll 様レセプター(TLR)　*114*
トロンボキサン(TX)A_2 合成酵素阻害薬　*162*
トロンボキサン(TX)A_2 阻害薬　*162*
貪食細胞　*16*

な

ナイーブ細胞　*45*
ナイーブ T 細胞　*112, 122*
ナチュラルキラー(NK)細胞

　54, 193
ナチュラルキラー細胞免疫療法　(ANK 療法)　*197*
ナチュラルキラー T 細胞　*xvi, 55*
生ワクチン　*187*

に

2 型 ILC → ILC2
II 型アレルギー　*169, 203*
2 型糖尿病　*208*
肉芽腫　*xvii*
二次シグナル　*113*
二次免疫応答　*19*
二次リンパ器官　*45*
尿酸結晶　*152*

ぬ

ヌードマウス　*xvii, 6, 55*

ね

ネクローシス　*132*
ネットーシス　*133*
粘膜関連リンパ組織(MALT)　*189*
粘膜免疫　*189, 211*

の

ノックアウトマウス　*xvii*
Notch(ノッチ)　*117*

は

パイエル板(PP)　*185, 189*
ハイブリドーマ　*xvii, 19*
肺胞マクロファージ　*57*
ハウスダスト　*178*
破骨細胞　*57*
橋本病　*204, 206*
パスツール(Pasteur, L.)　*2*
バセドウ病　*203, 206*
ハーセプチン　*195*
パターン認識レセプター　(PRR)　*114, 132*
HER2(ハーツー) → ヒト上皮増殖因子受容体 2 型

白血球　*133*
白血球インテグリン　*137*
白血球走化性因子　*141*
白血球粘着不全症(LAD)　*xvii, 137, 215, 219*
発熱物質　*xvii*
パニング法　*166*
パーフォリン　*39, 121*
ハプテン　*11*
パラクリン作用　*99*
パンヌス　*xvii*

ひ

B7　*113*
PI → プロテアーゼ阻害薬
PIP_2 → ホスファチジルイノシトール二リン酸
PRR → パターン認識レセプター
鼻咽頭関連リンパ組織　(NALT)　*189*
PAMP → 病原体関連分子パターン
PNH → 発作性夜間血色素尿症
PNP 欠損症 → プリンヌクレオシドホスホリラーゼ欠損症
BLNK　*96*
Blk　*96*
PLC-γ → ホスホリパーゼ C-γ
非核酸系逆転写酵素阻害薬　(NNRTI)　*225*
PKC → プロテインキナーゼ C
PKC-θ　*95*
P-K 反応 → プラウスニッツ-キュストナー反応
B 細胞　*44, 51*
　――の分化　*53*
B 細胞抗原レセプター(BCR)　*51, 63, 96*
B 細胞不全症　*214*
BCR → B 細胞抗原レセプター　*51, 96*
BCG　*124*
PD-1　*199*
　――に対する抗体　*199*

PD-L1　199
　——に対する抗体　199
PD-1/PD-L1 経路　199
Btk　96, 98
pDC → 形質細胞様樹状細胞
非特異的がん免疫療法　197
非特異的防御反応　147
ヒト抗体　164, 166
ヒト上皮増殖因子受容体2型
　　（HER2）　195
ヒト白血球抗原 → HLA
ヒト白血球抗原ハプロタイ
　　プ → HLA ハプロタイプ
ヒト免疫不全ウイルス（HIV）
　　221
PP → パイエル板
肥満細胞 → マスト細胞
病原体関連分子パターン
　　（PAMP）　132
日和見感染　xvii, 187

ふ

Fas（ファス）　84, 121, 122
Fas リガンド（FasL）　84,
　　122
ファブリキウス嚢　45, 119
V 領域 → 可変領域
不活化ワクチン　187
負の選択　xvii, 5, 49, 72
プラウスニッツ-キュストナー
　　（P-K）反応　xvii, 175
プリンヌクレオシドホスホリ
　　ラーゼ（PNP）欠損症
　　215, 217
プレ Tα（pTα）　66
プレ B 細胞　52, 64, 69
フロイントの完全アジュバント
　　20
プロウイルスゲノム　222
プログラム細胞死　199
フローサイトメトリー　33,
　　34
プロテアーゼ阻害薬（PI）
　　225
プロテアソーム　80

プロテイン A　xvii, 29
プロテインキナーゼ C（PKC）
　　95
プロ B 細胞　52
分化抗原　59
分子標的抗がん剤　198
分泌型 IgA（SIgA）　189, 190

へ

βc 鎖　103
ヘテロフィリック接着　133
ペニシリン　11
ペプチドワクチン　197, 198
ベール細胞　59
ヘルパー T 細胞　4, 46, 68
ベンスジョーンズタンパク質
　　22

ほ

崩壊促進因子（DAF）　41
ホスファチジルイノシトール二
　　リン酸（PIP₂）　95
ホスホリパーゼ C-γ（PLC-γ）
　　94
補体（系）　16, 37
　——の活性化経路　38
補体レセプター（CR）　40
発作性夜間血色素尿症（PNH）
　　220
ホーミング　xvii, 45, 145
ホーミングレセプター　145
ホモフィリック接着　133
ポリクローナル抗体　19
ポリモルフィズム　77
pol 遺伝子　221

ま

膜結合型 IgM　53, 63
マクロファージ　56, 124,
　　149, 193
マスト細胞　xviii, 16, 58,
　　176, 183
末梢性寛容　107, 108
末梢性リンパ器官 → 二次リン
　　パ器官

慢性炎症　131
慢性拒絶反応　86
慢性肉芽腫症（CGD）　215,
　　219
マンノース結合レクチン
　　（MBL）　37

み

ミエローマ　22
右リンパ本幹　46
ミクログリア　57
β₂-ミクログロブリン（β₂m）
　　79
未熟 B 細胞　52, 70
ミゾリビン　156

む

ムチン様血管アドレッシン
　　136, 145

め

メディエーター遊離抑制薬
　　161
メトトレキサート　155, 156
メポリズマブ　163
免疫学的記憶　3
免疫学的無視　54
免疫監視機構　193
免疫寛容　107, 108, 185, 204
免疫グロブリン（Ig）　13, 73
免疫グロブリン α → Igα
免疫グロブリン A → IgA
免疫グロブリン β → Igβ
免疫グロブリン D → IgD
免疫グロブリン E → IgE
免疫グロブリン G → IgG
免疫グロブリン M → IgM
免疫グロブリンスーパーファミ
　　リー　134, 137
免疫系細胞の分化　44
免疫原性　11
免疫刺激性 DNA 配列（ISS）
　　20
免疫チェックポイント　199
免疫の大原則　53

免疫賦活物質　*160*
免疫賦活薬　*160*
免疫複合体　*171*
免疫複合体病　*203*
免疫不全症　*98, 213*
免疫抑制　*108*
免疫抑制薬　*155*
免疫レセプターチロシン活性化
　モチーフ(ITAM)　*93*
メンブレンコファクタープロテ
　イン(MCP)　*41*

も

毛細血管拡張性運動失調症
　215, 219
モノクローナル抗体　*19*
　——の取得法　*23*

よ

養子免疫(LAK)療法　*160,*
　161, 197

抑制性レセプター　*55*
予防接種　*2, 188*
IV 型アレルギー　*6, 120,*
　124, 172

ら

RAG(ラグ)-1　*73*
RAG-2　*73*
Ras(ラス)タンパク質　*96*
LAK (ラック)細胞　*xviii*
LAK 療法 → **養子免疫療法**
ラパマイシン　*157, 158*
λ 鎖　*67*
RANKL(ランクル)　*211*
ランゲルハンス細胞　*59,*
　173

り

リガンド　*xviii, 50, 132*
リソソーム　*58*
リポ多糖(LPS)　*160*

リンパ球　*43, 144*
　——の体内循環　*46*
　——のホーミング　*145,*
　146
リンパ球再循環　*45*

る

ループス腎炎　*209*

れ

レクチン　*xviii*
レクチン経路　*37, 39*
レセプターエディティング
　53
レンチウイルス　*221*

ろ

ロイコトリエン拮抗薬　*163*
濾胞樹状細胞　*59*
ローリング　*138*

第 5 版　スタンダード免疫学

平成 30 年 11 月 30 日　発　　　行
令和 5 年 4 月 10 日　第 5 刷発行

編　者　　小　林　芳　郎
　　　　　笠　原　　　忠

発 行 者　　池　田　和　博

発 行 所　　丸善出版株式会社
　　　　　〒101-0051 東京都千代田区神田神保町二丁目17番
　　　　　編集：電話 (03) 3512-3261／FAX (03) 3512-3272
　　　　　営業：電話 (03) 3512-3256／FAX (03) 3512-3270
　　　　　https://www.maruzen-publishing.co.jp

© Yoshiro Kobayashi, Tadashi Kasahara, 2018

組版印刷・中央印刷株式会社／製本・株式会社 松岳社

ISBN 978-4-621-30338-2　C 3047　　　　　Printed in Japan

JCOPY 〈(一社)出版者著作権管理機構　委託出版物〉
本書の無断複写は著作権法上での例外を除き禁じられています．複写
される場合は，そのつど事前に，(一社)出版者著作権管理機構(電話
03-5244-5088，FAX 03-5244-5089，e-mail：info@jcopy.or.jp)の許諾
を得てください．